实用临床医学

任占军　温海涛　那静涛　著

中国纺织出版社

图书在版编目（CIP）数据

实用临床医学 / 任占军，温海涛，那静涛著 . -- 北
京：中国纺织出版社，2019.1
ISBN 978-7-5180-3589-2

Ⅰ . ①实… Ⅱ . ①任… ②温… ③那… Ⅲ . ①临床医
学 Ⅳ . ① R4

中国版本图书馆 CIP 数据核字 (2017) 第 104211 号

责任编辑：汤　浩　　　　　　　　　　　　　　　　责任印制：储志伟

中国纺织出版社出版发行
地　　　址：北京市朝阳区百子湾东里 A407 号楼　　　　邮政编码：100124
销售电话：010-67004422　　　　　　　传真：010-87155801
http://www.c-textilep.com
E-mail：faxing@c-textilep.com
北京虎彩文化传播有限公司印刷　各地新华书店经销
2019 年 1 月第 1 版第 1 次印刷
开　　本：787×1092　　　　　1/16　　印张：12.25
字　　数：300 千字　　　　　定价：80.00 元

凡购买本书，如有缺页、倒页、脱页，由本社图书营销中心调换

contents 目录

第一篇 耳鼻喉

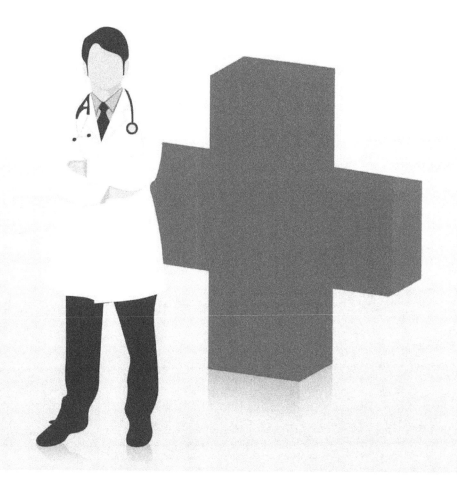

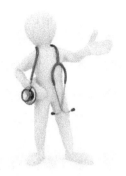

第一章 鼻科学及颅面疾病

第一节 概　述

鼻位于颅面正中部，是人体的感觉器官，是呼吸的门户，承担着重要的生理功能。人类采用科学方法对鼻－鼻窦进行的研究始于15世纪初期，玻利维亚人Carpi G B首次对额窦进行了解剖学观察，在以后的300年时间里，Ingressia G（意大利）、Casserio G F（意大利）、Zuckerkandi E（奥地利）、Haller A（法国）、Onodi A（匈牙利）、Killian G（德国）等科学家从各个角度对鼻－鼻窦进行了解剖学研究。18世纪中期，第一本《鼻和鼻窦解剖学》出版，作者是匈牙利人Mihalkovics V G，由此奠定了鼻科学的发展基础。随着1871年达尔文《人类起源和性选择》论文的发表，人们对鼻－鼻窦的组织发生学、比较解剖学也有了较深的了解。这些知识的原始积累一直成为当代鼻科学（特别是鼻外科）的重要指引。

与解剖学研究有所不同的是，鼻－鼻窦生理学的研究进展比较缓慢。19世纪末确定了鼻的三大功能：呼吸、嗅觉、空气滤过与加温加湿作用，20世纪进一步阐明了鼻腔阻力、气体流动、鼻肺反射、纤毛输送系统、免疫反应以及对下呼吸道的影响等一系列功能，但是直到今天我们仍然不能准确、全面地描述上述功能的作用原理与相互间的调节。例如，三个鼻甲各自在鼻腔内的位置、形状、组织学结构都是不同的，其生理功能究竟有何不同，一旦缺失会对鼻腔产生什么影响？人类的鼻窦除了减轻头部重量和协助发音外，是否还有其他功能？鼻黏膜特异性和非特异性保护功能是如何进行自身调节的？哪些因素（神经因素、化学因素）通过何种途径，参与着血管、腺体的活动和炎细胞的趋化等。对鼻－鼻窦生理学研究滞后的主要原因是由于缺乏精确的研究手段，例如，直到今天，人们还不能对嗅觉进行准确的定量检测。因此，鼻－鼻窦的生理学对人类来说还是一个谜。

鼻，解剖学发育的巨大差别、组织结构的多样和复杂以及对外界的开放性，决定了它成为全身最高的发病部位。临床中的鼻部疾病主要以炎症性疾病、出血性疾病、肿瘤、外伤四个类别为主。先天性疾病和特种感染所占比例相对较少。与传染性疾病、代谢性疾病、遗传性疾病所不同的是，社会工业化、现代化进程的加快和物质生活水平的提高，非但未使鼻部炎症性疾病的发病率下降，反而促其逐年上升。空气污染、有害物质颗粒、病毒与细菌、人工合成化学物质成为鼻部被攻击的主要致病因素。人的一生中几乎没有人未患过鼻部疾病（如急性鼻炎），鼻变态反应的发病率可高达15%~35%，鼻窦炎的发病率约为8%~15%，慢性鼻炎的发病率更高。上呼吸道的炎症性疾病通常对下呼吸道产生影响。

鼻腔血运丰富，出血性疾病也比较多见，除局部原因以外，血液性疾病、风湿热、高血压、传染性疾病、白血病等也时常发生鼻出血，老年人鼻出血常常是脑出血的前兆，都需要了解和鉴别。因此，在临床诊疗鼻出血的时候要注意考虑全身因素的影响。

鼻腔鼻窦恶性肿瘤发生率逐年上升，特点是局部破坏迅速但远处转移相对较少，对鼻窦肿瘤大范围的切除手术常常导致颜面部畸形和多器官功能障碍，而且存活率不高。随着放疗、化疗、介入、生物学治疗等周边学科技术以及鼻外科手术技术的提高，保留形态与功能的区域局限性手术取代大面积切除手术已逐渐成为趋势。

鼻－鼻窦－颅面的传统外科维持了120多年的历史，由于鼻－鼻窦部位深在、术野狭窄、缺少照明等原因，使手术的精细程度和疗效都受到很大影响，20世纪70年代初期，鼻内镜和各种先进设备的出现，使传统的鼻外科手术方式发生了巨大变革，主要体现在以下五个方面：① 在良好照明和电视监视下手术精细程度大大增加，避免了许多盲目操作带来的副损伤；② 用微创性手术取代了破坏性手术，强调结构与功能重建；③ 由于鼻科手术的特征是手术腔的开放性，因此更加强调手术后长时间药物治疗、冲洗和局部处理；④ 利用解剖学优势，向周边区域延伸，诞生了经鼻内镜鼻眶外科和鼻颅底外科两个分支，即经鼻内进路手术治疗眶尖、眶周、眶内、颅底、颅内的某些疾病，而这些疾病往往都是眼科与脑外科传统手术难以接近和到达的部位，为此成为当代最具代表性的鼻－鼻窦－颅面微创技术；⑤ 鼻内镜微创外科的出现，带动一系列相关基础研究的进展，手术解剖学、形态学、影象诊断学，以及以黏膜炎症发生、发展、调控为主要目标的病理生理学机制的研究，丰富了鼻科学基础理论，推动了鼻科学的整体发展。

无论是外科治疗还是药物治疗，维护和改善鼻－鼻窦形态与功能是临床治疗的总体原则，鼻腔冲洗(0.9%～2.8%盐水)不仅仅是治疗的重要内容，已经逐渐成为人类鼻腔保健的重要方式。某些对黏膜形态与功能有严重影响的药物应禁止使用(如盐酸萘甲唑啉－滴鼻净)，麻黄素类减充血剂的浓度和连续使用的时间也应限制，也不推荐使用鼻甲黏膜下注射长效激素或腐蚀性强的药物。当代鼻黏膜炎性疾病治疗的主体药物是局部糖皮质激素。近些年一些局部治疗方法，如射频、微波、激光、电灼技术应用广泛，对鼻腔止血有肯定的疗效，但在治疗鼻甲增生时可造成大面积黏膜损伤，因此建议使用低温等离子黏膜下消融技术，同时不提倡使用各种类型的神经切断术治疗鼻黏膜炎性疾病。

总之，对鼻病的治疗已经逐渐摆脱破坏性手段，而更加注重的是维护和改善其功能。

第二节　鼻的症状学

鼻病可有各种症状，但有时发生某一鼻部症状，不一定就是鼻病。如因环境温度突变、灰尘或异味刺激，或情绪波动，可诱发暂时性鼻塞、流涕或喷嚏，属机体一种正常生理反应。只有症状每天发作、每周超过4天才能视为病理表现。鼻部疾病可引起临近区域和全身症状，鼻临近部位或其他系统疾病也可出现鼻部症状。应仔细询问病史，分析症状特点以获得可靠诊断依据。

一、鼻塞

鼻塞（nasal obstruction）即经鼻通气不畅，有单侧、双侧之分。视原因不同可表现为持续性、间歇性、交替性或进行性加重。持续性鼻塞常见于鼻内结构异常，如先天性后鼻孔闭锁、鼻中隔偏曲、过度气化的中鼻甲、增厚内移的上颌骨额突以及先天性梨状孔狭窄等。幼儿单侧持续性鼻塞并伴有呼气臭味、脓血涕者多为鼻腔异物引起。间歇性或发作性、交替性鼻塞多见于鼻黏膜炎性或血管神经性反应，如感染、变态反应、自主神经紊乱、药物作用、内分泌失调等，此类鼻塞多为双侧。单侧鼻塞进行性加重与鼻内或临近部位新生物有关，如鼻息肉、鼻及鼻窦肿瘤、鼻咽部肿瘤等；若为双侧常由慢性炎症引起的黏膜增生性病变所致。

对于主诉鼻塞的病人，应详细询问鼻塞是单侧还是双侧，程度（轻度——仅在有意识吸气时感到呼吸不畅；中度——感觉明显有时需张口呼吸配合，鼻音较重；重度——完全需张口呼吸）表现特点及病程时间、伴随症状、近日用药史等。长期鼻塞由于影响正常的经鼻呼吸，可引起各种不良后果，如婴幼儿的营养不良、颌面发育畸形、咽鼓管功能不良导致的听力下降。长期经口呼吸导致慢性咽喉炎、睡眠时导致鼻源性鼾症，严重者发生睡眠呼吸紊乱综合征（sleep breath-disordered syndrome），使病人产生头晕、困乏、记忆力下降等症状，久之影响心肺功能。

二、鼻溢

鼻溢（rhinorrhea）是指由于鼻分泌物过多而自前鼻孔或后鼻孔流出。病理情况下鼻溢液大多来自鼻黏膜腺体的分泌和血管渗出，此即鼻分泌物（鼻涕）。另有少数情况为鼻部浆液性囊肿破裂流出的内容物，以及经鼻－颅交界处先天或外伤性瘘孔流出的脑脊液，称为鼻溢液。鼻溢液性质有以下四种：

1. 水样鼻溢：鼻溢液稀薄如水并略有黏性，多为鼻黏膜血管渗出液与腺体分泌物的混合液，常见于变态反应性鼻炎、血管运动性鼻炎和急性鼻炎早期。若颅脑外伤或剧烈活动后出现鼻溢液，则清亮、透明呈水样，无黏性，久置后不自行凝结应考虑脑脊液鼻漏。此时应对鼻溢液行葡萄糖定量分析，若在1.7mmol／L以上可定为脑脊液。若液体呈淡黄色透明，呈单侧间歇性流出，见于鼻窦囊肿破裂。

2. 黏液性鼻溢：主要为黏膜腺体分泌物。呈半透明状，因含有多量黏蛋白（mucin）故较为黏稠，常见于慢性鼻炎、慢性鼻－鼻窦炎，后者常经后鼻孔流下。

3. 黏液脓性鼻溢：为黏液和脓的混合液，由细菌感染引起。呈黄白色，较浑浊。见于慢性鼻－鼻窦炎或急性鼻炎恢复期。随着病情好转，脓性成分减少，黏液成分增多。若鼻溢液为黄绿色，混浊且有臭味，常见于牙源性上颌窦炎、鼻腔异物。

4. 血性鼻溢：鼻溢液混有血液，若仅有数日后即消失，常为鼻黏膜的急性炎症。若涕中带血超过两周，可见于鼻腔异物、鼻真菌感染、鼻－鼻窦或鼻咽部肿瘤，此种情况多为单侧。

对主诉鼻溢病人，应询问发生时间及诱因，鼻溢液量，发作次数及病程时间，鼻溢液性质及伴随症状，依此进行必要的检查。

三、喷嚏

喷嚏（sneezing）本为正常的鼻内保护性反射，系鼻内三叉神经末梢受到如粉尘、异味、冷气等刺激时，通过神经反射，先发生明显的吸气相，然后产生强大、突发气流将刺激物喷出。如果喷嚏每日发生、每次连续3~5个甚至更多，病程连续4天以上，则应视为异常。可见于急性鼻炎、变态反应性鼻炎、血管运动性鼻炎，并伴有鼻塞、涕多等症状。此外，较为罕见的顽固性发作性喷嚏（intractable paroxysmal sneezing）可见于年轻患者，且以女性居多，多由焦虑、压抑等精神障碍引起，此类喷嚏多无明显吸气相。遇有喷嚏为主诉的病人，应询问喷嚏发作的时间、频率、程度、发作诱因、伴有的其他鼻部症状，以及月经前期、妊娠期有关鼻的症状。

四、鼻出血

鼻出血（epistaxis）系指血液经鼻流出。鼻出血多从出血侧的前鼻孔流出。当出血量大或出血部位临近鼻腔后部时，可向后流至后鼻孔，或经对侧鼻腔流出，或经鼻咽部流至口腔吐出或咽下。少数情况下也可经鼻泪管由泪小点处流出，多发生在鼻填塞不完全时。鼻出血可表现为涕中带血、滴血、流血、血流如柱。出血程度一般与出血原因和部位有关。鼻出血既可为鼻腔局部疾病所致，如外伤、黏膜炎症、糜烂、肿瘤，也可为全身疾病在鼻部的表现，如肝功能异常、血液病、高血压病、动脉硬化等。头外伤后若伴有视力急剧减退的严重鼻出血，可来自蝶骨骨折导致颅内假性动脉瘤破裂。由偏食等不良饮食习惯导致的营养摄入不全，常是儿童鼻出血的原因。

对主诉鼻出血病人，应询问其首先出血侧，判断出血部位，寻找出血点，估计出血量。询问伴发症状，既往鼻病史，饮食习惯和全身相关疾病。若成人反复单侧出血应考虑鼻、鼻咽部新生物。女性病人应注意与月经周期的关系。中、老年人鼻出血应考虑高血压、动脉硬化、肺心病等。应注意病人全身状态、有无贫血、休克等急症。

五、鼻源性头痛

由鼻病引起的头痛称为鼻源性头痛（rhinogenic headache），一般有两类：感染性和非感染性。感染性鼻源性头痛往往伴有鼻–鼻窦的急性感染，且疼痛有一定部位和时间。如疼痛位于前额部、眼眶内上方或全头痛，见于急性额窦炎。如上午轻、下午重，见于急性上颌窦炎；早晨重、下午缓解、晚间消失，见于急性额窦炎。非感染性鼻源性头痛见于变应性鼻炎、萎缩性鼻炎、鼻中隔偏曲、鼻及鼻窦肿瘤等。对头痛为主诉的病人，判断其头痛是否为鼻源性，主要是根据疼痛部位、发生时间、鼻部症状以及必要的鼻科检查。以黏膜表面麻醉剂分别麻醉中鼻甲后端的外方和中鼻甲前端的前方，若头疼很快减轻，甚至消失，是诊断鼻源性头痛的又一依据。因上述两个麻醉点分别为支配鼻部感觉的三叉神经第二支的蝶腭神经节和第一支的鼻睫神经。

六、嗅觉障碍

嗅觉障碍（olfactory dysfunction）在临床上以嗅觉减退（hyposmia）和嗅觉丧失（anosmia）较为常见，而嗅觉过敏（hyperosmia）、嗅觉倒错（parosmia）和幻嗅（olfactory hallucination）则较为少见。嗅觉

减退或丧失易发生在鼻塞为主诉的疾病，如鼻甲肥大、鼻息肉、鼻内肿瘤等，因这类疾病使含有气味的气流不能到达嗅区黏膜，而引起所谓呼吸性嗅觉减退或丧失。但某些变应性鼻炎、慢性鼻窦炎病人，虽经减充血剂治疗使鼻气道通畅，仍有渐进性嗅觉减退，这可能与嗅神经鞘膜水肿有关。上呼吸道病毒感染、萎缩性鼻炎、嗅神经炎、化学气体损伤、颅底骨折、颅内疾病、阿尔茨海默病（Alzheimer's Diseose）等疾病可使嗅神经末梢、嗅神经、嗅中枢萎缩、失用而产生所谓感觉性嗅觉减退或丧失。

嗅觉过敏是指病人对气味的敏感性增强，轻微的气味即感觉极为强烈。嗅觉过敏一般是暂时性的，往往发生于嗅神经炎恢复期、鼻部炎症、妊娠、月经期和更年期等，颅内压增高也可有嗅觉过敏。嗅觉倒错是指病人感受到的气味与正常人相反。幻嗅则是病人的嗅幻觉，闻到恶臭或奇香，常见于癫痫、精神分裂症等。

对于主诉嗅觉障碍的病人，应注意询问嗅觉障碍发生的时间、诱因，是突发性抑或渐进性，发生前病史、伴有的鼻腔局部症状和全身症状。

七、共鸣障碍

上呼吸道参加发音共鸣作用，如有解剖或病理性变异，可产生共鸣障碍（resonance dysfunction），表现为鼻塞性鼻音(rhinolalia clausa)和开放性鼻音(rhinolalia aperta)。前者系喉音不能有效地进入鼻腔影响共鸣，发生于鼻炎、鼻内阻塞性疾病。后者则为喉音进入与口腔开放的鼻腔使共鸣减弱，见于腭裂、腭麻痹、腭关闭不全。

第三节　鼻腔炎症性疾病

鼻腔直接与外界相通，易受有害因素的攻击，因此在鼻科临床中，鼻腔炎症性疾病是最为常见的一类疾病。这类疾病发病因素复杂，可分为生物性(病原微生物)、药物性、代谢性、医源性等，有的病因至今不明。急性鼻炎即通常所说的伤风感冒，发病率非常高，是本节主要介绍的疾病，各个年龄组均可发生，尤以幼儿最为好发。慢性鼻炎也是很常见的疾病，常被忽视，但可影响生活质量。

一、急性鼻炎

急性鼻炎（acute rhinitis）俗称"伤风""感冒"。但感冒有别于流感，故又称为普通感冒。系由病毒感染引起的急性鼻黏膜炎症，常波及鼻窦或咽喉部，传染性强。多发于冬秋季以及季节交替之时。

【病因】

各种上呼吸道病毒均可引起本病，最常见的有鼻病毒、腺病毒、冠状病毒、流感病毒和副流感病毒等。主要传播途径是飞沫直接吸入，其次被污染的食品或物体也可从鼻腔或咽部进入体内而致病。在病毒感染的基础上，可继发细菌感染。由于各种病毒的致病特点不一样，因此发病常无一定规律，而且临床表现的程度也有所不同。

常见诱因有：

1. 全身因素：受凉、疲劳、营养不良、维生素缺乏，各种全身慢性疾病等均可导致机体免疫功能下降，诱发本病。

2. 局部因素：鼻腔及邻近部位的慢性病变，如鼻中隔偏曲、慢性鼻炎、鼻窦炎、鼻息肉、腺样体肥大和慢性扁桃体炎等，均可影响鼻腔功能和通气引流，鼻腔黏膜纤毛运动发生障碍，病原体易于局部存留。

【病理】

病变初期，血管收缩，局部缺血，分泌减少。继之血管扩张，分泌增加，造成黏膜水肿。而黏膜水肿使得鼻腔黏膜纤毛运动功能发生障碍，病原体易于存留，出现炎性反应，初为单核白细胞以及少量吞噬细胞，继而多形白细胞逐渐增多。分泌物也由初期的水样，变成黏液性，如果合并细菌感染，逐渐变成脓性。

【临床表现】

潜伏期1～4天，不同的病毒潜伏期有所不同。鼻病毒的潜伏期较短，腺病毒、副流感病毒较长。早期症状多为鼻腔和鼻咽部出现鼻痒、刺激感、异物感或烧灼感(急性鼻交感刺激综合征)，自觉鼻腔干燥。有时还会出现结膜的搔痒刺激感(如腺病毒感染时)。然后出现疲劳、头痛、畏寒、食欲不振等全身症状。继之出现逐渐加重的鼻塞，夜间较为明显，打喷嚏、头痛。鼻涕增多，初为水样，后变为黏脓性。说话有闭塞性鼻音。儿童还可以发生鼻出血。此时全身症状最重。一般在1～2周内，各种症状渐减轻，消失。如果为合并细菌感染，则出现脓涕，病情延期不愈。

检查可见：初期鼻黏膜广泛充血、干燥，以后鼻黏膜肿胀，总鼻道或鼻底有水样、黏液样或黏脓性分泌物，咽部黏膜也常有充血。

【诊断】

依照患者病史及鼻部检查，确诊不难，但应注意是否为急性传染病的前驱症状，即与症状性急性鼻炎相鉴别。

【鉴别诊断】

许多急性传染病如流感、麻疹等，常有症状性急性鼻炎的表现。鉴别诊断主要根据病史以及全身情况。

1. 流感：全身症状很重，常有高热、全身不适，易发生衰竭。

2. 麻疹：同时有眼红、流泪、全身发疹等伴随症状。

【并发症】

急性鼻炎可因感染直接蔓延，或因不适当的擤鼻，使感染向邻近器官扩散，产生多种并发症：① 急性鼻窦炎，其中以筛窦炎和上颌窦炎多见；② 中耳炎；③ 鼻咽炎、咽炎、喉炎、气管及支气管炎、肺炎；④ 泪囊炎、结膜炎，但较为少见。

【治疗】

病毒感染尚无简单有效的治疗方法。但呼吸道病毒感染常有自限性，因此病毒感染引起的急性鼻炎，主要是对症及预防并发症。应多饮热水，清淡饮食，注意休息。

1. 抗病毒药物：早期应用，常用的有：病毒唑，吗啉胍，金刚烷胺等。

2. 减轻发热、头痛等全身症状，可用：①复方阿司匹林1～2片，3次／日；阿司匹林0.3～0.5g，3次／日。②清热解毒冲剂1～2包，3次／日；板兰根冲剂1～2包，3次／日。

3. 局部治疗：①血管收缩剂滴鼻，如1%麻黄素液或0.05%羟甲唑啉，0.05%～0.1%丁苄唑啉滴鼻液以利鼻腔通气引流。后者作用时间较长，可达7～8小时。小儿宜用0.5%麻黄素液。使用减充血滴鼻液的时间不宜超过10天，以免形成药物性鼻炎。② α－干扰素（α–interferon）鼻部应用虽可减少鼻病毒的复制，但并不能影响病程，其作用有限。

二、慢性鼻炎

慢性鼻炎（chronic rhinitis）是鼻黏膜及黏膜下层的慢性炎症。主要特点是鼻腔黏膜肿胀，分泌物增加。病程持续数月以上或反复发作，迁延不愈，常无明确的致病微生物感染。一般分为慢性单纯性鼻炎（chronic simple rhinitis）和慢性肥厚性鼻炎（chronic hypertrophic rhinitis）两种类型。二者病因基本相同，后者多由前者发展而来，组织病理学上没有绝对的界限，常有过渡型存在，但临床表现以及治疗方法有所不同。慢性鼻炎患者常伴有不同程度的鼻窦炎。

【病因】

致病因素主要有：全身因素、局部因素和职业及环境因素等方面。

1. 全身因素：

(1) 慢性鼻炎可以是一些全身疾病的局部表现，如贫血、结核、糖尿病、风湿病以及慢性心、肝、肾疾病等，均可引起鼻黏膜长期瘀血或反射性充血。

(2) 营养不良，维生素A、C缺乏，烟酒过度等，可使鼻黏膜血管舒缩功能发生障碍，或黏膜肥厚，腺体萎缩。

(3) 内分泌失调，如甲状腺功能低下可引起鼻黏膜水肿；青春期、月经期和妊娠期鼻黏膜即可发生充血、肿胀，少数可引起鼻黏膜肥厚。

(4) 免疫功能障碍：全身免疫功能障碍可以是先天性的，如γ－球蛋白缺乏；也可以是后天性的，如艾滋病、器官移植或肿瘤病人长期使用免疫抑制剂。局部免疫功能障碍如缺乏分泌性IgA等都可以造成上呼吸道反复感染。

2. 局部因素：

(1) 急性鼻炎的反复发作或治疗不彻底，变为慢性鼻炎。

(2) 鼻腔或鼻窦慢性炎症，可使鼻黏膜长期受到脓性分泌物的刺激，促使慢性鼻炎发生。

(3) 鼻中隔偏曲、鼻腔狭窄、异物、肿瘤妨碍鼻腔通气引流，使得病原体容易局部存留，以致易反复发生炎症。

(4) 长期滴用血管收缩剂，引起黏膜血管舒缩功能障碍，长期血管扩张，组织间隙水肿、黏膜肿胀、纤维结缔组织增生或鳞状上皮化生，严重影响纤毛系统的形态和功能，最终导致药物性鼻炎。

(5) 黏膜纤毛功能、结构异常或出现分泌功能障碍也容易发生慢性鼻炎。

3.职业和环境因素：职业或生活环境中长期吸入各种粉尘，如煤、岩石、水泥、面粉、石灰等可损伤鼻黏膜纤毛功能；各种化学物质及刺激性气体(如二氧化硫、甲醛及酒精等)均可引起慢性鼻炎；环境温度和湿度的急剧变化也可导致本病。

(一)慢性单纯性鼻炎

慢性单纯性鼻炎(chronic simple rhinitis)是一种以鼻黏膜肿胀、分泌物增多为主要症状的慢性炎症。

【病理】

鼻腔、鼻窦的组织病理学检查有其特殊之处：① 年龄因素的影响：新生儿没有淋巴细胞；随着年龄的增长，肥大细胞逐渐减少。② 鼻腔、鼻窦不同的部位有着不同的组织结构，神经、血管、腺体的密度各不相同。

由于神经血管功能紊乱，鼻黏膜深层动、静脉慢性扩张，鼻甲出现肿胀。但浅层血管没有明显扩张，因此鼻黏膜充血不明显。血管和腺体周围有淋巴细胞与浆细胞浸润，黏液腺功能活跃，分泌物增多，但黏膜组织无明显增生。

【临床表现】

鼻塞、鼻涕增多为主要症状，还可伴有嗅觉减退、闭塞性鼻音、鼻根部不适，头痛等症状。

鼻塞的特点是间歇性和交替性。

间歇性：白天、温暖、劳动和运动时鼻塞减轻，睡眠、寒冷、静坐时加重。运动时，全身自主神经兴奋，鼻黏膜血管收缩，鼻塞减轻。

交替性：平卧时鼻塞较重，侧卧时居上侧通气较好，下侧较重。可能与平卧时颈内静脉压升高有关。侧卧后，下侧鼻腔出现鼻塞，可能与肩臂的自主神经反射有关。鼻分泌物主要为黏膜腺体的分泌物，因含有多量黏蛋白(mucin)多为黏液性，继发感染后可为黏脓性或脓性。鼻涕可向后经后鼻孔流到咽喉部，引起咽喉部不适，出现多"痰"及咳嗽。在小儿，鼻涕长期刺激可引起鼻前庭炎、湿疹等。

检查可见双侧下鼻甲肿胀，不能看清鼻腔内的其他结构。鼻黏膜呈淡红色，没有明显的充血。下鼻甲表面光滑、湿润，黏膜柔软而富有弹性，用探针轻压呈凹陷状，移开后立即恢复。鼻黏膜对血管收缩剂敏感，滴用后下鼻甲肿胀迅速消退。鼻底、下鼻道或总鼻道内有黏稠的黏液性鼻涕聚集，总鼻道内还常有黏液丝牵挂。

【诊断】

依照患者病史及鼻部检查，确诊不难，但应注意与其他类型的慢性鼻炎相鉴别。

【治疗】

1.消除致病因素是关键。积极治疗全身疾病；矫正鼻腔畸形，如鼻中隔偏曲、结构性鼻炎等；加强身体锻炼，提高机体免疫力；注意培养良好的心理卫生习惯，避免过度疲劳。有免疫缺陷或长期使用免疫抑制剂者，尽量避免出入人群密集场所，并注意戴口罩。

2.局部治疗：

(1)血管收缩剂滴鼻：0.5% ~ 1%麻黄素液，或0.05%羟甲唑啉，每日1~2次，或者只在有明显鼻塞症状时使用。注意：此类药物长期使用可引起药物性鼻炎，因此一般不宜超过7天；儿童最好不用或短期使用浓度较低的此类药物；盐酸奈唑啉(滴鼻净)应禁止使用。

(2)局部糖皮质激素鼻喷剂：最常使用的鼻内抗炎一线药物。

(3)微波或超短波可以改善鼻腔的血液循环，改善症状。

(二)慢性肥厚性鼻炎

慢性肥厚性鼻炎(chronic hypertrophic rhinitis)是以黏膜、黏膜下，甚至骨质限局性或弥漫性增生肥厚为特点的鼻腔慢性炎症。

【病理】

早期表现为黏膜固有层动、静脉扩张，静脉及淋巴管周围有淋巴细胞及浆细胞浸润。静脉和淋巴管回流受阻，通透性增高，出现黏膜固有层水肿，继而纤维组织增生，黏膜肥厚病变累及骨膜可发生下鼻甲骨质增生肥大。病变持续发展，纤维组织增生压迫血管，引起血循环障碍，形成限局性水肿，息肉样病变。黏膜上皮纤毛脱落，变成假复层立方上皮。鼻腔不同的地方，黏膜增厚的程度不同，通常下鼻甲最重，中鼻甲前端和鼻中隔也可出现类似变化。

【临床表现】

主要有以下症状：

1.鼻塞较重，多为持续性。出现闭塞性鼻音，嗅觉减退。鼻涕不多，为黏液性或黏脓性。

2.若下鼻甲后端肥大压迫咽鼓管咽口，可有耳鸣、听力减退。若下鼻甲前端肥大，可阻塞鼻泪管开口，引起溢泪。

3.长期张口呼吸以及鼻腔分泌物的刺激，易引起慢性咽喉炎。

4.头痛、头昏、失眠、精神萎靡等。如果中鼻甲肥大压迫鼻中隔，可刺激筛前神经(三叉神经的分支)，引起三叉神经痛。用1%地卡因麻醉嗅裂黏膜后，疼痛可缓解，称为"筛前神经综合征"(Charlin syndrome)。需要行中隔纠正术或中鼻甲部分切除术。

鼻腔检查可见鼻黏膜增生，肥厚，呈暗红或淡紫红色。下鼻甲肿大，堵塞鼻腔，表面不平，呈结节状或桑椹状。触诊有硬实感，不易出现凹陷，或出现凹陷不易恢复。对1%麻黄素的收缩反应差。鼻底或下鼻道内可见黏涕或黏脓涕。

【诊断】

根据症状、鼻镜检查以及鼻黏膜对麻黄素等药物反应不良，诊断多无困难。但应注意与结构性鼻炎(structural rhinitis)相鉴别。结构性鼻炎即鼻腔存在一种或几种鼻腔结构的形态或解剖异常，如鼻中隔偏曲、中鼻甲反向弯曲及下鼻甲内展等结构异常，引起鼻腔通气及功能异常。临床常可看到鼻中隔一侧明显偏曲，另一侧下鼻甲出现代偿性肥大；下鼻甲萎缩，常可见中鼻甲代偿性肥大等情况。因此，对于慢性鼻炎的诊断和治疗，应仔细检查，正确判定引起症状的主要病变部位，才能获得较好的治疗效果。

【治疗】

用于治疗慢性单纯性鼻炎的方法均可用于治疗早期的肥厚性鼻炎。

1.下鼻甲黏膜下硬化剂注射：适用于早期肥厚性鼻炎，常用药物有50%葡萄糖、80%甘油、5%鱼肝油酸钠或5%石炭酸甘油等。表面麻醉后，将注射针自下鼻甲前端向后刺入黏膜下，接近下鼻甲后端时，回抽无血后推注药液，边推药边缓慢退出，注射量1ml左右。1次／周，3次为一疗程。

注意全身慢性疾病，如动脉硬化、高血压、严重的心脏病患者，不能采用此方法。

2. 下鼻甲激光、电凝、射频消融术：局部麻醉后，用针形电极自下鼻甲前端刺入，沿黏膜下刺达后端，打开高频电凝开关，边退针边凝固。肥厚严重处，持续凝固时间稍长。依此法可用 YAG 激光行黏膜下照射也可用 CO_2 激光直接凝固、气化肥厚的黏膜还可用射频消融的方法缩小下鼻甲。

3. 手术治疗：对于药物及其他治疗无效者，可行手术治疗。手术现多在鼻内镜或显微镜下进行，大大提高了手术的安全性和准确性。

(1) 下鼻甲的处理：原则是去除部分下鼻甲组织，改善通气，但是切忌切除过多的下鼻甲（切除部分一般不要超过下鼻甲的 1/3），如切除过多有可能发生继发性萎缩性鼻炎，出现空鼻综合征（empty nose syndrome）。可以用刀、剪、圈套器直接去除部分下鼻甲黏膜组织，也可以用吸切钻进行黏膜下切除术，如合并有下鼻甲骨质增生、肥大，可同时切除肥大的骨质。还可以先将下鼻甲向内骨折移位，用吸切器切除肥大的下鼻甲下面和外侧面，注意不要损伤下鼻甲的内侧面，以免形成鼻腔黏连，复位下鼻甲。

(2) 中鼻甲部分切除术：如果中鼻甲肥大影响呼吸、嗅觉、鼻窦引流或头痛，应切除部分中鼻甲。

三、药物性鼻炎

全身或局部使用药物引起鼻塞的症状时，称为药物性鼻炎（rhinitis medicamentosa，drug-induced rhinitis）。尤其是后者引起的更为常见，故也称"中毒性鼻炎"。不少患者不经专科医生检查诊治，自行购药治疗，以致滥用滴鼻药造成药物性鼻炎。

【病因】

全身用药引起鼻塞的药物主要有：① 抗高血压药物：如 α-肾上腺素受体阻滞剂（利血平、甲基多巴胺等）；② 抗交感神经药物；③ 抗乙酰胆碱酯酶药物：如新斯的明、硫酸甲基噻嗪、羟苯乙胺等可引起鼻黏膜干燥；④ 避孕药物或使用雌激素替代疗法可引起鼻塞。局部用药主要是长期使用减充血剂，奈甲唑林类（滴鼻净）最为常见。临床上药物性鼻炎主要指的是局部用药引起的鼻炎。主要原因是鼻腔黏膜血管长时间收缩会造成血管壁缺氧，出现反跳性血管扩张，造成黏膜水肿，从而出现鼻塞的症状。

【病理】

使用血管收缩剂后鼻黏膜小动脉立即收缩，如长期使用此类药物，血管长期收缩可导致小血管壁缺氧，引起反应性血管扩张，腺体分泌增加，鼻黏膜上皮纤毛功能障碍，甚至脱落。黏膜下毛细血管通透性增加，血浆渗出水肿，日久可有淋巴细胞浸润。上述病理改变可于停药后逐渐恢复。镜下可见鼻腔黏膜纤毛脱落，排列紊乱；上皮下层毛细血管增生，血管扩张；有大量炎性细胞浸润。

【临床表现】

长期使用血管收缩剂滴鼻后，药物的疗效越来越差，鼻腔通畅的时间越来越短，鼻塞的症状越来越重。因此，患者常自行增加滴药的次数，从而发生恶性循环，称之为多用减效现象。连续滴药超过10天后症状明显出现。表现为双侧持续性鼻塞、嗅觉减退、鼻腔分泌物增加，并由清涕转为脓涕，常伴有头痛、头晕等症状。检查可见鼻腔黏膜多为急性充血状并且干燥、肿胀；对麻黄碱的收缩反应性明显降低；鼻道狭窄，有大量分泌物；婴幼儿使用奈甲唑林(滴鼻净)可引起面色苍白、血压下降、心动过缓、昏迷不醒甚至呼吸困难等中毒现象。

【诊断及鉴别诊断】

本病的临床表现与肥厚性鼻炎非常相似。要仔细询问全身或局部用药史以及使用时间，对1%麻黄素棉片的收缩反应。

【治疗】

1. 确诊后立即停用血管收缩剂，可改用生理盐水滴鼻。

2. 局部用糖皮质激素喷鼻剂，如二丙酸培氯米松气雾剂、布地奈德气雾剂等。

3. 三磷酸腺苷（ATP）40mg，2~3次／日，口服。

4. 也可行下鼻甲封闭，如0.5%普鲁卡因2ml+醋酸考地松0.5ml双下鼻甲黏膜下封闭。

【预防】

尽量少用或不用鼻腔血管收缩剂。如果必须使用，时间最好不要超过10天。用药期内大量服用维生素C。婴幼儿、新生儿应禁用此类药物。

四、萎缩性鼻炎

萎缩性鼻炎 (atrophic rhinitis) 是一种缓慢发生的弥漫性、进行性鼻腔萎缩性病变。不仅鼻腔黏膜，还包括黏膜下的血管、腺体，甚至鼻甲骨都会出现萎缩。黏膜萎缩性病变可发展至咽部、喉部，引起萎缩性咽炎、萎缩性喉炎。女性多见，男女比约为1∶3。

【病因】

本病可分为原发性与继发性。前者无明显外因，多于青春期发病，女性多见。后者常继发于长期鼻炎，与鼻腔手术中切除的组织过多有关。

1. 原发性：病因不明。多认为是多种内、外因素协同作用的结果。

(1)营养学说：我国20世纪五六十年代发病率较高，20世纪80年代以后，发病率逐渐降低。发达国家少见，而发展中国家发病率较高，说明此病可能与营养条件、生活环境有关。

(2)此病有明显的遗传倾向。目前多认为此病是多基因遗传病。可能与人种有关，黄种人和南欧较为常见，非洲人罕见。

(3)职业和环境因素：鼻黏膜长期受有害粉尘、气体刺激，或长期处于干燥高热环境中会造成鼻腔黏膜的损害。

(4)内分泌功能紊乱：由于此病女性多见，月经期间症状加重，30岁后逐渐减轻，因此提出可能与性内分泌紊乱有关。

(5)自身免疫性疾病：近年免疫学研究发现，多数患者免疫功能紊乱，提出可能是一种自身免疫性疾病的学说。

2. 继发性：

(1)感染：慢性鼻炎、慢性鼻窦炎鼻黏膜长期受脓性分泌物刺激，或结缔组织过度增生压迫血管，造成血液循环发生障碍，引起鼻黏膜萎缩。

(2)医源性：鼻腔组织特别是下鼻甲切除过多，导致鼻腔过分宽大，通气过度，发生萎缩性鼻炎，是成年患者的主要病因之一。有的学者称之为"空鼻综合征"（empty nose syndrome），应引起关注。

(3)特殊传染病(如结核、梅毒、麻风等)损害鼻黏膜后，后遗萎缩性改变。

【病理】

初期出现轻度的上皮增生、黏膜水肿，然后鼻黏膜上皮变性，进行性萎缩。黏膜纤毛脱落，纤毛柱状上皮变成鳞状上皮。腺体减少，分泌物干燥形成痂皮，上皮下有大量炎性细胞浸润(常常为大量的肥大细胞)，黏膜和骨质血管发生动脉内膜炎和周围炎，血管腔狭窄和闭塞。黏膜供血不足，导致黏膜、腺体、骨质萎缩，鼻甲骨质吸收。常常伴有额窦和上颌窦发育不全。

【临床表现】

1.鼻及鼻咽部干燥：鼻腔过度通气，鼻黏膜腺体萎缩，分泌减少，因此，鼻内常有结痂，有时带血，甚至有鼻出血。

2.鼻塞和嗅觉减退或失嗅：因鼻内痂皮阻塞鼻腔；或因鼻黏膜萎缩，神经感觉迟钝，虽有气流通过，但不能察觉。嗅区黏膜萎缩或被痂皮堵塞导致嗅觉减退，甚至消失。

3.头痛、头昏：头痛多发生于前额、颞侧或后枕部。因鼻黏膜萎缩，鼻腔过度通气，鼻腔保温调湿的调节功能减退，大量冷空气刺激所致；或因鼻内脓痂压迫鼻黏膜之故。

4.恶臭：多见于病情严重和晚期者。呼气有特殊的臭味，但由于嗅觉减退或丧失，因此患者自己不能闻到。恶臭系因变形杆菌使鼻腔内脓性分泌物和痂皮内的蛋白质分解产生吲哚所致，故又称臭鼻症 (ozena)。

5.耳鸣、听力下降：病变波及咽鼓管，出现咽鼓管功能障碍，引起分泌性中耳炎。

6.咽干、声嘶以及刺激性干咳：病变累及咽喉所致。

7.检查：可见鼻腔宽大，从前鼻孔可直视鼻咽部。鼻黏膜明显干燥，鼻腔内有结痂，除去痂皮可有出血。痂皮为黄绿色或灰绿色，有恶臭味。鼻甲萎缩，明显缩小，有时甚至无法辨认下鼻甲，有时中鼻甲出现代偿性肥大。严重者鼻外形有变化，如鼻梁平宽、鼻孔扁平、鼻翼掀起、状似鞍鼻。

【诊断】

根据症状及检查，不难作出诊断，有时需与以下疾病相鉴别：

1.鼻硬结症 (rhinoscleroma)：此病无臭味，鼻分泌物或组织可培养出鼻硬结杆菌组织，病理检查有泡沫细胞和品红的特征性改变。

2.鼻部特殊感染，如梅毒、麻风、结核等应予除外。

【治疗】

目前尚无特效治疗。

1.全身治疗：改善营养，改进生活条件。

(1)维生素疗法：维生素 A、维生素 B_2、维生素 C、维生素 E 对此病有一定疗效。

(2)微量元素疗法：适当补充铁、锌等微量元素。

(3)桃金娘油0.3g，2次／日。能稀释黏液，促进腺体分泌，刺激黏膜纤毛运动，并有一定的抗菌作用。

2. 局部治疗：

(1) 鼻腔冲洗：用3%高渗盐水每天进行鼻腔冲洗，去除痂皮及臭味，清洁鼻腔，可以刺激鼻黏膜增生。

(2) 复方薄荷滴鼻剂、植物油、鱼肝油、石蜡油等滴鼻，滑润黏膜，软化干痂，便于清除痂皮，改善鼻干的症状。

(3) 1%~3%链霉素液滴鼻，抑制细菌生长，减少黏膜糜烂，帮助黏膜生长。

(4) 复方雌二醇滴鼻剂、25%葡萄糖甘油滴鼻，有抑制鼻分泌物分解作用。

(5) 50%葡萄糖滴鼻，可促进黏膜腺体分泌。

(6) 1%新斯的明涂抹鼻腔，促进黏膜血管扩张。

3. 手术治疗：病变较重，保守治疗效果不好者可行手术治疗。目的是缩小鼻腔，减少鼻腔通气量，减少鼻黏膜水分蒸发，减轻鼻腔干燥和结痂。主要方法有：

(1) 鼻腔黏 - 骨膜下埋藏术：常用的埋藏材料有：人工生物陶瓷，硅胶，自体骨、软骨及组织块或带蒂组织瓣和其他非生物性物质，如聚乙稀、丙稀酸酯、塑料制品等。同种异体骨、软骨及组织，经处理除去抗原性后埋藏，虽术后可逐渐吸收，但临床症状改善较非生物材料好。

(2) 前鼻孔闭合术：可分为前鼻孔部分闭合术和完全闭合术。双侧可同期或分期进行，完全性闭合术术后约1年半鼻黏膜恢复正常，重新开放前鼻孔，但症状有复发的可能。

(3) 鼻腔外侧壁内移加固定术，手术破坏性较大，目前已较少采用。

第四节 鼻中隔疾病

鼻中隔构成鼻气道的内侧壁，其形态和完整性对鼻生理和病理均可产生严重的影响。常见疾病包括鼻中隔偏曲、穿孔、外伤性骨折、血肿、脓肿等。

一、鼻中隔偏曲

凡是鼻中隔的上下或前后径偏离矢状面，向一侧或两侧偏曲，或者局部形成突起引起鼻腔功能障碍者，均称鼻中隔偏曲 (deviation of nasal septum)。偏曲的鼻中隔可以呈现各种形状，如 "C""S" 形偏曲，如呈尖锥样突起，则称棘突 (spur)，如呈由前向后的条形山嵴样突起，则称嵴突 (ridge)。也可以呈多种复杂的混合形态。

【病因】

鼻中隔偏曲的原因往往很难确定，但有以下三种可能：

1. 鼻腔局部发育不平衡：鼻中隔的骨性或软骨性支架与鼻腔侧壁骨的发育速度不一致；有时由于面部骨骼发育速度不平衡，儿童的腭弓过高 (high arching)，鼻顶和鼻底的距离缩短，结果鼻中隔被挤而弯向一侧。

2. 外伤：新生儿产道挤压伤、产钳夹伤，儿童和成年人的外伤都可导致鼻中隔偏曲。随着外伤轻重的不同，鼻中隔偏曲的程度也不一样。重者可发生鼻中隔骨折和脱位，形成尖锐的弯角，如鼻中隔软骨段发生偏斜并偏向一侧则形成歪鼻。

3. 鼻腔、鼻窦肿瘤：巨大鼻息肉等也可推压鼻中隔，形成鼻中隔偏曲。

【临床表现】

1. 鼻塞：鼻塞程度与鼻中隔偏曲程度有关，是最常见症状，多呈持续性，一般在鼻中隔凸出的一侧较重。鼻塞严重者还可出现嗅觉减退。

2. 鼻出血：鼻出血多发生在鼻中隔凸出的一面或嵴、棘处，因该处黏膜张力较大，且黏膜较薄，加之鼻中隔软组织血供丰富，故较易出血。

3. 反射性头痛：如偏曲部位压迫下鼻甲或中鼻甲，可引起同侧反射性头痛（reflex headache）。

【诊断】

鼻中隔偏曲患者可出现外鼻畸形，如斜鼻、前鼻孔狭小等；前鼻镜检查显示鼻中隔弯向一侧，两侧鼻腔大小不等；鼻中隔凸面可见利特尔区充血、糜烂，对侧下鼻甲代偿性肥大。注意鉴别鼻中隔黏膜增厚（探针触及质软）和是否同时存在鼻内其他疾病，如肿瘤、异物或继发病变如鼻窦炎、鼻息肉等。

【治疗】

鼻中隔偏曲诊断明确，且患者有明显的鼻塞、头痛或鼻出血症状，应予治疗。最好的疗法就是鼻中隔黏膜下矫正术，经典的方法为鼻中隔黏膜下切除术（submucosal resection of the nose septum），现多采用鼻中隔重建术。目前，通常在鼻内镜下行鼻中隔矫正术。

二、鼻中隔血肿和脓肿

鼻中隔血肿（nasal septal hematoma）为鼻中隔软骨膜或骨膜下之积血。当血肿发生感染时就形成鼻中隔脓肿（nasal septal abscess）。原发性鼻中隔脓肿很少。

【病因】

鼻中隔外伤包括鼻中隔手术、跌伤、击伤等都可产生黏膜下出血。鼻中隔软骨膜或骨膜为一坚韧而致密的结缔组织，不易穿破。如鼻中隔黏膜无破裂，血液就会聚集在黏膜之下而形成血肿。原发性血肿在临床上较为少见，由各种出血性疾病（如血液病、血友病、血管性紫癜等）引起者居多。血肿一旦有化脓性细菌侵入，则形成脓肿。

【临床表现】

1. 单纯鼻中隔血肿，患者常有单侧或双侧持续性鼻塞，逐渐加重，前额部痛伴有鼻梁部发胀。如有鼻黏膜破裂，常有血性分泌物流出。鼻镜检查时发现：鼻中隔单侧或双侧呈半圆形隆起，黏膜色泽正常，触之柔软，穿刺回抽有血。

2. 一旦形成脓肿，患者除鼻塞外，尚有畏寒、发热、全身不适，如有鼻黏膜破裂，则有脓液流出。检查见外鼻红肿、鼻梁压痛。鼻中隔两侧对称性膨隆，色暗红，触之柔软有波动感，穿刺抽吸有脓性分泌物。

【诊断】

根据手术及外伤等病史、典型临床表现，一般诊断不难。鼻中隔血肿与脓肿的区别主要靠鼻中隔穿刺证实,如穿刺抽吸有血,考虑为血肿,如穿刺有脓性分泌物则为脓肿。

【治疗】

1. 对较小血肿,可穿刺抽出积血,局部压迫即可缓解。对较大血肿或血肿已形成凝血块时,须在鼻腔表面麻醉下,在血肿下部与鼻底部平行切开黏骨膜,用吸管清除血液或血块。如为鼻中隔黏膜下切除术后发生血肿,可重新分开原切口,清除腔内积血或血块,电凝止血。无论用哪种方法,清除血肿后,需用凡士林油纱条在两侧鼻腔填塞。48小时后取出,以防止再次出血,同时用抗生素预防感染。

2. 鼻中隔脓肿一旦确诊,应及时切开排脓,以防止中隔软骨破坏,引起塌鼻畸形。通常在鼻腔表面麻醉下,于脓肿一侧最下部作一横切口。充分清除脓液及坏死软骨片,用含有抗生素的生理盐水反复冲洗术腔,置入橡皮条引流。每日换药一次,同时全身使用足量抗生素以控制感染,预防感染扩散。切记勿在双侧鼻中隔同时作切口引流,否则可能引起鼻中隔穿孔。

三、鼻中隔穿孔

鼻中隔穿孔(perforation of the nasal septum)系指由于各种原因导致鼻中隔的任何部位形成大小不等、形态各异的永久性穿孔,使两侧鼻腔相通。

【病因】

1. 外伤:行鼻中隔黏膜下切除术时,不慎撕裂鼻中隔两侧相对应部的黏-软骨膜,而未予适当的处理;严重的鼻面部外伤或鼻中隔贯通伤后可后遗鼻中隔穿孔;鼻部激光、微波使用不当,也可致鼻中隔穿孔。

2. 理化因素:有腐蚀性或刺激性的物质如铬酸、矽尘、砷、升汞、水泥、石灰等被长期吸入鼻腔,腐蚀黏膜,出现溃疡而终致穿孔。

3. 感染:普通感染如鼻中隔脓肿处理不当;特殊感染(如梅毒、结核、狼疮、麻风等)也可能造成鼻中隔穿孔,其中梅毒是引起鼻中隔穿孔最重要病因。

4. 其他:原发于鼻中隔的某些肿瘤累及深层时,可直接造成穿孔;恶性肉芽肿多可直接造成鼻中隔穿孔。鼻腔异物或鼻石长期压迫也可致鼻中隔穿孔。

【临床表现】

1. 症状因穿孔的病因、大小和部位而不同。穿孔小而位于前部者,可于呼吸时产生吹哨音;若位于后部,则无明显症状。穿孔过大者,可伴有鼻塞、鼻内异物感、干燥感及鼻出血等鼻腔黏膜萎缩表现,梅毒、结核等特异性感染所致的穿孔常伴有臭味的脓。

2. 前鼻镜及鼻内镜检查,均可确切发现穿孔的部位和大小。

【诊断】

根据症状及检查不难诊断,但应鉴别其发病原因。检查时应注意,小穿孔易被痂皮覆盖,有时易被忽略。须除去痂皮仔细检查,未愈合穿孔常伴有肉芽组织。

【治疗】

1. 保守治疗:尽可能地祛除引起穿孔的病因,如避免接触、吸入有害化学物质;针对引起穿孔的原发全身性疾患进行治疗,如抗结核治疗、驱梅疗法等;保持鼻腔湿润清洁,每日用温盐水冲洗鼻腔，穿孔边缘有肉芽组织者，可用10%硝酸银烧灼，然后每日涂以2%黄降汞或10%硼酸软膏，直到穿孔愈合为止。

2.手术治疗：鼻中隔穿孔修补术（repair of nasal septal perforation）方法较多，常采用以下方法进行。

(1)黏膜移位缝合修补术：黏膜移位缝合修补术（mucosal displacement of septal perforation）又名减张缝合法。适用于发生在鼻中隔前下方的小穿孔。其方法如下：① 用尖刀切除穿孔边缘少许黏膜，以形成新鲜创缘，用剥离子剥离两侧穿孔周围的软骨膜。在穿孔之上（距穿孔前缘约1~2cm）作一弧形切口，切开一侧黏软骨膜；② 将此黏膜瓣向下拉，与穿孔的下缘黏膜缝合；③ 再于鼻中隔之另一侧穿孔下方1~2cm处，作一同样长弧形切口，将黏膜瓣向上拉，与穿孔的上缘黏膜缝合。

(2)鼻底黏膜翻转移位缝合法：先将鼻中隔穿孔边缘分开，将鼻底黏膜翻转缝合于分离开的鼻中隔黏膜之间。这种方法可修补较大穿孔。

(3)下鼻甲游离黏膜瓣修补术：先切除穿孔四周边缘形成新鲜创面，然后将同侧下鼻甲向内上翻转。将下鼻甲原外侧面制成带蒂黏-骨膜瓣，并向下翻转遮盖全部穿孔，然后妥善填塞两侧鼻腔，固定黏-骨膜瓣。大约一周，黏-骨膜与鼻中隔穿孔完全愈合后，再将黏-骨膜瓣蒂部从平齐鼻中隔处切断，最后将下鼻甲回位。

(4)黏膜片修补法：黏膜片修补法（mucosal flap repair of septal perforation）是在穿孔的边缘作一梭形切口，切去穿孔周围疤痕组织，形成新的创面。游离穿孔周围黏骨膜，在穿孔后方，大于穿孔的距离，取一大于穿孔的菱形黏骨膜瓣，取下后缝合于穿孔周围。

鼻中隔在鼻腔、鼻窦的生理功能中起重要作用。鼻中隔偏曲可引起多种鼻腔、鼻窦疾病。鼻中隔的血肿、脓肿、穿孔等常与手术操作有关，要引起足够的重视。鼻内镜下鼻中隔成形术不失为一种好的手术方法。

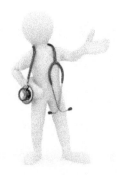

第二章　喉科学

第一节　概述

喉部位居颈前正中，在舌骨下方，上通喉咽，下与气管相接，后邻食管入口。声门是上呼吸道最狭窄之处，该处若发生病变，常会变窄影响呼吸，重则危及生命；外界有害气体、异物等也会由此进入下呼吸道，造成机体的损伤。因此，喉部极为重要。喉部有呼吸、发声、保护、吞咽等功能，喉部病变会直接或间接地影响其功能，对人的工作、生活甚至健康带来或轻或重的损害。喉部疾病的诊疗水平发展很快，但目前仍存在很多薄弱环节甚至难以解决的问题。

近代喉科学有了较快的发展，对喉部功能的客观评价多已达到可视、客观、量化的程度，在原来传统检查方式的基础上，发展了不少新的检查手段。喉部的发声功能评价包括喉部图像的观察，运用动态喉镜可以观察到逼真的图像和声带振动时黏膜波动的动态影像。对于声音的评价除了主观的听觉评价外，更有频谱图、计算机嗓音分析系统的检测。喉肌电图可检测喉部在发声、呼吸、吞咽等不同生理活动时，喉部肌肉生物电活动状况，以判断喉神经、肌肉功能状态，为喉神经性疾患、吞咽障碍、功能性发声障碍、喉部关节问题(损伤或支配神经麻痹)等诊断提供科学依据。影像学检测也是喉部临床与科研的重要手段，常用于喉部肿瘤、异物等疾病的诊断，主要有平片、断层(体层扫描)、CT、MRI 和喉部造影以及喉部 CT 三维成像重建的内腔镜式的影像学检查，可以将喉腔内部的状况显露清楚。接触性显微喉内镜，可以用于喉部声带手术时在活体组织上显示出组织细胞学图像。为术中区分良恶性病变及指导医生对病变切除的范围，提供实时的组织学信息和依据。

喉科疾病的治疗方面。对于良性病变(包括声带息肉、小结、囊肿、乳头状瘤等)的外科治疗，有显微镜下支撑喉镜、电子喉内镜下冷操作及二氧化碳激光手术；对于声带麻痹、声带沟、声带瘢痕等所造成的声门闭合不良的治疗，有声带移位术、透明质酸酶声带注射术和自体脂肪声门旁间隙注射术；对声带麻痹患者更有各种神经移植术、喉起搏术等，大大提高了患者的嗓音和生活质量；对于痉挛性发声障碍的病人，近年来开展的喉肌电图监视下肉毒素 A 注射术取得了较好疗效。

喉癌等恶性肿瘤从流行病学、病理学、肿瘤生长方式等研究都引入了先进的科学手段，以手术、放疗、生物疗法、免疫疗法、中医中药等综合治疗使疗效明显提高。无喉者的术后康复也有了长足的进展，使喉癌术后病人的生存质量大大提高。激光医学的发展为喉科的治疗学增添了重要的手段，激光的使用使得喉部肿瘤、喉狭窄、喉乳头状瘤等疾病的疗效大为提高，并且为保留尽可能多的喉功能提供了有力的保障。

第二节　喉症状学

喉位于下呼吸道的上端，喉咽的前上方，为发声及呼吸的重要器官，并在吞咽过程中起重要作用，喉部疾病所表现出的症状多与其功能有关，常见者有喉痛、声嘶、喉鸣、呼吸困难、咯血、吞咽困难等。

一、喉痛

喉痛（pain of the larynx）因喉部病变的进程、范围、性质及个人的耐受程度而异。

1. 急性炎症：疼痛通常放射至耳部，喉部触痛明显。其中，急性会厌炎及会厌脓肿发病急、疼痛较为剧烈、吞咽时加重；喉软骨膜炎及喉关节炎的疼痛相对较轻。

2. 慢性炎症：喉部感微痛不适，伴有异物感及干燥感。

3. 喉结核：浸润溃疡期喉部疼痛剧烈，尤其当会厌、杓状软骨、杓会皱襞受侵时，可伴有吞咽疼痛、吞咽困难，从而影响进食。

4. 恶性肿瘤：肿瘤晚期或癌瘤溃烂合并感染时可出现疼痛。随病程的进展，当肿瘤向喉咽部发展时，疼痛可放射至同侧耳部，并可引起吞咽痛。

5. 外伤：喉部创伤、呼吸道烧伤、腐蚀伤、放射线损伤及喉部异物刺激等常常因喉软骨膜炎而导致喉部疼痛。

二、声嘶

声带非周期性的振动在临床上表现为声音嘶哑（Hoarseness），为最经常出现的嗓音问题。可由于不同原因引起声带增厚及僵硬程度增加，关闭相声门裂隙增大所致。因病变的不同而出现相应的粗糙声、气息声、耳语声，甚至完全失声。引起声音嘶哑常见的原因如下：

1. 先天性发音障碍：喉蹼、声带发育不良（声带沟）、杓状软骨移位等引起的声音嘶哑，出生后即出现。

2. 炎症：急性炎症发病急，轻者声音粗糙、发音费力，严重者由于喉部分泌物较多且黏稠，声带充血肿胀，声门闭合不良，声音嘶哑明显，可出现失声，并伴有全身不适的症状。患喉白喉时黏膜肿胀，伴有白膜形成，发音嘶哑无力。慢性炎症缓慢发病，初为间断性，用声过度后声嘶加重，后逐渐发展成为持续性声音嘶哑。

由于特有的反流性咽喉炎所引起的发音障碍，除声音嘶哑外，还常常伴有咽部异物感，较多黏痰，经常咽痛。

3. 发音滥用：用声不当所致慢性机械性损伤、声带磨损、上皮增厚。可见于声带小结、声带息肉、任克氏层水肿等。声音嘶哑的程度与病变部位、大小有关。

4. 肿瘤：良性肿瘤声音嘶哑发展缓慢；恶性肿瘤声音嘶哑可在短期内进行性加重，最后完全失声。

5. 外伤：各种原因外伤、异物、手术等原因致局部形成瘢痕。

6. 声带麻痹：由各种原因如中枢神经系统、周围神经系统或肌源性疾患引起的声带麻痹均可出现不同程度的声音嘶哑。症状的严重程度多取决于麻痹声带的位置及喉功能的代偿程度。喉上神经麻痹声音低而粗糙，不能发高音，双侧喉上神经麻痹可伴有饮食、唾液误吸入呼吸道引起呛咳；单侧喉返神经麻痹表现为不同程度的声门关闭不全，发音嘶哑、易疲劳，伴有误吸或气息声，但经对侧代偿后也可无症状。双喉返神经瘫痪引起声带麻痹，双声带皆固定在中间位，发音低哑、无力，不能持久，可出现耳语声并伴有不同程度的呼吸困难。迷走神经的损伤，不仅破坏喉的运动神经，同时咽肌亦失神经支配，感觉信息的破坏源于喉、气管、咽、肺的受体损伤。颈部手术所致的迷走神经损伤，往往伴有其他颅神经损伤的症状。

7. 癔症性声嘶：喉本身正常，多突发声音嘶哑，自耳语至完全失声程度不同，但咳嗽、哭笑声正常。声嘶恢复快，可再发。

8. 其他：由于年龄、性别及激素水平的变化导致在变声期、女性月经期及老年阶段可出现不同程度的声音嘶哑。

三、喉鸣

喉部病变，喉腔变窄，呼吸时气流通过狭窄的管腔产生喉鸣（laryngeal stridor）。喉鸣是喉部病变特有的症状之一。由于发病年龄及病变部位不同，喉鸣的特性也不同。病变在声带或声带以上者，为吸气性喉鸣；病变在声带以下者为双重性或呼气性喉鸣；狭窄严重者多出现高调喉鸣。小儿喉腔小、组织松弛，易发生喉鸣。引起喉鸣的原因有：

1. 先天性喉鸣：出生后即出现，可为间歇或持续性，活动后加重，安静或睡眠时减轻。可由于喉部畸形、喉蹼、甲状软骨、环状软骨发育不良或喉组织松弛所致。

2. 炎症：急性炎症(急性喉气管支气管炎、急性会厌炎、急性喉水肿)伴发急性喉梗阻的以儿童最为常见。发病急、喉鸣明显，可同时伴有三凹征及不同程度的呼吸困难及呼吸道感染征象。

3. 外伤性：病史较为明确，喉外伤、异物梗阻后均可引起明显的喉鸣，并伴有呼吸困难。

4. 喉肌痉挛：多发生于体弱、发育不良的儿童，也可发生于血钙过低者，多夜间发病。起病急，睡眠中突然惊醒，有呼吸紧迫及窒息感，发作时间短。

5. 神经性：双侧喉返神经麻痹常常伴有吸气性喉鸣及呼吸困难。

6. 阻塞(压迫)性：良、恶性肿瘤阻塞喉腔可引起喉鸣，以喉内肿瘤阻塞多见。良性肿瘤发病较为缓慢，恶性肿瘤起病即伴有呼吸困难症状。

四、呼吸困难

呼吸困难是呼吸功能不全的主要症状。患者主观上感到气体不足，客观上表现为呼吸费力，严重时出现鼻翼扇动、发绀、辅助呼吸肌参与呼吸运动，可有呼吸频率、深度及节律的异常。

呼吸困难一般分为：吸气性呼吸困难、呼气性呼吸困难、混合性呼吸困难。

吸气性呼吸困难：多由上呼吸道(喉、气管、大支气管)狭窄或阻塞引起。病变表现为吸气费力，吸气时间延长，吸气时胸腔内负压加大，严重时呼吸肌极度紧张，胸廓周围软组织出现凹陷，于胸骨上窝、锁骨上窝及剑突下发生凹陷，称为三凹征。当肋间隙亦发生凹陷时，称为四凹征。

呼气性呼吸困难：由下呼吸道病变所致。主要表现为呼气费力，呼气时间延长，呼吸频率减慢并伴有哮鸣音，无三凹征。可见于肺气肿、支气管痉挛、痉挛性支气管炎等。

混合性呼吸困难：上下呼吸道均有病变，导致吸气与呼气均感费力，呼吸频率增加，呼吸运动受限。

喉源性呼吸困难即由于各种原因所致的喉腔狭窄，吸气时空气不能通畅地进入气管、支气管及肺内，从而导致吸气性呼吸困难并伴高调吸气性喉鸣，同时可伴有声音嘶哑。

喉源性呼吸困难病因有：

1. 先天性喉畸形：喉蹼、喉囊肿、喉软骨畸形或声门下梗阻等。

2. 喉感染性疾病：小儿急性喉炎、急性会厌炎、急性喉气管支气管炎、喉白喉、喉结核等。

3. 喉外伤：喉钝挫伤、创伤、烫伤、腐蚀伤和喉异物等。

4. 喉神经性疾病：双侧喉返神经麻痹、喉痉挛等。

5. 喉水肿：药物过敏、血管神经性水肿及全身疾患等。

6. 喉肿瘤：良性肿瘤如喉乳头状瘤、纤维瘤、血管瘤、软骨瘤等，其中小儿乳头状瘤在出生后不久即可出现呼吸困难；恶性肿瘤在晚期可出现呼吸困难。

咯血

咯血（Hemoptysis）是指喉部以下的呼吸器官出血，经咳嗽动作从口腔排出。喉炎、喉血管瘤、喉外伤、喉异物、喉结核、喉癌等均可引起咯血或痰中带血。但应与支气管扩张、支气管癌、肺结核、肺脓肿及心血管或血液病引起的咯血相鉴别。

吞咽困难

吞咽困难（Dysphagia）指患者吞咽费力，食物通过口、咽或食管时有梗阻感觉，吞咽时间较长，伴或不伴有吞咽痛，严重时甚至不能咽下食物。正常人吞咽流质食物入胃大约需要 3～4s，吞咽固体食物大约需要 6～8s。在吞咽困难时患者则感到吞咽过程明显延长，并可相当准确地感觉到梗阻的部位。喉部疾病由于喉部疼痛、肿胀或压迫也可引起吞咽困难。引起吞咽困难的喉部疾病有：

1. 急性炎症：急性会厌炎或会厌脓肿由于会厌肿胀吞咽时会厌后倾困难，使食物下行受阻，同时由于吞咽时疼痛加剧可引起吞咽困难，严重时唾液亦不能下咽。喉软骨膜炎及喉关节炎由于疼痛及肿胀可引起吞咽困难。

2. 喉水肿：会厌、杓会厌襞、杓状软骨后水肿引起梨状窝狭窄导致吞咽困难。

3. 喉结核：病变位于会厌、杓会厌襞、杓状软骨等处，特别是发生溃疡时常伴有吞咽痛及吞咽困难。

4. 喉神经病变：吞咽时喉部失去其保护作用，食物或唾液常因误咽入气管而发生呛咳导致吞咽困难，并常伴吸入性肺炎。喉神经病变常由中枢神经病变引起，例如，脊髓空洞症、播散性硬化、延髓型脊髓灰质炎、脑肿瘤、脑出血及小脑下后动脉栓塞等。

5. 喉肿瘤：较大的喉良性肿瘤或恶性肿瘤晚期常发生吞咽困难。

【小结】

特定的症状常对于喉部疾病的诊断能提供重要的线索，很多疾病早期在体检出现阳性体征前已有相应症状，因此，了解不同症状对应的病变类型，对于临床工作极为重要。

第三节 喉的急性炎症性疾病

喉的急性炎症性疾病是指与喉的特殊感染相对应，主要局限于喉黏膜和黏膜下组织的急性炎症性疾病。近年来，随着基础研究的深入，先进的纤维喉镜、电视喉动态镜以及电子喉镜等的应用，对喉部炎性疾病的形态和功能改变有了更深的认识，使这类疾病的诊断和治疗有了较快的进展（Hanson，1998）。

一、急性会厌炎

急性会厌炎（acute epiglottitis）是一起病突然、发展迅速、容易造成上呼吸道阻塞的疾病，可分急性感染性会厌炎和急性变态反应性会厌炎两类。

（一）急性感染性会厌炎

急性感染性会厌炎（acute infective epiglottitis）为一以会厌为主的声门上区喉黏膜急性非特异性炎症。Woo(1994)利用纤维声带镜观察，炎症不仅累及会厌，同时或多或少地波及声门上区各结构，因此称为"急性声门上喉炎"。成人、儿童皆可发生，男性多于女性，男女之比约2~7：1，早春、秋末发病者多见。

【病因】

1. 细菌或病毒感染：最常见的原因，以 B 型嗜血流感杆菌最多，Takala(1994)，Alho(1995) 血培养阳性率儿童为80%~90%，成人为16%~70%。身体抵抗力降低，喉部创伤、年老体弱者均易感染细菌而发病。其他常见的致病菌有金黄色葡萄球菌、链球菌、肺炎双球菌、奈瑟卡他球菌、类白喉杆菌等，也可与病毒混合感染，如呼吸道合胞病毒、鼻病毒及 A 型流感病毒。各种致病菌可由呼吸道吸入，也可由血行感染，还可由邻近器官蔓延。

2. 创伤、异物、刺激性食物、有害气体、放射线损伤等都可引起声门上黏膜的炎性病变。

3. 邻近病灶蔓延：如急性扁桃体炎、咽炎、口腔炎、鼻炎等蔓延而侵及声门上黏膜；也可继发于急性传染病。

【病理】

声门上区如会厌舌面与侧缘、杓会厌襞、声门下区等黏膜下结缔组织较疏松，炎症常从此处开始，引起会厌高度的充血肿胀，有时可增厚至正常的6~10倍。炎症逐渐延及杓状软骨或室带，严重者可向杓会厌襞、咽侧邻近组织及颈前软组织蔓延。因声带黏膜附着声带黏膜下层较紧，故黏膜下水肿常以声带为界，声门上区炎症一般不会向声门下扩展。

病理组织学的改变可分三型：

1. 急性卡他型：黏膜弥漫性充血、水肿，有单核及多形核细胞浸润，会厌舌面之黏膜较松弛，肿胀更明显，可增厚到正常的6~10倍。

2. 急性水肿型：会厌显著肿大如圆球状，间质水肿，炎性细胞浸润增加，局部可形成脓肿。

3. 急性溃疡型：较少见，病情发展迅速而严重，病菌常侵及黏膜下层及腺体组织，可发生化脓、溃疡。血管壁如被侵蚀，可引起糜烂出血。

【临床表现】

1. 发病情况：起病急骤，常在夜间突然发生，病史很少超过6～12h。多数病人入睡时正常，半夜因突感咽喉疼痛或呼吸困难而惊醒。

2. 畏寒、发热：成人在发病前可出现畏寒、发热，多数病人体温在37.5℃～39.5℃，少数可达40℃以上。病人烦躁不安，精神萎靡不振，全身乏力。发热程度与致病菌的种类有关，如为混合感染，体温大多较高。幼儿饮水时呛咳、呕吐。

3. 咽喉疼痛：为其主要症状，吞咽时疼痛加剧。

4. 吞咽困难：吞咽动作或食团直接刺激会厌，导致咽喉疼痛、口涎外流、拒食。如会厌及杓状软骨处黏膜极度肿胀，可发生吞咽困难。

5. 呼吸困难：因会厌黏膜肿胀向后下移位，同时杓状软骨、杓会厌襞、咽后壁等处黏膜也水肿，使喉入口明显缩小，因阻塞声门而出现吸气性呼吸困难。如病情继续恶化，可在4～6h内突然因喉部黏痰阻塞而发生窒息。病人虽有呼吸困难，但多发音正常，有的声音低沉、含糊，很少发生嘶哑。

6. 昏厥、休克：病人可在短时间内出现昏厥或休克，表现为呼吸困难、精神萎靡、体弱、四肢发冷、面色苍白、脉快而细、血压下降等。因此要密切观察，做好抢救准备，一旦出现上述情况，应立即抗休克治疗。

7. 颈淋巴结肿大：一侧或两侧颈深淋巴结肿大、压痛，有时向耳部和背部放射。

局部检查可按以下顺序进行：

(1)喉外部检查：先观察颈部外形，再进行触诊。急性会厌炎严重者炎症可向邻近组织扩散，出现颈前皮下红肿、甲状舌骨膜处压痛。一侧或两侧颈深上群淋巴结肿大伴有压痛。手指触压颈部舌骨和甲状软骨上部时压痛明显。

(2)咽部检查：由于幼儿咽短、会厌位置较高，张大口时稍易恶心，约30%可见红肿的会厌。压舌根检查时宜轻巧，尽量避免引起恶心，以免加重呼吸困难而发生窒息。切勿用力过猛，以免引起迷走神经反射发生心跳停止。卧位检查偶可引起暂时窒息。

(3)间接喉镜检查：可见会厌舌面弥漫性充血肿胀，重者如球形，如有脓肿形成，常于会厌舌面的一侧肿胀，急性充血，表面出现黄色脓点，室带、杓状突黏膜充血肿胀。由于会厌明显肿胀，使声带、声门无法看清，且不宜用直接喉镜检查。

(4)硬喉内镜或纤维声带镜检查：一般可以看到会厌及杓状软骨，检查时应注意吸痰、吸氧、减少刺激，有条件者可行电子喉镜检查。最好在有建立人工气道的条件下进行，以防发生意外。

(5)实验室检查：白细胞总数增加，常在1.0万～2.5万之间，中性白细胞增多，有核左移现象。

(6)影像学检查：必要时可行影像学检查，CT扫描和MRI可显示会厌等声门上结构肿胀，喉咽腔阴影缩小，界线清楚，喉前庭如漏斗状缩小，会厌谷闭塞。CT扫描和MRI检查还有助于识别脓腔。

【诊断】

对急性喉痛、吞咽时疼痛加重，口咽部检查无特殊病变，或口咽部虽有炎症但不足以解释其症状者，应考虑到急性会厌炎，并做间接喉镜检查。咽痛和吞咽困难是成人急性会厌炎最常见的症状，呼吸困难、喘鸣、声嘶和流涎在重症病人中出现。成人急性会厌炎亦有缓慢型和速发型之分。呼吸道梗阻主要见于速发型，在病程早期出现，一般在起病后8h内。由于危急生命，早期诊断十分重要。明确诊断后，应行咽、会厌分泌物及血液细菌培养和药敏试验，选用敏感的抗生素。

【鉴别诊断】

此病易与其他急性上呼吸道疾病混淆，必须与以下疾病相鉴别。

1. 急性喉气管支气管炎：多见于3岁以内的婴幼儿，常先有轻微咳嗽，随后出现哮吼性干咳、喘鸣、声音嘶哑及吸气性呼吸困难。检查可见鼻腔、咽部和声带黏膜充血，声门下及气管黏膜亦显著充血肿胀，会厌及杓状软骨正常。

2. 喉白喉：常见于儿童，约占白喉的20%，起病较缓慢，全身中毒症状较重，咳嗽常有"空空"声，进行性呼吸困难，声嘶或失声。白喉杆菌外毒素可致上皮坏死，白细胞浸润，渗出的大量纤维蛋白和细菌一起在咽喉部形成片状灰白色膜，不易擦去，强行剥离易出血。颈部淋巴结有时肿大，重者呈"牛颈"状。咽喉部拭子涂片及培养可找到白喉杆菌。

3. 会厌囊肿：发病缓慢，无全身症状。检查会厌无炎症或水肿表现，多见于会厌舌面。会厌囊肿合并感染时，局部有脓囊肿表现，宜切开排脓治疗。

【治疗】

成人急性会厌炎较危险，可迅速发生致命性呼吸道梗阻。欧美国家均将急性会厌炎病人安置在监护病房内观察和治疗，必要时行气管切开或气管插管术，后者应取半坐位。治疗以抗感染及保持呼吸道通畅为原则。门诊检查应首先注意会厌红肿程度、声门大小和呼吸困难程度等。重者应急诊收入住院治疗，床旁备置气管切开包。

1. 控制感染。

(1) 足量使用强力抗生素和糖皮质激素：因其致病菌常为B型嗜血流感杆菌、葡萄球菌、链球菌等，故首选头孢类抗生素。地塞米松肌注或静脉注射，剂量可达0.3mg／(kg·d)。

(2) 局部用药：目的是保持气道湿润、稀化痰液及消炎。常用的药物组合有：① 庆大霉素16万单位，地塞米松5mg，α-糜蛋白酶5mg；② 卡那霉素1g，醋酸可的松25mg，麻黄碱40mg。可采用以上两者的组合加蒸馏水至10ml，用喷雾器喷入咽喉部或氧气、超声雾化吸入，每日4～6次。

(3) 切开排脓：如会厌舌面脓肿形成，或脓肿虽已破裂仍引流不畅时，可在吸氧，保持气道通畅(如喉插管、气管切开)下，用喉刀将脓肿壁切开，并迅速吸出脓液，避免流入声门下。如估计脓液很多，可先用空针抽吸出大部分再切开。体位多采用仰卧垂头位，肩下垫一枕垫，或由助手抱头。感染病灶尚未局限时，不可过早切开，以免炎症扩散。不能应用全麻，成人可用表面麻醉。

2. 保持呼吸道通畅建立人工气道(环甲膜切开、气管切开或气管插管)是保证病人呼吸道通畅的重要方法，应针对不同病人选择不同方法。有下述情况者，应考虑行气管切开术。

(1) 起病急骤，进展迅速，且有Ⅱ度以上吸气性呼吸困难者。

(2) 病情严重，咽喉部分泌物多，有吞咽功能障碍者。

(3) 会厌或杓状软骨处黏膜高度充血肿胀，经抗炎给氧等治疗，病情未见好转者。

(4) 年老体弱、咳嗽功能差者。

出现烦躁不安、发绀、三凹征、肺呼吸音消失，发生昏厥、休克等，严重并发症者应立即进行紧急气管切开术。

实施气管切开术时，注意头部不宜过于后仰，否则可加重呼吸困难或发生窒息。因会厌高度肿胀，不易插管，进行气管切开也有一定危险，在有限的时间内须做好充分准备。环甲膜位置表浅而固定，界限清楚，对于严重呼吸困难、高龄的喉下垂，颈短肥胖，并有较重的全身性疾病的病人，选用环甲膜切开具有快速、反应轻等优点。

Gonzalez(1986)建议将急性会厌炎分为四级，作为拔管的参考。0级：会厌正常，软骨标志清晰，声带可见；Ⅰ级：会厌轻度水肿，充血消失，或有充血而水肿消退，软骨边缘清晰，可看清声带；Ⅱ级：会厌充血水肿，勉强能看到声带；Ⅲ级：会厌充血水肿明显，软骨的正常标志消失，看不到声带。计算机辅助的电视纤维喉镜有助于更准确地分级。

3. 其他

保持水电解质酸碱平衡，注意口腔卫生，防止继发感染，鼓励进流质饮食，补充营养。

(二)急性变态反应性会厌炎

【病因与发病机制】急性变态反应性会厌炎 (acute allergic epiglottitis) 属Ⅰ型变态反应，当抗原进入机体后，产生相应的IgE抗体，再次接触相同的抗原时，发生肥大细胞和嗜碱细胞脱颗粒，释放大量血管活性物质，引起血管扩张，通透性增加。抗原多为药物、血清、生物制品或食物。药物中以青霉素最多见，阿司匹林、碘或其他药物次之；食物中以虾、蟹或其他海鲜多见，个别人对其他食物也有过敏。多发生于成年人，常反复发作。

【病理】

会厌、杓会厌襞，甚至杓状软骨等处的黏膜及黏膜下组织均高度水肿，有时呈水泡状，黏膜苍白增厚，甚至增厚达正常的6~7倍。活体组织检查可见黏膜水肿、增厚，嗜酸性粒细胞浸润，其基底膜破坏，嗜碱粒细胞和肥大细胞增多。

【症状】

发病急，常在用药0.5h或进食2~3h内发病，进展快。主要症状是喉咽部堵塞感和说话含混不清，但声音无改变。无畏寒、发热、呼吸困难，也无疼痛或压痛，全身检查多正常。间接喉镜、硬喉内镜和纤维声带镜或电子喉镜检查可见会厌明显肿胀。本病虽然症状不太明显，但危险性很大，有时在咳嗽或深吸气后，甚至病人更换体位时，水肿组织嵌入声门，突然发生窒息，抢救不及时可致死亡。

【检查与诊断】

检查可见：会厌水肿明显，有的成圆球状，颜色苍白，组织疏松。杓会厌襞以及杓状软骨处亦多呈明显水肿肿胀。声带及声门下组织可无改变。实验室检查可见：① 末梢血或会厌分泌物涂片检查嗜酸性粒细胞增多至3%~7%，其他血细胞均正常；② 变应原皮内试验多呈阳性。除此，尚应询问有无变态反应性疾病的过去史和家族史。诊断不难，但症状不典型时易漏诊或误诊，为此，用表2-3-1加以鉴别。

表2-3-1 急性感染性会厌炎与急性变态反应性会厌炎的鉴别诊断

	急性感染性会厌炎	急性变态反应性会厌炎
病因	细菌或病毒感染	过敏反应
症状	喉部疼痛	喉部堵塞感
压痛	舌骨及甲状软骨处有压痛	无压痛
体温	升高	正常
实验室检查	白细胞总数增多	白细胞总数正常或略低
	中性白细胞增多	嗜酸性粒细胞增多
局部检查	会厌红肿	嗜酸性粒细胞增多
治疗	抗生素为主	糖皮质激素为主
预后	积极抗感染治疗，预后较好	可突然窒息，抢救不及时可致死亡

【治疗】

首先进行抗过敏治疗，成人皮下注射0.1％肾上腺素0.1～0.2ml，同时肌肉注射或静脉滴注氢化可的松10mg、地塞米松10mg或氟美松5mg。会厌及杓状会厌襞水肿非常严重者，应立即在水肿明显处切开1～3刀，减轻水肿程度。治疗中及治疗后应密切观察。1小时后，若堵塞症状不减轻或水肿仍很明显，可考虑做预防性气管切开术。因声门被四周水肿组织堵塞而较难找到，可用喉插管或硬管支气管镜使气道通畅，也可选择紧急气管切开术或环甲膜切开术，如窒息应同时进行人工呼吸。

【预防与预后】

采用嗜血流感杆菌结合菌苗接种，可有效地预防婴幼儿急性会厌炎及其他嗜血流感杆菌感染疾病（脑膜炎、肺炎等）。

预后与病人的抵抗力、感染细菌的种类及治疗方法密切相关。如能及时诊断、治疗，一般预后良好。近年来，由于强有力广谱抗生素的应用和医疗技术的提高，死亡率已不到1％，施行紧急气管切开术的比例也已降低。在急性变态反应性会厌炎，若小儿咳嗽、深吸气或变换体位时，水肿组织可嵌入声门而突发窒息，应提高警惕，及时抢救。

二、急性喉炎

急性喉炎（acute laryngitis），指以声门区为主的喉黏膜的急性弥漫性卡他性炎症，亦称急性卡他性喉炎，是成人呼吸道常见的急性感染性疾病之一，约占耳鼻咽喉头颈外科疾病的1％—2％。急性喉炎可单独发生，也可继发于急性鼻炎和急性咽炎，是上呼吸道感染的一部分，或继发于急性传染病。男性发病率较高，多发于冬、春季。

【病因】

1. 感染：为其主要病因，多发于伤风感冒后，在病毒感染的基础上继发细菌感染。常见感染的细菌有金黄色葡萄球菌、溶血性链球菌、肺炎双球菌、卡他莫拉菌、流感杆菌等。Schalen(1993)报道成人急性喉炎分泌物培养卡他莫拉菌阳性率为50％～55％，嗜血流感杆菌阳性率为8％～15％。

2.有害气体：吸入有害气体（如氯气、氨、盐酸、硝酸、二氧化硫、一氧化氮等）及过多的生产性粉尘，可引起喉部黏膜的急性炎症。有作者报道空气中灰尘、二氧化硫、一氧化氮浓度高的地区，急性喉炎发病率明显升高。

3.职业因素：如使用嗓音较多的教师、演员、售货员等，发声不当或用嗓过度时，发病率常较高。

4.喉创伤：如异物或器械损伤喉部黏膜。

5.烟酒过多、受凉、疲劳致机体抵抗力降低易诱发急性喉炎。空气湿度突然变化，室内干热也为诱因。

6.Jones 认为还与地区及种族因素有关。

【病理】

初起为喉黏膜急性弥漫性充血，有多形核白细胞及淋巴细胞浸润，组织内渗出液积聚形成水肿。炎症继续发展，渗出液可变成脓性分泌物或成假膜附着。上皮若有损伤和脱落，也可形成溃疡。炎症若未得到及时控制，则有圆形细胞浸润，逐渐形成纤维变性。有时病变范围深入，甚至可达喉内肌层，也可向气管蔓延。

【临床表现】

1.声嘶：是急性喉炎的主要症状，多突然发病，轻者发声时音质失去圆润和清亮，音调变低、变粗。重者发声嘶哑，甚至仅能耳语或完全失声。

2.喉痛：病人喉部及气管前有轻微疼痛，发声时喉痛加重，感喉部不适、干燥，有异物感。

3.喉分泌物增多：常有咳嗽，起初干咳无痰，呈痉挛性，咳嗽时喉痛，常在夜间咳嗽加剧。稍晚则有黏脓性分泌物，因较稠厚，常不易咳出，黏附于声带表面而加重声嘶。

4.全身症状：一般成人全身症状较轻，小儿较重。重者可有畏寒、发热、疲倦、食欲不振等症状。

5.鼻部、咽部的炎性症状：因急性喉炎多为急性鼻炎或急性咽炎的下行感染，故常有鼻部、咽部的相应症状。

喉镜检查可见喉黏膜的表现随炎症发展于不同时期而异，其特点为双侧对称，呈弥漫性。黏膜红肿常首先出现在会厌及声带，逐渐发展至室带及声门下腔，但以声带及杓会厌襞显著。早期声带表面呈淡红色，有充血的毛细血管，逐渐变成暗红色，边缘圆钝成梭形，声门下黏膜明显红肿时，托衬于声带之下，可呈双重声带样。发声时声门闭合不全，偶见喉黏膜有散在浅表性小溃疡，黏膜下瘀斑。喉黏膜早期干燥，稍晚有黏液或黏液脓性分泌物附着于声带表面时声嘶较重，分泌物咳出后声嘶减轻。鼻、咽部也常有急性炎症的相应表现。

【诊断与鉴别诊断】

根据症状及检查，可初步诊断，但应与以下疾病相鉴别。

1.喉结核：多继发于较严重的活动性肺结核或其他器官结核。病变多发生于覆有复层鳞状上皮处的喉黏膜，如喉的后部（杓间区、杓状软骨处），以及声带、室带、会厌等处。喉结核早期，喉部有刺激、灼热、干燥感等。声嘶是其主要症状，初起时轻，逐渐加重，晚期可完全失声。常有喉痛，吞咽时加重，当喉软骨膜受累时喉痛尤为剧烈。

2. 麻疹喉炎：由麻疹病毒引起，其病情发展与麻疹病程相符。在出疹高峰伴有明显声嘶、咳嗽或犬吠样咳嗽声，随着皮疹消退迅速好转，较少发生喉梗阻。继发细菌感染引起的喉炎，往往病情较重，可能导致喉梗阻。幼儿麻疹病情较重者，大都有轻度喉炎，是麻疹的症状之一。麻疹并发急性喉炎或急性喉气管支气管炎的发病率各地报道不一，约0.88%～18.5%。麻疹喉炎以疹后期较多（55%），出疹期次之（42.5%），前驱期最少（2.5%）。男性多于女性。多见于2岁以下的婴幼儿（31.6%～63.3%），5岁以内者约77.5%～95%。麻疹喉炎出现喉梗阻者，可按急性喉炎治疗，首先控制继发性感染，同时予糖皮质激素，如病情无改善，仍表现较重的呼吸困难，可进行气管切开术。注意有无膜性喉气管支气管炎，不可忽视下呼吸道的梗阻。

【治疗】

1. 药物治疗及早使用足量广谱抗生素，充血肿胀显著者加用糖皮质激素。

2. 给氧、解痉、化痰，保持呼吸道通畅：可用水氧超声雾化吸入或经鼻给氧。早期黏膜干燥时，加入薄荷、复方安息香酊等，0.04%地喹氯铵（商品名有达芬拉露）气雾剂喷雾。

3. 声带休息：不发音或少发音。

4. 护理和全身支持疗法：随时调节室内温度和湿度，保持室内空气流通，多饮热水，注意大便通畅，禁烟、酒等。

【预后】

急性单纯性喉炎的预后一般良好，很少引起喉软骨膜炎、软骨坏死和喉脓肿。急性喉梗阻Ⅱ度时应严密观察呼吸，做好气管切开术的准备，Ⅲ度时可考虑行气管切开术。积极治疗急性喉炎是防止其转为慢性的关键。

三、小儿急性喉炎

小儿急性喉炎（acute laryngitis in children）是小儿以声门区为主的喉黏膜的急性炎症，常累及声门下区黏膜和黏膜下组织，多在冬春季发病，1～2月份为高峰期，婴幼儿多见，发病率较成人低，但有其特殊性，尤其是易发生呼吸困难，因为：① 小儿喉腔较小，喉内黏膜松弛，肿胀时易致声门阻塞；② 喉软骨柔软，黏膜与黏膜下层附着疏松，罹患炎症时肿胀较重；③ 喉黏膜下淋巴组织及腺体组织丰富，炎症易发生黏膜下肿胀而使喉腔变窄；④ 小儿咳嗽反射较差，气管及喉部分泌物不易排出；⑤ 小儿对感染的抵抗力及免疫力不如成人，故炎症反应较重；⑥ 小儿神经系统较不稳定，容易受激惹而发生喉痉挛；⑦ 喉痉挛除可引起喉梗阻外，又促使充血加剧，喉腔更加狭小。

【病因与发病机制】

常继发于急性鼻炎、咽炎。大多数由病毒引起，最易分离的是副流感病毒，占2/3。此外还有腺病毒、流感病毒、麻疹病毒等。病毒入侵之后，为继发细菌感染提供了条件。感染的细菌多为金黄色葡萄球菌、乙型链球菌、肺炎双球菌等。小儿营养不良、抵抗力低下、变应性体质、牙齿拥挤重叠以及上呼吸道慢性病，如慢性扁桃体炎、腺样体肥大、慢性鼻炎、慢性鼻窦炎，极易诱发喉炎。

小儿急性喉炎也可为流行性感冒、肺炎、麻疹、水痘、百日咳、猩红热等急性传染病的前驱症状。

【病理】

病变主要发生于声门下腔，炎症向下发展可累及气管。声门下腔黏膜水肿，重者黏膜下可发生蜂窝组织炎，化脓性或坏死性病变。黏膜因溃疡可大面积缺损，表面有假膜形成者罕见。

【临床表现】

起病较急，多有发热、声嘶、咳嗽等。早期以喉痉挛为主，声嘶多不严重，表现为阵发性犬吠样咳嗽或呼吸困难，继之有黏稠痰液咳出，屡次发作后可能出现持续性喉梗阻症状，如哮吼性咳嗽、吸气性喘鸣。也可突然发病，小儿夜间骤然重度声嘶、频繁咳嗽、咳声较钝、吼叫。严重者，吸气时有锁骨上窝、肋间隙、胸骨上窝及上腹部显著凹陷，面色发绀或烦躁不安，呼吸变慢，约 $10 \sim 15$ 次 / 分，晚期则呼吸浅快。如不及时治疗，可出现发绀、出汗、面色苍白、呼吸无力，甚至呼吸循环衰竭、昏迷、抽搐、死亡。

【诊断】

根据其病史、发病季节及特有症状，如声嘶、喉喘鸣、犬吠样咳嗽声，吸气性呼吸困难，可初步诊断。对年龄较大能配合的小儿可行间接喉镜检查。如有条件可行电视纤维声带镜检查，观察清醒、自然状态下的喉黏膜和声带活动等可确定诊断。血氧饱和度监测对诊断亦有帮助。

【鉴别诊断】

1. 气管支气管异物：起病急，多有异物吸入史。在异物吸入后，立即出现梗噎，剧烈呛咳，吸气性呼吸困难和发绀等初期症状。气管内活动性异物胸部触诊可有撞击感，听诊可闻及拍击声。对不透 X 线的异物，X 线片可显示异物形状和存留部位。支气管部分阻塞可引起肺叶（段）气肿，完全阻塞可使肺叶（段）不张。

2. 小儿喉痉挛：常见于较小婴儿。吸气期喉喘鸣，声调尖而细，发作时间较短，症状可骤然消失，无声嘶。

3. 先天性喉部疾病：如先天性喉软化症等。各种喉镜检查和实验室血常规、咽喉拭子涂片或分泌物培养等检查均有助于鉴别。

此外，还应注意与喉白喉、麻疹、水痘、百日咳、猩红热、腮腺炎的喉部表现相鉴别。

【治疗】

1. 治疗的关键是解除喉梗阻，及早使用有效、足量的抗生素控制感染。同时给予糖皮质激素，常用强的松口服，$1 \sim 2 mg / (kg \cdot d)$；地塞米松肌注或静脉滴注 $0.2 \sim 0.4 mg / (kg \cdot d)$。据国外一组病例疗效观察，单纯使用多种抗生素治疗的 64 例小儿急性喉炎中，10 例（15.6%）需做气管切开术，而加用糖皮质激素的 87 例中，仅 5 例（5.7%）需行气管切开术。

2. 给氧、解痉、化痰，保持呼吸道通畅。可用水氧、超声雾化吸入或经鼻给氧。若声门下有干痂或假膜及黏稠分泌物，经上述治疗呼吸困难不能缓解，可在直接喉镜下吸出或钳出。

3. 对危重病人应加强监护及支持疗法，注意全身营养与水电解质平衡，保护心肺功能，避免发生急性心功能不全。

4. 安静休息，减少哭闹，降低耗氧量。

5. 重度喉梗阻或经药物治疗后喉梗阻症状未缓解者，应及时做气管切开术。

【预防与预后】

幼儿哺乳是一种重要的保护措施。防止感冒发生，应及时治疗。一般预后较好。

四、急性喉气管支气管炎

急性喉气管支气管炎 (acute laryngotracheobronchitis) 为喉、气管、支气管黏膜的急性弥漫性炎症。多见于5岁以下儿童，2岁左右发病率最高。男性多于女性，男性约占70%。Osinusi 等报道35例急性喉气管支气管炎，年龄为2月~4岁，其中86%小于3岁，男女之比为1.7：1。冬、春季发病较多，病情发展急骤，病死率较高。按其主要病理变化，分为急性阻塞性喉气管炎和急性纤维蛋白性喉气管支气管炎，二者之间的过渡形式较为常见。

(一)急性阻塞性喉气管炎

急性阻塞性喉气管炎 (acute obstructive laryngotracheitis)，又名假性哮吼 (pseudocroup)，流感性哮吼，传染性急性喉气管支气管炎。

【病因】

病因尚不清楚，有以下六种学说：

1. 感染：病毒感染是最主要的病因。本病多发生于流感流行期，故许多学者认为与流感病毒有关，与甲型、乙型和亚洲甲型流感病毒以及 V 型腺病毒关系较密切。也有学者认为副流感病毒为主要致病因素。除流感外，本病也可发生于麻疹、猩红热、百日咳及天花流行之时。病变的继续发展，与继发性细菌感染有密切关系。常见细菌为溶血性链球菌、金黄色葡萄球菌、肺炎双球菌、嗜血流感杆菌等。Osinusi 报道的11例证实的病毒感染者中6例为副流感病毒1~3型，3例为呼吸道合胞病毒，18例血培养中有1例阳性，为克雷伯肺炎杆菌。

2. 气候变化：本病多发生于干冷季节，尤其是气候发生突变时，故有些学者认为与气候变化有关。因呼吸道纤毛的运动和肺泡的气体交换均须在一定的湿度和温度下进行，干冷空气不利于保持喉、气管和支气管正常生理功能，易罹患呼吸道感染。

3. 胃食管咽反流：Contencin(1992) 报道胃食管咽反流是咽喉疾病的病因。Contencin 用双通道 pH 计监测8例 (2月~7.5岁) 复发性急性喉气管支气管炎23~24h，pH 计的一个探针置于下段食管，另一个置于咽部 (会厌水平)，结果每例均有胃食管咽反流，全时相咽部 pH 值均低于6。

4. 局部抵抗力降低：呼吸道异物取出术、支气管镜检查术以及呼吸道腐蚀伤后也易发生急性喉气管支气管炎。

5. 体质状况：体质较差者，如患有胸肺疾病 (如肺门或气管旁淋巴结肿大)，即所谓渗出性淋巴性体质的儿童易患本病。

6.C1- 酯酶抑制剂 (C1-INH) 缺乏或功能缺陷，为染色体显性遗传性疾病。

【病理】

本病炎症常开始于声门下区的疏松组织，由此向下呼吸道发展。自声带起，喉、气管、支气管黏膜呈急性弥漫性充血、肿胀，重症病例黏膜上皮糜烂，或大面积脱落而形成溃疡。黏膜下层发生蜂窝织炎性或坏死性病变。初起时分泌物为浆液性，量多，以后转为黏液性、黏脓性甚至脓性，有时为血性，由稀而稠，如糊状或黏胶状，极难咳出或吸出。

基于小儿喉部及下呼吸道的解剖学特点，当喉、气管及支气管同时罹病时，症状较成人更为严重。气管的直径在新生儿为 4~5.5mm（成人为 15~20mm），幼儿每公斤体重的呼吸区面积仅为成人的 1/3，当气管、支气管黏膜稍有肿胀，管腔为炎性渗出物或肿胀的黏膜所阻塞时，即可发生严重的呼吸困难。

【临床表现】

一般将其分为三型：

1. 轻型：多为喉气管黏膜的一般炎性水肿性病变。起病较缓，常在夜间熟睡中突然惊醒，出现吸气性呼吸困难及喘鸣，伴有发绀、烦躁不安等喉痉挛症状，经安慰或拍背等一般处理后，症状逐渐消失，每至夜间又再发生。常在夜间发病的原因，可能与常伴有急性或亚急性鼻咽炎，潴留于鼻咽部的黏液在夜间向下流入喉，入睡后黏液积聚于声门，引起喉痉挛有关。若及时治疗，易痊愈。

2. 重型：可由轻型发展而来，也可以起病为重型，表现为高热，咳嗽不畅，有时如犬吠声，声音稍嘶哑，持续性渐进的吸气性呼吸困难及喘鸣，可出现发绀。病变向下发展，呼吸困难及喘鸣逐渐呈现为吸气与呼气均困难的混合型呼吸困难及喘鸣，呼吸由慢深渐至浅快。病儿因缺氧烦躁不安。病情发展，可出现明显全身中毒症状及循环系统受损症状，肺部并发症也多见。

3. 暴发型：少见，发展极快，除呼吸困难外，早期出现中毒症状，如面色灰白，咳嗽反射消失、失水、虚脱，以及呼吸循环衰竭或中枢神经系统症状，可于数小时或一日内死亡。

局部检查咽部不一定有急性炎症表现。纤维声带镜或纤维支气管镜检查，可见自声门以下，黏膜弥漫性充血、肿胀，以声门下腔最明显，正常的气管软骨环显示不清楚。气管支气管内可见黏稠分泌物。喉内镜检查不仅可使呼吸困难加重，还有反射性引起呼吸心跳骤停的危险，因此，最好在诊断确有困难并做好抢救准备时使用。Bernard 提倡对复发性急性喉气管炎病儿在发作间隙常规行喉内镜检查，因为 75% 的病例气道狭窄。有条件时可行电视纤维声带镜检查，血氧饱和度检测对诊断也很有帮助。对反复发作的急性喉气管炎可行 pH 计监测胃食管咽反流。胸部听诊呼吸音减低，间有干啰音。肺部透视有时可见因下呼吸道阻塞引起的肺不张或肺气肿，易误诊为支气管肺炎。同时应行分泌物及血液的细菌培养加药敏试验，以便选用敏感的抗生素。

【诊断和鉴别诊断】

根据上述症状，尤其当高热传染病之后，病儿出现喉梗阻症状，表明病变已向下发展。结合检查，常可明确诊断。须与气管支气管异物、急性细支气管炎、支气管哮喘、百日咳、流行性腮腺炎、猩红热等相鉴别，与喉白喉、急性感染性会厌炎的鉴别参见表 2-3-2。

1. 气管支气管异物。

2. 急性细支气管炎：多见于婴儿，有发热、咳嗽、多痰、气急及呼吸困难，临床症状酷似急性喉气管支气管炎，但一般无声嘶，呼气时相较吸气时相明显增长。可闻及呼气哮鸣音及中小湿啰音，无明显的喉梗阻症状。

3. 支气管哮喘：病儿有反复发作病史，常突然发作，有哮喘及呼气性呼吸困难，无声音嘶哑，可闻及呼气哮鸣音。麻黄素、氨茶碱等支气管扩张剂药能使之缓解。

4. 百日咳：百日咳杆菌侵入呼吸道后，先附着在喉、气管、支气管、细支气管黏膜上皮细胞的纤毛上，在纤毛丛中繁殖并释放内毒素，导致柱状纤毛上皮细胞变性，增殖的细菌及产生的毒素使上皮细胞纤毛麻痹，蛋白合成减少，使黏稠分泌物不易排出。滞留的分泌物又不断刺激呼吸道末梢神经，引起痉挛性咳嗽。临床上以日益加重的阵发性痉挛性咳嗽为特征。咳嗽发作时，先连续十余声至数十声短促的咳嗽，继而深长的吸气以满足肺换气的需要，吸气时空气急速通过痉挛狭窄的声门而发出鸡鸣样吸气声，紧接着又是一阵痉挛性咳嗽，如此反复发作，可持续数分钟，直到排除大量潴留的黏稠痰液。咳嗽一般以夜间为多，多为自发，也可因受寒、劳累、吸入烟尘、情绪波动、进食、通风不良、检查咽部等诱发。咳嗽发作前可有喉痒、胸闷等不适，痉挛性咳嗽发作时常使患者恐慌。年龄小、体质弱、咳嗽重者常易并发支气管肺炎、百日咳脑病、心血管损害而危及生命，很少并发急性喉炎。由于咳嗽剧烈，可引起喉部不同程度的损伤。治疗首选红霉素和大环内酯类抗生素，镇静剂能减少因恐惧、忧虑、烦躁而诱发的痉挛性咳嗽。

5. 流行性腮腺炎：流行性腮腺炎是由腮腺炎病毒引起的急性呼吸道传染病。主要的病理改变是唾液管周围的腺体及间质中有局限性的淋巴细胞浸润。临床以腮腺的急性肿胀、疼痛为特征，多侵犯儿童，常伴发脑膜炎、胰腺炎及睾丸炎等。预后良好，有极个别遗留永久性耳聋及睾丸萎缩后失去生育能力，并发急性喉炎者也极少。

6. 猩红热：猩红热是由乙型溶血性链球菌引起的一种急性传染病。病原菌主要通过 M 蛋白，红疹毒素，透明质酸酶，溶血素"O""S"，黏肽等生物致病因子作用于易感机体，引起感染性、中毒性和变态反应性病变。临床特征为发热、咽峡炎，全身弥漫性猩红热样皮疹，部分病人疹退后有皮肤脱屑现象。少数病人后期可出现心肾并发症。猩红热并发急性喉炎的较少，多属早期征象。可并发喉梗阻，也可发展成为弥漫性急性喉气管支气管炎。

表2-3-2 急性喉气管支气管炎与急性会厌炎和喉白喉的鉴别

	急性喉气管支气管炎	急性感染性会厌炎	喉白喉
发病率	较常见	稀少	非常稀少
发病年龄	6月~3岁	2~6岁	6月~10岁
起病	较急，1~2d	突然，6~12h	较缓，2~4d
病因	病毒，尤其是副流感病毒I型	B型嗜血流感杆菌	白喉杆菌
病理	声门下肿胀为主，黏稠的渗出物阻塞气管树	声门上区严重肿胀可发生菌血症	喉假膜形成可发生毒血症
发热	中度发热	高热	发热不明显
临床主要特点	慢性进行上呼吸道梗阻、喉鸣、哮吼性咳嗽	严重的喉痛、吞咽困难，声音低沉、迅速进行性喉梗阻	慢性发作性头痛、喉痛、哮吼性咳嗽、声嘶、喘鸣
预后	如果呼吸能维持数天可自行消退	如不及时建立人工气道可发生严重的呼吸循环衰竭	可发生窒息、中毒性心肌炎循环衰竭

【治疗】

对轻型者，治疗同小儿急性喉炎，但需密切观察。对重症病例，治疗重点为保持呼吸道通畅。

1. 给氧、解痉、化痰、解除呼吸道阻塞，对喉梗阻或下呼吸道阻塞严重者需行气管切开术，并通过气管切开口滴药及吸引，清除下呼吸道黏稠的分泌物。中毒症状明显者，需考虑早行气管切开术。

2.立即静滴足量敏感的抗生素及糖皮质激素。开始剂量宜大，呼吸困难改善后逐渐减量，至症状消失后停药。

3.抗病毒治疗。

4.室内保持一定湿度和温度(湿度70%以上，温度18℃～20℃为宜)。

5.忌用呼吸中枢抑制剂(如吗啡)和阿托品类药物，以免分泌物更干燥，加重呼吸道阻塞。

6.胃食管咽反流在新生儿和婴幼儿时期是一种生理现象，出生1年后随括约肌功能及胃－食管角的发育成熟，食物由稀变稠而逐渐消退。治疗措施有：① 在睡眠时可抬高床头，减少胃酸反流；② 低脂饮食，避免睡前进食；③ 必要时加用降低壁细胞酸分泌的药物、H2受体阻滞剂(西咪替丁)、氢离子泵抑制剂(奥美拉唑)、胃肠蠕动促进剂(西沙必利)；④ 重者甚至可手术治疗。

(二)急性纤维蛋白性喉气管支气管炎

急性纤维蛋白性喉气管支气管炎(acute fibrinous laryngotracheobronchitis)，也称纤维蛋白样－出血性气管支气管炎，纤维蛋白性化脓性气管支气管炎，流感性(或恶性，超急性)纤维蛋白性喉气管支气管炎，急性膜性喉气管支气管炎，急性假膜性坏死性喉气管支气管炎等。多见于幼儿，与急性阻塞性喉气管炎虽同为喉以下呼吸道的化脓性感染，但病情更为险恶，病死率很高。

【病因】

1.阻塞性喉气管炎的进一步发展。发病时通过支气管镜检查，可发现下呼吸道中已有痂皮。曾有在就诊前病儿自行咳出大块膜状物的报道。也有人认为与阻塞性喉气管炎施行气管切开术有关，因干冷空气得以直接进入下呼吸道，分泌物凝成痂皮和膜状物。

2.流感病毒感染后继发细菌感染。

诱因：创伤、异物致局部抵抗力下降，长时间气管内插管，呼吸道烧伤后易诱发。

【病理】

与急性阻塞性喉气管炎相似，但病变更深。主要特点是喉、气管、支气管内有大块或筒状痂皮、黏液脓栓和假膜。呼吸道黏膜有严重炎性病变，但无水肿，黏膜层及黏膜下层大片脱落或深度溃疡，甚至软骨暴露或发生软化。因黏膜损伤严重，自组织中逸出的血浆、纤维蛋白与细胞成分凝聚成干痂及假膜，大多易于剥离。

【症状】

同急性阻塞性喉气管炎，但发病更急，呼吸困难及全身中毒症状更为明显。

1.突发严重的混合性呼吸困难。呼吸时呈干性阻塞性噪响，可伴有严重的双重性喘鸣。咳嗽有痰声，但痰液无法咳出。如假膜脱落，可出现阵发性呼吸困难加重，气管内有异物拍击声，哭闹时加剧。

2.高热，烦躁不安，面色发绀或灰白，可迅速出现循环衰竭或中枢神经系统症状，如抽搐、惊厥、呕吐。发生酸中毒及水电解质失衡者也多见。

【检查及诊断】

检查参见急性阻塞性喉气管炎，常有混合性呼吸困难，胸骨上窝、肋间隙、上腹部等处有吸气性凹陷，伴以锁骨上窝处呼气性膨出。呼吸音减弱或有笛音，甚至可闻及异物拍击声。气管切开后可咳出大量黏稠的纤维蛋白性脓痰及痂皮，咳出后呼吸困难可明显改善。如行支气管镜检查，可见杓状软骨间切迹、气管及支气管内有硬性痂皮及假膜。

【治疗】

同急性阻塞性喉气管炎，应及早进行血氧饱和度监测和心电监护。较严重者，需行气管切开术，但术后通过气管套管口滴药消炎稀释，因再以一般的抽吸方法常不能将阻塞于下呼吸道的痂皮及假膜顺利除去。有时需反复施行支气管镜检查，将痂皮及假膜钳出或吸出，呼吸困难始得缓解。

【并发症】

常见的并发症为败血症或菌血症，其次是心包炎、弥漫性支气管肺炎、脑膜炎、脑炎等。

【预后】

Dawson 分析收治的894例急性喉气管炎小儿，44例 (4.9%) 进入 ICU，12例 (1.3%) 需气管内插管，平均插管时间为170h(24～432h)。无1例死亡，但7例插管小儿有严重并发症，其中胃溃疡穿孔可能与大剂量使用地塞米松有关。Osinusi 等报道的35例急性喉气管支气管炎，4例 (11%) 因支气管肺炎死亡，其中3例并发麻疹，表明并发麻疹和支气管肺炎者预后较差。

五、喉软骨膜炎

喉软骨膜炎 (perichondritis of larynx) 为喉软骨膜及其间隙的炎性病变。急性及原发性者较少，慢性及继发性居多，常使软骨坏死形成脓肿。

【病因】

原因很多，可概括为以下五类：

1. 喉部感染：急性会厌类、急性喉炎、喉白喉、喉结核等的病菌或毒素可侵及喉部各软骨，引起喉软骨膜炎，但近年欧美国家的喉结核病人已很少有喉黏膜溃疡和软骨膜炎的表现 (Kandiloros,1997)。

2. 喉部创伤：① 喉部各种创伤如切伤、刺伤、裂伤、烧伤、挫伤等均极易伤及喉软骨膜和软骨；② 喉裂开术或其他喉部手术，如过多分离甲状软骨膜，可发生甲状软骨膜炎；③ 高位气管切开术常损伤环状软骨；④ 麻醉插管及喉内镜检查，可能损伤杓状软骨。插管留置时间太久，压迫杓状软骨也可引起杓状软骨膜炎；⑤ 喉部吸入较大而硬的异物直接损伤喉软骨，引起喉软骨膜炎。

3. 放射线损伤：喉部软骨血供较差，对各种放射线的耐受性极低，在颈部用 ^{60}Co 直线加速器、γ - 中子混合射线及其他高能量放射治疗时，常出现放射性喉软骨膜炎及软骨坏死等并发症。喉癌连续放疗并发软骨膜炎者12.5% ±1.5%，分段放疗者4.6% ±1.2%。发生时间与放射剂量的关系并非完全一致，有些病人在放疗期间或结束时发生，多数病人常在放疗后3～6月，甚至1年至数年之后才发生，85%发生在放疗后1年内，约8.4%发生在放疗后2～3年，3年以后者约6.6%。Mardynsky(1991) 报道 γ - 中子混合射线彻底放疗发生明显的软骨膜炎者仅7% (3/42)。

4. 喉部恶性肿瘤和声带肉芽肿：喉部恶性肿瘤晚期发生深部溃疡，继发感染，也可引起喉软骨膜炎及软骨坏死。声带肉芽肿引起的喉软骨膜炎既可能是原发的，也可能是继发的。Mcferran(1994) 还认为喉软骨膜炎可能是声带肉芽肿切除后复发的征象。

5. 全身疾病：上呼吸道感染及糖尿病可因病菌感染喉黏膜形成溃疡，溃疡深达喉软骨膜。复发性多软骨炎 (relapsing polychondritis，RP) 累及喉软骨也可引起喉软骨膜炎。

【病理】

喉软骨膜炎多发生于杓状软骨膜，环状软骨膜及甲状软骨膜次之，会厌软骨膜感染者最少。外伤性喉软骨膜炎常累及多个喉软骨。软骨膜发生炎症后，渗出液积聚于软骨膜下隙，渐成脓液，使软骨膜与软骨分离，软骨缺血坏死。病变之初，喉黏膜充血肿胀。喉软骨膜炎不化脓者，愈后形成瘢痕，厚度增加。

【临床表现】

常见的症状：

1. 疼痛：从吞咽疼痛及喉部压痛为主要症状。当颈部活动或压迫喉部时均发生疼痛或钝痛，吞咽时疼痛加剧，有时向耳部或肩部放射，可有颈部活动受限。

2. 声嘶：早期发声易疲劳，进一步发展，声调变低变粗，语言厚涩，声嘶逐渐加重。

3. 吞咽困难：杓状软骨及环状软骨发生软骨膜炎时，杓状软骨和梨状窝高度肿胀，可引起吞咽困难。小儿表现为拒食和流涎。

4. 吸气性呼吸困难：如喉内黏膜高度充血水肿，使声门窄小，严重者发生吸入性呼吸困难，甚至窒息。

5. 全身症状：体温多正常或低热，急性病例及混合感染者全身症状较明显，体温可高达40℃，少数病人有乏力、畏寒等不适。因全身疾病引起者，还有全身原发病症状。

局部检查包括：① 颈部检查：甲状软骨膜炎病人，颈前部多有肿胀发硬，并有明显的压痛，有时颈部红肿或淋巴结肿大；② 喉镜检查：因视病变部位和范围不同而异。如病变限于一侧杓状软骨，则患侧杓状突明显肿胀，表面光滑发亮。甲状软骨喉腔面软骨膜发炎时，喉室带、声带、杓状突均发生肿胀。如病变在环状软骨板，常于梨状窝处发生肿胀，环杓关节多被侵及而发生强直，致患侧声带固定。若会厌抬举受限或呈婴儿型，可行纤维或电视纤维声带镜检查。

【诊断与鉴别诊断】

根据临床表现，局部检查，以及影像学CT扫描或MRI检查一般诊断不难，重要的是详细追问病史，寻找原因，以便针对病因治疗。喉内黏膜肿胀应与喉水肿、急性会厌炎、喉膨出、喉室脱垂及肿瘤相鉴别。喉软骨膜炎与喉脓肿有时不易辨别，必要时可穿刺确诊。但一般不主张探查性穿刺或切开，因为喉部软骨分别为各自的软骨膜包绕，互相分隔。如果处理不当（如切开或穿刺），可使炎症迅速扩散。

【治疗】

治疗原则是防止炎症的扩散及喉软骨坏死。治疗要点为：

1. 早期应用足量抗生素和糖皮质激素。

2. 局部理疗或热敷，既可减轻疼痛，又能促使炎症消退。

3. 减少喉部活动，尽量少说话，进流质饮食。

4. 针对病因，积极治疗，如有异物，应尽早取出。

5. 如有明显的呼吸困难，应行气管切开术。

6. 若喉软骨坏死化脓，则按喉脓肿治疗。喉内脓肿多在支撑喉镜下切开排脓。喉外脓肿可于颈部穿刺抽吸排脓或切开引流。注意术中保护正常的喉软骨膜，术后防止喉瘢痕狭窄。

第四节　喉肿瘤

【导读】喉乳头状瘤是最常见的喉良性肿瘤，发生在儿童者常为多发性，易复发；而发生在成年人者有恶变倾向。喉乳头状瘤的治疗主要采用手术治疗或支撑喉镜下 CO_2 激光手术。喉癌是最常见的喉部恶性肿瘤，好发于40岁以上的男性。临床上主要表现为声音嘶哑和颈部包块，晚期可出现呼吸困难和出血等症状。喉镜检查可发现喉部新生物，CT有助于明确肿瘤的侵犯范围，明确诊断需行活组织检查。喉癌的治疗主要采用手术为主的综合治疗。喉癌的手术治疗应根据肿瘤的部位、大小和范围行喉全切除术或喉部分切除术，后者在切除喉部肿瘤的前提下，保留喉的功能，以提高患者的生活质量。

一、喉乳头状瘤

喉乳头状瘤（papilloma of larynx）是喉部最常见的良性肿瘤，可发生于任何年龄，甚至新生儿，但以10岁以下儿童多见。发生在儿童的乳头状瘤常为多发性，生长较快，易复发。成人喉乳头状瘤多为单发，有恶变倾向。

【病因】

目前认为由喉乳头状瘤病毒（HPV）感染引起，近年研究证明，在HPV的各个亚型中HPV6和HPV11是喉乳头状瘤的主要致病因素。电镜检查已证实在细胞内有乳头状瘤病毒体的存在。亦有认为喉乳头状瘤与喉部慢性刺激及内分泌失调有关。

【病理】

喉乳头状瘤是一种来自上皮组织的真性良性肿瘤，由复层鳞状上皮及其下的结缔组织向表面呈乳头状生长，一般不侵犯基底组织。可单发或多发。

【临床表现】

成年型者病程发展较缓慢，常见症状为进行性声嘶，肿瘤大者甚至失声，也可出现咳嗽、喉喘鸣和呼吸困难。儿童型者常为多发性，生长较快，由进行性加重的声嘶，甚至失声，易发生喉阻塞。间接喉镜和纤维喉镜检查可肿瘤呈苍白、淡红或暗红色，表面不平，呈乳头状增生。儿童患者的基底甚广，成人患者以单个带蒂较为常见，可发生于声带、室带及声门下区，也可蔓延到下咽及气管。

【治疗】

支撑喉镜下应用 CO_2 激光切除肿瘤是最有效的治疗手段，儿童患者易复发，常需多次手术治疗。手术时应注意保护喉内正常黏膜，防止瘢痕黏连。儿童患者一般到7~8岁以后复发时间逐渐延长，病情缓解。

有报道应用干扰素和其他抗病毒药物治疗喉乳头状瘤在临床上取得较好的疗效。

二、喉部其他良性肿瘤

(一)血管瘤

喉部血管瘤(Hemangioma of larynx)比较少见,可发生于任何年龄。病理上,分为毛细血管瘤和海绵状血管瘤两种类型,以前者较多见。毛细血管瘤由成群的薄壁血管构成,间以少量的结缔组织,可发生于喉的任何部位,但以发生于声带者多见,有蒂或无蒂,色红或略紫。海绵状血管瘤由窦状血管构成,柔如海绵,暗红色,不带蒂而散布于黏膜下,广泛者可侵及颈部皮下,呈青紫色。喉血管瘤症状不明显,发生在声带者有声嘶,婴幼儿血管瘤有时因体积大而有呼吸困难,如有黏膜破裂可导致出血。喉血管瘤无症状者,可暂时不治疗,对症状明显者治疗时可采用激光手术或冷冻手术。

(二)纤维瘤

喉纤维瘤(fibroma of larynx)为起源于结缔组织的肿瘤,由纤维细胞、纤维束组成,血管较少,基底呈蒂状或盘状,色灰白或暗红,表面黏膜光滑,大小不一,小者如绿豆,大者可阻塞呼吸道。主要症状为声嘶,发展缓慢,一般不发生恶变。检查时可见肿瘤位于声带前中部,也可位于声门下区。手术切除是有效的治疗方法,小者可在支撑喉镜下切除,大者需行喉裂开术切除。

(三)神经纤维瘤

喉神经纤维瘤(neurofibroma of larynx)较少见。常伴发全身性神经纤维瘤。肿瘤组织来自神经鞘膜。主要症状为声音嘶哑,咳嗽,肿瘤大者可出现呼吸困难。检查可见肿瘤多位于杓会厌襞或突入梨状窝,色淡红,表面光滑,圆形坚实,向内可遮盖室带、声带,而使声门变狭窄。手术切除是有效的治疗方法,小者可在支撑喉镜下切除,大者需行喉裂开术切除。

三、喉恶性肿瘤

喉癌(carcinoma of the larynx)是头颈部常见的恶性肿瘤,据北美及欧洲流行病学研究显示,其发病率为7.0~16.2/10万人。我国部分省市的发病率约为1.5~3.4/10万人。1983—1992年我国13个省市部分医院恶性肿瘤就诊患者中,喉癌占头颈肿瘤的13.9%,占全身恶性肿瘤的2.1%。喉癌的发生有种族和地区的差异。20世纪80年代中期,通过对160个地区的人口调查得知,全世界喉癌发病率最高的国家为西班牙、法国、意大利和波兰;我国华北和东北地区的发病率远高于江南各省。近年来喉癌的发病率有明显增加的趋势。喉癌男性较女性多见,约为7~10∶1,以40~60岁最多。喉部恶性肿瘤中96%~98%为鳞状细胞癌,其他如腺癌、基底细胞癌、低分化癌、淋巴肉瘤和恶性淋巴瘤等较少见。

【病因】

喉癌的病因至今仍不十分明了,与以下因素有关,常为多种致癌因素协同作用的结果。

1. 吸烟:据统计约95%的喉癌患者有长期吸烟史,而且开始吸烟年龄越早、持续时间越长、数量越大、吸粗制烟越多、吸入程度越深和不戒烟者的发病率越高。一般估计,吸烟者患喉癌的危险度是非吸烟者的3~39倍。烟草燃烧后产生的苯丙芘可使呼吸道黏膜充血、水肿,上皮增生和鳞状上皮化生,纤毛运动停止或迟缓,有致癌性。

2. 饮酒：临床观察和流行病学调查结果均显示，慢性酒精摄入与喉癌发生有一定相关性。饮酒患喉癌的危险度是非饮酒者的1.5～4.4倍，而且吸烟和饮酒在致癌的协同作用方面已被一些学者所证实。

3. 病毒感染：成年型喉乳头状瘤是由人乳头状瘤病毒（HPV）引起的病毒源性肿瘤，目前认为是喉癌的癌前病变。尤其是高危型（HPV-16/18）与喉癌的发生关系比较密切。

4. 环境因素：多种环境因素可能与喉癌发生有关，其中包括各种有机化合物（多环芳香烃、亚硝胺），化学烟雾（氯乙烯、甲醛），生产性粉尘和废气（二氧化硫、石棉、重金属粉尘）以及烷基化物（芥子气）等。目前，石棉和芥子气的致癌作用基本肯定。

5. 放射线：长期接触镭、铀、氡等放射性同位素可引起恶性肿瘤。有报道称在少数病人头颈部放疗可诱导喉癌、纤维肉瘤和腺癌等恶性肿瘤。

6. 性激素：男性喉癌的发病率明显高于女性。研究表明喉癌患者体内雄激素水平相对较高，而雌激素则降低。

7. 微量元素缺乏：体内某些微量元素，如Zn、Se等缺乏可引起酶的结构和功能发生改变，影响细胞的分裂和增殖，导致基因突变。

【病理】

原发性喉恶性肿瘤中鳞状细胞癌约占98%。喉鳞癌早期病变仅局限于上皮层，基底膜完整。癌突破上皮基底膜可在固有层内形成浸润癌巢。喉癌可发生于喉内所有区域，但以声门区癌（glottic carcinoma）最为多见，约占60%；声门上区癌（supraglottic carcinoma）次之，约占30%；声门下区癌（subglottic carcinoma）极为少见。但在我国北方某些地区则以声门上区癌为主。

喉癌的大体形态可分为：① 溃疡浸润型：癌组织稍向黏膜面突起，表面可见向深层浸润的凹陷溃疡，边界多不整齐，界线不清；② 菜花型：肿瘤主要外突生长，呈菜花状，边界清楚，一般不形成溃疡；③ 结节型或包块型：肿瘤表面为不规则隆起或球形隆起，多有较完整的被膜，边界较清楚，很少形成溃疡；④ 混合型：兼有溃疡和菜花型的外观，表面凹凸不平，常有较深的溃疡。

【喉癌的扩散转移】

喉癌的扩散转移与其原发部位、分化程度及肿瘤的大小等关系密切，其扩散转移途径有：① 直接扩散：喉癌常向黏膜下浸润扩散。位于会厌的声门上型喉癌可向前侵犯会厌前间隙、会厌谷、舌根。构会厌襞部癌可向外扩散至梨状窝、喉咽侧壁。声门型喉癌易向前侵及前连合及对侧声带；也可向前破坏甲状软骨，使喉体膨大，并侵犯颈前软组织。声门下型喉癌向下蔓延至气管，向前外可穿破环甲膜至颈前肌层，向两侧侵及甲状腺；向后累及食管前壁。② 淋巴转移：发生颈淋巴结转移的早晚与肿瘤的原发部位、肿瘤的分化程度以及患者对肿瘤的免疫力有密切关系。一般来讲，肿瘤分化越差，患者免疫力越低，则颈淋巴结转移越早。肿瘤所在部位淋巴管越丰富，颈淋巴结转移率越高。声门上型喉癌多数分化程度较低，声门上区淋巴管丰富，因而易于早期发生颈淋巴结转移。声门型喉癌因分化程度多数较高，声门区淋巴管稀少而早期很少发生转移。转移的部位多见于颈深淋巴结上群，然后再沿颈内静脉转移至颈深淋巴结下群。声门下型喉癌多转移至喉前及气管旁淋巴结。③ 血行转移：少数晚期患者可随血液循环转移至肺、肝、骨、肾、脑垂体等。

【喉癌的 TNM 分类】

根据肿瘤的生长范围和扩散的程度，按国际抗癌协会（UICC）TNM 分类标准(2002)方案如下：

解剖分区

1. 声门上区：

(1) 舌骨上会厌 (包括会厌尖、舌面、喉面)

(2) 杓会厌襞、喉面

(3) 杓状软骨

(4) 舌骨下部会厌

(5) 室带

2. 声门区：

(1) 声带 (2) 前联合 (3) 后联合

3. 声门下区：

TNM 临床分类

T 原发肿瘤

Tx 原发肿瘤不能估计

TO 无原发肿瘤证据

Tis 原位癌

声门上型

T1 肿瘤限于声门上一个亚区，声带活动正常

T2 肿瘤侵犯声门上一个亚区以上、侵犯声门或侵犯声门上区以外(如舌根黏膜、会厌谷、梨状窝内壁黏膜)，无喉固定

T3 肿瘤限于喉内，声带固定，或下列部位受侵：环后区、会厌前间隙、声门旁间隙、或伴有甲状软骨局灶破坏(如内板)

T4a 肿瘤侵透甲状软骨板或侵及喉外组织(如气管、颈部软组织、带状肌、甲状腺、食管等)

T4b 肿瘤侵及椎前间隙，包裹颈总动脉，或侵及纵隔结构

声门型

T1 肿瘤侵犯声带(可以侵及前联合或后联合)，声带活动正常

T1a 肿瘤限于一侧声带

T1b 肿瘤侵犯两侧声带

T2 肿瘤侵犯声门上或声门下，或声带活动受限

T3 肿瘤局限于喉内，声带固定或侵犯声门旁间隙，或伴有甲状软骨局灶破坏(如内板)

T4a 肿瘤侵透甲状软骨板或侵及喉外组织(如气管、包括舌外肌在内的颈部软组织、带状肌、甲状腺、食管)

T4b 肿瘤侵及椎前间隙，侵及结构，或包裹颈总动脉

声门下型

T1 肿瘤限于声门下

T2 肿瘤侵及声带，声带活动正常或受限

T3 肿瘤限于喉内，声带固定

T4a 肿瘤侵透环状软骨或甲状软骨板，或侵及喉外组织（如气管、包括舌外肌在内的颈部软组织、带状肌、甲状腺、食管）

T4b 肿瘤侵及椎前间隙，侵及结构，或包裹颈总动脉

临床分期

0 期	Tis	N0	M0
I 期	T1	N0	M0
II 期	T2	N0	M0
III 期	T3	N0	M0
	T1,T2,T3	N1	M0
IVA 期	T4a	N0,N1	M0
	T1,T2,T3,T4a	N2	M0
IVB 期	任何 T	N3	M0
	T4b	任何 N	M0
IVC 期	任何 T	任何 N	M1

【临床表现】

1. 声门上癌（包括边缘区）：大多原发于会厌喉面根部。早期，甚至肿瘤已发展到相当程度，常仅有轻微的或非特异性的症状，如痒感、异物感、吞咽不适感等而不引起患者的注意。声门上癌分化差、发展快，故肿瘤常在出现颈淋巴结转移时才引起警觉。咽喉痛常于肿瘤向深层浸润或出现较深溃疡时才出现。声嘶为肿瘤侵犯杓状软骨、声门旁间隙或累及喉返神经所致。呼吸困难、咽下困难、咳嗽、痰中带血或咯血等常为声门上癌的晚期症状。原发于会厌喉面或喉室的肿瘤，由于位置隐蔽，间接喉镜检查常不易发现，纤维喉镜仔细检查可于早期发现病变。

2. 声门癌：早期症状为声音改变。初起为发音易倦或声嘶，无其他不适，常未受重视，多误以为"感冒""喉炎"，特别是以往常有慢性喉炎者。因此，凡40岁以上，声嘶超过2周，经发声休息和一般治疗不改善者，必须仔细做喉镜检查。随着肿瘤增大，声嘶逐渐加重，可出现发声粗哑，甚至失声。呼吸困难是声门癌的另一常见症状，常为声带运动受限或固定，加上肿瘤组织堵塞声门所致。肿瘤组织表面糜烂可出现痰中带血。晚期，肿瘤向声门上区或声门下区发展，除严重声嘶或失声外，尚可出现放射性耳痛、呼吸困难、咽下困难、频繁咳嗽、咳痰困难及口臭等症状。最后，可因大出血、吸入性肺炎或恶病质而死亡。

3. 声门下癌：即位于声带平面以下，环状软骨下缘以上部位的癌肿。声门下型喉癌少见，因位置隐蔽，早期症状不明显，不易在常规喉镜检查中发现。当肿瘤发展到相当程度时，可出现刺激性咳嗽、声嘶、咯血和呼吸困难等。

4. 跨声门癌：是指原发于喉室的癌肿，跨越两个解剖区域即声门上区及声门区，癌组织在黏膜下浸润扩展，以广泛浸润声门旁间隙为特征。该型癌肿尚有争议，UICC 组织也尚未确认。由于

肿瘤深在而隐蔽，早期症状不明显，当出现声嘶时，常已先有声带固定，而喉镜检查仍未能窥见肿瘤。其后随癌肿向声门旁间隙扩展，浸润和破坏甲状软骨时，可引起咽喉痛，并可于患侧摸到甲状软骨隆起。

【检查】

应用间接喉镜、硬管喉镜、直接喉镜或纤维喉镜等仔细检查喉的各个部分。应特别注意会厌喉面、前连合、喉室及声门下区等比较隐蔽的部位。可见喉部有菜花样、结节样或溃疡性新生物。应注意观察声带运动是否受限或固定。还要仔细触摸会厌前间隙是否饱满，颈部有无肿大的淋巴结，喉体是否增大，颈前软组织和甲状腺有无肿块。

【诊断及鉴别诊断】

凡年龄超过40岁，有声嘶或咽喉部不适、异物感者均应用喉镜仔细检查以免漏诊。对可疑病变，应在间接喉镜、直接喉镜或纤维喉镜下进行活检，确定诊断。喉部 X 线侧位片、断层摄片、喉部 CT 及 MRI 等检查有助于了解肿瘤的浸润范围。喉癌应与下列疾病相鉴别：

1. 喉结核：主要症状为喉痛和声嘶。喉镜检查见喉黏膜苍白水肿、伴有多个浅表溃疡，病变多位于喉的后部。也可表现为会厌、杓会厌襞广泛性水肿和浅表溃疡。胸部 X 线检查，部分有进行性肺结核。痰的结核杆菌检查有助于鉴别诊断。但近年临床上发现不少喉结核者肺部检查为阴性。因此确诊仍依赖于活检。

2. 喉乳头状瘤：主要表现为声嘶，肿瘤可单发或多发，乳头状，淡红色或灰白色，肉眼较难与喉癌相鉴别，须依靠活检确诊。

3. 喉淀粉样变：系由慢性炎症、血液和淋巴循环障碍、新陈代谢紊乱引起的喉组织的淀粉样变。主要表现为声嘶。检查可见声带、喉室或声门下区有暗红色肿块，表面光滑。病理检查易于鉴别。

4. 喉梅毒：有声嘶，喉痛轻。喉镜检查病变多见于喉前部，黏膜红肿，常有隆起的梅毒结节和深溃疡，愈合后瘢痕收缩黏连，致喉畸形。血清学检查及喉部活检可确诊。

【治疗】

和其他恶性肿瘤一样，喉癌的治疗手段包括手术、放疗、化疗及免疫治疗等，目前多主张以手术为主的综合治疗。

1. 手术治疗：为治疗喉癌的主要手段。其原则是在彻底切除肿瘤的前提下，尽可能保留或重建喉的功能，以提高病人的生存质量。喉癌的手术包括喉全切除术和各种喉部分切除术。近几十年来，随着喉外科的发展和临床经验的积累，喉部分切除术逐渐广泛地被采用。喉部分切除术的术式很多，不同术式的选择主要根据肿瘤的部位、范围以及患者的全身状况等因素而定。

喉癌常有颈淋巴结转移，为此颈淋巴结清扫是喉癌手术的重要组成部分。特别是声门上型喉癌，颈淋巴结转移率高达55%，N0病例的隐匿性转移率为38%。故除了对临床上触及颈淋巴结肿大的病例应行颈淋巴结清扫术外，对 N0 的声门上型喉癌，应行分区性颈淋巴结清扫术（selective neck dissection）。

2. 放射治疗

(1)单纯放疗主要适用于：① 早期声带癌，向前未侵及前连合，向后未侵及声带突，声带活动良好；② 位于会厌游离缘，比较局限的声门上型癌；③ 全身差，不宜手术者；④ 晚期肿瘤，不宜手术治疗的各期病例，可采用姑息性放疗。

(2)术前放疗：对病变范围较广，波及喉咽且分化程度较差的肿瘤，常采用放疗加手术的方式。术前放疗的目的是使肿瘤缩小，癌细胞活力受到抑制，更有利于彻底手术切除。

(3)术后放疗：① 原发肿瘤已侵至喉外或颈部软组织；② 多个颈淋巴结转移或肿瘤已侵透淋巴结包膜；③ 手术切缘十分接近瘤缘(小于5mm)或病理证实切缘有肿瘤残留者可采用术后放疗。

3. 化学治疗：喉癌中98%左右为鳞状细胞癌，常对化疗不太敏感，虽然近年来化疗有一定的进展，但在喉癌的治疗中仍不能作为首选治疗方法。

4. 生物治疗：近十几年来，随着分子生物学、细胞生物学、肿瘤免疫学及遗传工程的发展，使肿瘤生物治疗将可能成为肿瘤治疗的第四种方式。生物治疗主要包括生物反应调节和基因治疗。

四、喉癌手术概论

手术治疗是喉癌的主要治疗手段。原则是根据肿瘤的部位、范围、患者的年龄以及全身情况选择适当的术式。最早多行喉全切除术，近40年来，随着喉外科的发展，各种喉部分切除术逐渐广泛地被应用于喉癌的治疗。目前主张在彻底切除癌肿的前提下，尽可能保留或重建喉的功能，以提高患者的生存质量。

(一)喉部分切除术

喉部分切除术是一类在彻底切除喉癌的基础上，将喉的正常部分安全地保留下来，经过整复恢复喉的全部或部分功能的手术。根据切除的部位、范围，喉部分切除术包括以下术式：

1. 喉显微 CO_2 激光手术：适用于早期(T1、T2)声门型和声门上型喉癌。

2. 喉垂直部分切除术(vertical partial laryngectomy)：适用于一侧声带癌向前接近、累及前连合，而声带活动正常者，或向上侵及喉室、室带，或向下累及声门下区，声带活动正常或受限者。手术切除包括患侧甲状软骨板前1/3或1/2，对侧甲状软骨前0.5cm，患侧声带、喉室、室带、声门下区、前连合及对侧声带前0.5cm。

3. 喉额侧部分切除术(frontolateral partial laryngectomy)：适用于声门型喉癌累及前连合，以及对侧声带前1/3，向声门下侵犯前部不超过1cm，未侵及声带突，声带运动正常者。手术切除包括患侧甲状软骨板前1/3或1/2，对侧甲状软骨前0.5~1cm，患侧声带、喉室、室带、声门下区、前连合及对侧声带前1/3或1/2。

4. 喉扩大垂直部分切除术(extended partial laryngectomy)：适用于声门型喉癌累及一侧声带全长，向后累及声带突。手术切除包括患侧甲状软骨板前1/3或1/2，对侧甲状软骨前0.5cm，患侧声带、喉室、室带、声门下区、前连合及对侧声带前0.5cm，同时切除患侧的杓状软骨。

5. 喉声门上水平部分切除术(horizontal supraglottic partial laryngectomy)：适用于会厌、室带或杓会厌襞的声门上癌，未累及前连合、喉室或杓状软骨者。手术切除会厌、室带、喉室、杓会厌襞、会厌前间隙或部分舌根部及甲状软骨上半部。

6. 喉水平垂直部分切除术(horizontal vertical partial laryngectomy)：也称3/4喉切除术，适用于声门上癌侵及声门区，而一侧喉室、声带及杓状软骨正常者。

7. 环状软骨上喉部分切除术（supracricoid partial laryngectomy）：主要包括环状软骨舌骨会厌固定术（CHEP）和环状软骨舌骨固定术（CHP）等术式。前者主要适用于 T1b 、T2 和部分经选择的 T3 声门型喉癌，后者主要适用于声门上癌侵及声门区，而有一侧声带后 1/3 及杓状软骨正常者。

8. 喉近全切除术（near-total laryngecomy）：主要适用于 T3、T4 喉癌，已不适合做上述各种喉部分切除术，而有一侧杓状软骨及残留的声带、室带、喉室、杓会厌襞和杓间区黏膜正常者。手术切除喉的大部后，利用保留的杓状软骨及一条与气管相连的喉黏膜瓣，缝合成管状，来保留患者的发音功能。

（二）喉全切除术

喉全切除术：切除范围包括舌骨和全部喉结构，其主要适应证为：① 由于肿瘤的范围或患者的全身情况等原因不适合行喉部分切除术者；② 放射治疗失败或喉部分切除术后肿瘤复发者；③ T4 喉癌已累及并穿通软骨者；④ 原发声门下癌者；⑤ 喉癌放疗后有放射性骨髓炎或喉部分切除术后喉功能不良难以纠正者；⑥ 喉咽癌不能保留喉功能者。

（三）淋巴结清扫术

是治疗头颈部肿瘤伴颈淋巴结转移的较有效的方法，能提高头颈部肿瘤患者的生存率和临床治愈率。根据癌肿原发部位和颈淋巴结转移的情况可行根治性颈清扫术（radical neck dissection）、功能性颈清扫术（functional neck dissection）、分区性颈清扫术（selective neck dissection）和扩大根治性颈清扫术（extended radical neck dissection）。

（四）喉切除后的功能重建及语言康复

喉全切除术后，病人失去了发音能力，无论从功能上和心理上对病人影响都是巨大的。目前，常用的发音重建方法主要有以下三种：

1. 食管发音法：其基本原理是经过训练后，患者把吞咽进入食管的空气从食管冲出，产生声音，再经咽腔和口腔动作调节，构成语言。其缺点是发音断续，不能讲较长的句子。

2. 人工喉和电子喉：人工喉是将呼气时的气流从气管引至口腔，同时冲击橡皮膜而发音，再经口腔调节，构成语言。其缺点是佩戴和携带不便；电子喉是利用音频振荡器发出持续音，将其置于病人颏部或颈部作说话动作，即可发出声音，但所发出的声音略欠自然。

3. 食管气管造瘘术：在气管后壁与食管前壁间造瘘，插入发音钮或以肌黏膜瓣缝合成管道。包括 Blom-Singer 发音钮法和 Provox 发音钮法等。

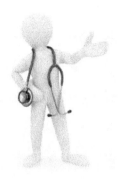

第三章 耳科学

第一节 概 述

耳科学（otology）是研究耳部及听觉与平衡系统诸器官 解剖、生理和疾病的一门科学。在耳鼻咽喉科学发展历史中，耳科学是最早形成的二级学科。

【耳科学的发展简史】

耳科学的发展可以追溯到公元前 2500 年。古埃及 Edwin Smith Surgical Papyrus（公元前 3000—2500 年）中描述颞骨外伤及其对听觉的影响是已知涉及耳科学的最早的科学记载。公元前 500 年，Alcmaeon 发现咽鼓管的存在，Empedocles（公元前 450 年）注意到声音由空气振动到达耳部，Hippocrates（公元前 400 年）首次提出鼓膜是听觉器官的一部分，而 Aristotle（公元前 382—322 年）指出耳蜗是与外耳相对应的内耳部分，Galen（公元 121—199 年）将迷路（labyrinth）一词用于内耳，并注意到听神经与脑相联系。Duverney（1683 年）在他的论文中第一次将耳部疾病按解剖结构分类，并按解剖、生理和病理分别讨论，被称为"耳科学之父（father of otology）"。Toynbee（1815—1866 年）是系统研究颞骨解剖及其临床与病理联系的第一人，他研究了 2000 个颞骨标本，出版了经典专著《耳部疾病》（Disease of the Ear）。解剖学、生理学和病理学的发展促进了耳科学的形成和发展。在 18—19 世纪，欧洲出现独立的耳科。如 Politzer（1835—1920 年）在维也纳建立了第一个在当时最为著名的大学耳科医院并开展了大量开创性的工作。

科学技术的进步极大地推动了现代医学及耳科学的发展，尤其是自 20 世纪 50 年代开始，欧美诸国相继建立了耳科医院、耳科研究所以及听觉中心。大学已建立了听觉与言语病理学系，极大地促进了耳科学的发展和完善。

【耳科学的范畴与特点】

耳科学领域涉及听觉、平衡觉、面神经等器官的解剖与发育、生理与病理，以及疾病的诊断、治疗和预防。耳部位于颅底，解剖关系较为复杂。由于解剖上它与上、下、左、右邻近器官以至全身诸系统的联系非常紧密，又因科学技术的日益进步，医学各科都在相互渗透和促进，从而拓展了耳科学的范畴。如侧颅底外科与耳神经外科的兴起，密切了与颅脑外科、血管外科和显微外科的关系。由于耳鼻咽喉科与相关学科有着错综复杂和不可分割的关系，因而它正经历着一个重新组合的阶段。目前，耳科学已逐渐分支出耳显微外科、耳神经外科、侧颅底外科、听力学及言语科学、平衡科学以及耳和颅面整形外科等亚学科。

　　耳科学的主要特点表现为耳与鼻咽喉诸器官在解剖和功能上的密切联系，及与全身各系统的有机联系。耳与鼻、咽、喉等诸器官的密切联系体现在：① 解剖上相沟通：耳、鼻、咽、喉、气管及食管彼此相互沟通，如各器官黏膜相互延续；② 生理上相关联：如言语的形成依赖于听觉信号的刺激进行模仿，依照听觉信号进行监测和校正自身发声；③ 病理上相互影响：如鼻咽部疾病可影响咽鼓管功能，继而可导致分泌性中耳炎，婴幼儿深度感音神经性聋可导致聋哑症；④ 诊断上相参考：如前庭性眩晕疾病的诊断常需听力学检查结果以助鉴别；⑤ 治疗上相辅助：如治疗中耳炎常需治疗鼻腔和鼻咽部疾病以改善咽鼓管功能。

　　耳鼻咽喉科虽是一门独立的医学分科，耳与整个机体有着广泛而紧密的联系。例如，心血管疾病的耳鸣、系统性自身免疫性疾病的耳聋、血管疾病的突聋、颈椎病变的眩晕等，均为全身疾病影响耳部的表现；而中耳炎引起的各种颅内、外并发症，是耳部疾病影响机体其他器官的例证。因此，学习和从事耳科学专业者，必须具有整体观念，以期在对疾病的诊治和观察中，由局部考虑到全面，又由全面联系到局部，使局部与整体密切结合，以利疾病得以正确诊治。

【耳科学的进展与展望】

　　1914年和1961年，Robert Bárány 和 Georg von Békésy 因为分别在阐明前庭终器的生理和病理以及在发现耳蜗听觉生理机制方面的突出贡献，而各自荣获诺贝尔生理或医学奖（Nobel Prize in Physiology or Medicine）。近30年来，耳科学领域在基础研究和临床医学方面也取得了许多重大进展，主要表现在如下四方面：① 耳声发射及毛细胞能动性现象的探讨，提示耳蜗在声能的处理过程中存在主动耗能过程（active process）；相关的研究结果促成耳蜗主动微机械观点的建立，补充了Békésy 行波学说的被动过程（passive process）之不足，而耳声发射现象的检测应用于临床，为鉴别感音性聋与神经性聋提供了一种有价值的方法。② 电子耳蜗言语处理技术的改进及电子耳蜗植入的推广，使成千上万的深度感音神经性聋患者及聋哑儿不同程度地恢复了听觉及言语功能；电子脑干植入的应用也为双侧听神经瘤患者恢复听力带来了希望。③ 耳聋的分子生物学研究已定位50余个遗传性聋基因，某些获得性聋如药物中毒性聋、老年性聋、噪声性聋、自身免疫性聋等疾病研究也取得不同的进展。④ 听觉与言语病理学研究的建立，为听觉与言语康复工作的规范开展奠定了基础。

　　随着科学技术的飞速发展，分子生物学、生物物理学、计算机及光电子科学等高新技术的发展与应用，将促进耳科学进一步迅速发展，展望21世纪，本学科可望在耳聋基因诊断与基因治疗、眩晕的诊断与综合康复治疗、耳肿瘤基因诊断与基因治疗、耳及颅底计算机三维导航微创与功能外科、内耳的微显微外科、外耳整形组织工程技术发展、新材料及新一代人工感觉器官、全植入式人工耳蜗的应用等方面，也将取得突破性进展。

【怎样学习耳科学】

　　耳部解剖结构复杂，掌握耳的解剖结构、生理功能及诸器官之间的解剖联系，对理解和掌握耳部疾病的病理机制、临床表现、诊断方法和治疗原则尤为重要。目前，中耳炎、耳聋和眩晕疾病仍是耳科的常见病，应是本学科临床医疗工作与基础研究工作的重点，故也是耳鼻咽喉科教学中的基点。在诊治这些常见病、多发病及其有关疾病时，如何利用现代各种诊疗技术和手段，维护和恢复上述重要生理功能，是极为重要的出发点和落脚点。欲达此目的，不仅需要掌握临床相关学科的基础知识，尚需掌握现代医学各有关学科如细胞生物学、分子生物学、免疫学、环境医学、宇航医学和临床学科的知识，以及自然科学相关学科，如声学、力学、光学和电子学等方面的知识。如前所述，学习本专业知识应注意耳鼻咽喉诸器官之间的联系，也应考虑耳鼻咽喉局部与全身各系统的联系，使耳鼻咽喉科的专科知识与临床各科知识有机结合起来。同时，应重点培养逻辑思维能力和归纳推理能力。

第二节　耳的症状学

耳为听觉及平衡器官，本节主要介绍耳部常见的五个症状。

一、耳痛

耳痛（otalgia）系耳内或耳周疼痛，多为炎性疾病所致，余为牵涉性痛（referred pain）或反射性痛。按发生机制可将耳痛分为原发性与继发性两类：① 原发性耳痛系耳部疾病所致。如耳外伤、耳廓软骨膜炎及湿疹、丹毒等耳廓疾病，外耳道疖、弥漫性外耳道炎、耵聍膨胀嵌顿等外耳道疾病，大疱性鼓膜炎、急性中耳炎、中耳乳突炎的并发症、鼓室负压或积液，以及耳部恶性肿瘤等中耳疾病。由于原发疾病不同，其表现各异，根据病史与检查即可做出诊断。② 继发性耳痛发生于邻近或远隔器官如口腔、咽、喉部、颞颌关节及颈部的疾病，由神经反射所致。如下颌智齿阻生、磨牙嵌顿、龋病、错位咬合、颞颌关节炎症等口腔科疾病；急性扁桃体炎、扁桃体周围脓肿、扁桃体切除术后早期、咽喉部恶性肿瘤或溃疡等咽、喉部疾病；颈性骨关节炎（cervical osteoarthritis），以及小儿上呼吸道与消化道疾病等均可引起牵涉性耳痛。以上不同病变部位可通过下列神经联系将疼痛反射到耳部：① 三叉神经下颌支的耳颞支；② 舌咽神经鼓室支；③ 面神经感觉支；④ 迷走神经耳支；⑤ 枕小神经(第2颈神经)；⑥ 耳大神经(第2、3颈神经)。此外，严重的原发性耳痛尚可放射至颌部或颈部。

二、耳漏

耳漏（otorrhea）或称耳溢液，系指外耳道积聚或流出液体，是耳部疾病的常见症状。耳漏的性质可不同，有的如油脂(脂性)，有的为浆液性或黏液性，也有脓性、水样或血性等，有时为混合性。外耳道、中耳或其周围组织的急慢性炎症、创伤、肿瘤等都可引起耳漏，但以炎性病变所致者较为常见。少量黄色或棕褐色油脂样稀薄液体积附于外耳道，多为耵聍腺分泌物。淡黄色、透明、稀薄的液体，多为中耳黏膜浆液腺分泌物或从血管中漏出的血清，可见于分泌性中耳炎早期的抽吸液及鼓膜置管后的溢液，或中耳炎好转期；若此种性质的液体量较多，且持续不断地溢出，多为变应性中耳炎。胶水样溢液，多为中耳黏膜黏液腺分泌物，常见于慢性化脓性中耳炎。脓性溢液较多者，多见于急、慢性化脓性中耳炎；若脓液不多而具恶臭者，应考虑胆脂瘤的可能。耳及颅脑外伤或手术后出现多量水样溢液者，多为脑脊液耳漏。有血性溢液者，应考虑大疱性鼓膜炎、耳外伤、部分中耳炎、颈静脉球体瘤或中耳恶性肿瘤等。总之，根据耳漏的性质、量的多少、时间久暂、有无臭味等，可对病情做出大致判断。

三、耳聋

一般将听力损失（hearing loss）统称为耳聋（deafness），过去习惯将听力损失较轻者称为重听（hard of hearing）。耳聋可按病变的性质分为器质性聋、功能性聋及伪聋三类；按发病的时间特点可分为突发性聋、进行性聋和波动性聋；通常多按病变部位分为传导性聋、感音神经性聋与混合性聋三类。传导性聋的病变主要在外耳与中耳，系外耳道或中耳传音装置发生障碍影响声波传导所致。传导性聋的气导听力损失一般不超过60dB，而骨导听力基本属正常范围；可出现自听过响等症状。若病变位于Corti器的毛细胞、听神经或各级听中枢，则对声音感受及神经冲动传导等发生障碍，因而引起感音神经性聋。其中，毛细胞病变引起者称感音性聋（耳蜗性聋），如药物中毒性聋即属于此，常有重振现象；病变位于听神经及其传导径路者称神经性聋（蜗后性聋），听神经瘤所致之耳聋属此类，其特点为语言识别率明显下降，患者诉说能听到声音，但不能辨别其意；病变发生于大脑皮层听中枢者称中枢性聋。混合性聋发生于既有外耳道和中耳病变，又有Corti器毛细胞或听神经病变而引起的同时，具有传导性聋与感音神经性聋者，例如，长期患慢性化脓性中耳炎者，既有因鼓膜穿孔、听小骨破坏所致的传导性聋，又可因长期毒素吸收、损伤耳蜗毛细胞而引起感音性聋。

四、耳鸣

耳鸣（tinnitus）指患者耳内或头内有声音的主观感觉，但其体外环境中并无相应声源。耳鸣是听觉功能紊乱所致的一种常见症状。长期以来，耳鸣常被分为主观性耳鸣（subjective tinnitus）和客观性耳鸣（objective tinnitus）两类。前者指耳鸣的声音仅能被患者自己感觉到，而不为检查者所听到；后者指患者和检查者都可听到耳鸣的声音。这种分类可大致区分感音神经性耳鸣（sensorineural tinnitus）与体声（somatosound）。后者指来自听觉感音神经系统以外的部位，如血管搏动声和肌肉的阵挛声等。因耳鸣是患者的一种主观症状，并不单纯取决于耳鸣患者的病理生理状态，故"主观性耳鸣"和"客观性耳鸣"的分类法在临床上的使用价值有其局限性。耳鸣的产生机制复杂，影响因素较多，除不同的病因、不同的病理过程可引起耳鸣外，患者精神心理状态对耳鸣的觉察也有较大的影响。耳鸣的表现多种多样，常见描述有蝉鸣声、汽笛声、蒸汽机声、嘶嘶声、铃声等。有的间歇性出现，有的持续不停；轻者安静时方觉耳鸣，重者扰人不安，工作和生活皆可受影响。引起耳鸣的常见有外耳道炎、耵聍栓塞、急性中耳炎、慢性中耳炎、咽鼓管阻塞、鼓室积液、耳硬化等外耳和中耳疾病，以及梅尼埃病、听神经瘤、噪声性聋、药物中毒性聋、老年性聋等内耳疾病。由耳部疾病引起的耳鸣常伴有听力减退或眩晕等症状，其耳鸣的性质常与病变部位、耳聋程度等有关，多与听力损失最大的频率相近似：传导性聋的耳鸣多为低音调，感音神经性聋的耳鸣常为高音调。有些耳鸣可能是某种疾病的先兆，如注射链霉素后发生的耳鸣，提示已发生了耳中毒；高血压患者出现耳鸣加重，常示血压上升；耳鸣可为心脏病的先驱症状；故应引起注意。一些全身性疾病亦可引起耳鸣，如高血压、低血压、动脉硬化、贫血、白血病、肾病、糖尿病、毒血症、神经官能症，以及长期接触铅、汞、苯、砷等化学物品和烟酒过度等。全身因素引起的耳鸣可不伴有耳聋、眩晕等症状，但可伴有某些疾病的相关症状。搏动性耳鸣、脉冲样（rushing）或流动样（flow-like）耳鸣常提示为血管源性。动脉性耳鸣常呈粗糙、尖锐的搏动性耳鸣，静脉性耳鸣声常呈节律明显的"嗡嗡"样机器声。

五、眩晕

眩晕（vertigo）是一种运动性或位置性错觉，感自身或外界景物发生运动。前庭系统、本体感觉系统和视觉系统与中枢神经系统之平衡信息整合中枢，共同参与维持机体平衡，上述系统疾病皆可引起广义的眩晕，或称头晕（dizziness），故眩晕为一种常见症状。按病变部位和病因可将眩晕分为前庭性眩晕和非前庭性眩晕两大类，前者又可分为前庭中枢性和前庭外周性眩晕两亚类。其临床表现特点如下：① 前庭外周性眩晕：又称真性眩晕，常突然发病，患者感自身或四周景物旋转或摇摆，可因头位变动而加重；持续时期较短，常伴耳鸣、听力减退，可出现规律性（多为水平性）眼震，伴有恶心、呕吐等自主神经症状，神志清楚，有自行缓解和反复发作倾向。常见疾病有梅尼埃病、迷路炎、窗膜破裂、耳毒性药物中毒等。② 前庭中枢性眩晕：发病较慢，多为左右摇晃、上下浮动，而非真正旋转性眩晕；可为进行性，持续较长，发病与头位变动无关，一般无耳鸣及听力减退，常伴有各种不同类型的眼震和其他中枢神经系统病损的表现。常见病变有脑干或小脑肿瘤、脑部血管病变等。有些疾病可同时累及前庭外周及前庭中枢，而出现相应症状。③ 非前庭性眩晕：表现不一，可为平面漂浮感，或感倾斜及直线晃动等。常见疾病有高血压、严重贫血、心脏病、脑外伤后遗症、低血糖、神经官能症，以及颈性眩晕和眼性眩晕等，需予以鉴别。

第三节　急性中耳炎

急性中耳炎（acute otitis media）是中耳黏膜的急性普通炎性疾病。多数由细菌的急性感染引起。小儿多发。急性中耳炎可分为急性非化脓性中耳炎（acute non-suppurative otitis media）和急性化脓性中耳炎（acute suppurative otitis media）两大类。其中，急性非化脓性中耳炎又按其病因不同而分为急性分泌性中耳炎（acute otitis media with effusion）和气压损伤性中耳炎（barotraumatic otitis media）。儿童的急性中耳炎，无论其为化脓性或非化脓性，绝大多数（约80%以上）均与细菌的急性感染有关，而且其致病菌种也大致相同；在疾病的早期，两者的临床表现极其相似；而由于抗生素的早期和广泛应用，少数以化脓性开始的中耳炎，以后可发展为分泌性中耳炎。故目前不少学者将两者不加区分地统称为急性中耳炎。

一、分泌性中耳炎

分泌性中耳炎（secretory otitis media）是以中耳积液（包括浆液、黏液、浆－黏液，而非血液或脑脊液）及听力下降为主要特征的中耳非化脓性炎性疾病。本病常见。小儿的发病率比成人高，是引起小儿听力下降的重要原因之一。但病因复杂，病因学及发病机制的研究正在逐步深入。我国目前尚缺乏本病详细的流行病学调查研究。

本病的同义词较多，如分泌性中耳炎(otitis media with effusion)、卡他性中耳炎(catarrhal otitis media)、浆液性中耳炎(serous otitis media)、黏液性中耳炎(mucoid otitis media)等。中耳积液甚为黏稠者称胶耳(glue ear)。

按病程的长短不同，可将本病分为急性和慢性两种，一般认为，分泌性中耳炎病程长达8周以上者即为慢性。慢性分泌性中耳炎是因急性期未得到及时与恰当的治疗，或由急性分泌性中耳炎反复发作、迁延、转化而来。由于急性分泌性中耳炎和慢性分泌性分泌性中耳炎的临床表现相似，治疗有连续性，故在此一并叙述。

【病因】

病因复杂，目前看来与多种因素有关。

1.咽鼓管功能障碍：咽鼓管具有保持中耳内、外的气压平衡，清洁和防止逆行感染等功能。由各种原因引起的咽鼓管功能不良是酿成本病的重要原因之一。

(1)咽鼓管阻塞：咽鼓管在一般状态下是关闭的，仅在吞咽、打呵欠一瞬间开放，以调节中耳内的气压，使之与外界的大气压保持平衡。当咽鼓管受到机械性或非机械性的阻塞时，中耳腔逐渐形成负压，黏膜中的静脉扩张，通透性增加，漏出的血清聚集于中耳，可形成积液。

1)机械性阻塞：传统观念认为，咽鼓管咽口的机械性阻塞是本病的主要病因。随着病因学研究的不断深入，以Salle为代表的学者们认为，咽鼓管的机械性阻塞作为分泌性中耳炎主要病因的可能性很小。与本病有密切病因学相关的一些疾病的致病机制，并非单纯的机械性压迫、阻塞：①腺样体肥大。腺样体肥大与本病的关系密切。过去曾认为此乃由肥大的腺样体堵塞咽鼓管咽口所致。但有研究提示，腺样体的病因作用与其作为致病菌的潜藏处，即慢性腺样体炎，从而引起本病的反复发作有关。②慢性鼻窦炎。有调查发现，本病患者中的慢性鼻窦炎发病率较非本病患者高。以往仅将其归因于脓液堵塞咽口，及咽口周围的黏膜和淋巴组织因脓液的长期刺激而增生，导致咽口狭窄之故。新的研究发现，此类患者鼻咽部SIgA活性较低，细菌得以在此繁殖也为原因之一。③鼻咽癌。鼻咽癌患者在放疗前后均常并发本病。除肿瘤的机械性压迫外，还与腭帆张肌、腭帆提肌、咽鼓管软骨及管腔上皮遭肿瘤破坏或放射性损伤，以及咽口的疤痕性狭窄等因素有关。此外，鼻中隔偏曲，鼻咽部(特别是咽口周围)疤痕，代谢性疾病(如鼻咽淀粉样瘤，甲状腺功能减退)，特殊性感染(如艾滋病)等也为病因之一。

2)非机械性阻塞：①小儿肌肉薄弱，软骨弹性差，中耳容易产生负压；由于中耳负压的吸引，咽鼓管软骨段更向腔内下陷，管腔进一步狭窄，甚者几近闭塞，如此形成了恶性循环。②由于细菌蛋白溶解酶的破坏，咽鼓管内表面活性物质减少，提高了管腔内的表面张力，影响管腔的正常开放。

3)咽鼓管的清洁和防御功能障碍：咽鼓管由假复层柱状纤毛上皮覆盖，纤毛细胞与其上方的黏液毯共同组成"黏液纤毛输送系统"，藉此不断向鼻咽部排除病原体及分泌物。细菌的外毒素或先天性纤毛运动不良综合征(immotile cilia syndrome)可致纤毛运动瘫痪；以往患中耳炎而滞留于中耳及咽鼓管内的分泌物也可能影响纤毛的输送功能。此外，因管壁周围组织的弹性降低等原因所导致的咽鼓管关闭不全，也给病原体循此侵入中耳以可乘之机。

2. 感染：自1958年Senturia等在40%的中耳积液中检出了致病菌以来，各家对致病菌的检出率为22%～52%。常见的致病菌为流感嗜血杆菌（Haemophilus influenzae）和肺炎链球菌（Pneumostreptococcus），其次为β-溶血性链球菌（β-haemolytic streptococcus）、金黄色葡萄球菌（Staphylococcus aureus）和卡他布兰汉球菌（Branhamella）等。致病菌的内毒素在发病机制中，特别是在病变迁延为慢性的过程中具有一定的作用。此外，急性化脓性中耳炎治疗不彻底，滥用抗生素，以及致病菌毒力较弱等，也可能与本病的非化脓性特点有关。国内尚未见大批量分泌物样本的细菌学研究报道。

晚期应用PCR等现代检测技术发现，慢性分泌性中耳炎的中耳积液中可检出如流感病毒（influenza virus）、呼吸道合孢病毒（respiratory synecytial virus）、腺病毒（adenovirus）等病毒，因此，病毒也可能是本病的主要致病微生物。而衣原体的感染也有个别报道。

3. 免疫反应：中耳具有独立的免疫防御系统，出生后随着年龄的增长而逐渐发育成熟。由于中耳积液中的细菌检出率较高，炎性介质的存在，并检测到细菌的特异性抗体、免疫复合物及补体等，提示慢性分泌性中耳炎可能是一种由抗体介导的免疫复合物疾病，即III型变态反应，抗原可能存在于腺样体或鼻咽部淋巴组织内。但也有学者认为它是由T细胞介导的迟发性变态反应（IV型变态反应）。

Ⅰ型变态反应与本病的关系尚不十分清楚。虽然患过敏性鼻炎的患者中，本病的发病率较对照组高，但一般认为，吸入性变应原通常不能通过咽鼓管进入鼓室。

除以上三大学说外，还有神经能性炎症机制学说，胃-食管反流学说（gastroesophageal reflux）等。牙错位咬合、裂腭亦可引起本病。被动吸烟，居住环境不良，哺乳方法不当，家族中有中耳炎患者等属患病的危险因素。

【病理】

早期，中耳黏膜水肿，毛细血管增生，通透性增加。继之黏膜增厚，上皮化生，鼓室前部低矮的假复层柱状纤毛上皮变为增厚的分泌性上皮；鼓室后部的单层扁平上皮变为假复层柱状上皮，杯状细胞增多。上皮下有病理性腺体样组织形成，固有层有圆形细胞浸润。恢复期中，腺体退化，分泌物减少，黏膜逐渐恢复正常。如病变未能得到控制，晚期可出现积液机化，或形成包裹性积液，伴有肉芽组织形成等，可发展为黏连性中耳炎，胆固醇肉芽肿，鼓室硬化及胆脂瘤等后遗症。

中耳积液为漏出液、渗出液和黏液的混合液体，早期主要为浆液，然后逐渐转变为浆-黏液、黏液。浆液性液体稀薄，如水样，呈深浅不同的黄色。黏液性液体黏稠，大多呈灰白色。胶耳液体如胶冻状。上述各种液体中细胞成份不多，除脱落上皮细胞外，尚有淋巴细胞、吞噬细胞、多形核白细胞，个别可见嗜酸性粒细胞。此外，尚可检出免疫球蛋白（SIgA、IgG、IgA等），前列腺素等炎性介质，氧化酶，水解酶，以及IL-1，IL-6，TNF-α，IFN-γ。

【症状】

1. 听力下降：急性分泌性中耳炎病前大多有感冒史，以后听力逐渐下降，并伴有自听增强。当头位变动，如前倾或偏向患侧，此时因积液离开蜗窗，听力可暂时改善。慢性者起病隐匿，病人常说不清发病时间。

小儿大多表现为对别人的呼唤声不予理睬，看电视时要调大声量，学习时精神不集中，学习成绩下降等。如小儿的另一耳正常，也可长期不被家长察觉。

2.耳痛：起病时可有耳痛，慢性者耳痛不明显。

3.耳内闭塞感：耳内闭塞感或闷胀感是常见的主诉之一，按捺耳屏后该症状可暂时减轻。

4.耳鸣：部分病人有耳鸣，多为间歇性，如"劈啪"声，或低音调"轰轰"声。当头部运动，打呵欠或擤鼻时，耳内可出现气过水声，但若液体很黏稠，或液体已完全充满鼓室，此症状缺如。

【检查】

1.鼓膜：急性期，鼓膜松弛部充血，或全鼓膜轻度弥漫性充血。鼓膜内陷，表现为光锥缩短、变形或消失，锤骨柄向后上移位，锤骨短突明显向外突起。鼓室积液时，鼓膜失去正常光泽，呈淡黄、橙红或琥珀色，慢性者可呈灰兰或乳白色，鼓膜紧张部有扩张的微血管。若液体不黏稠，且未充满鼓室，可透过鼓膜见到液平面。此液面形如弧形的发丝，凹面向上，请患者头前俯、后仰时，此平面与地面平行的关系不变。有时尚可透过鼓膜见到气泡影，作咽鼓管吹张后气泡可增多、移位。积液甚多时，鼓膜向外隆凸，鼓膜活动受限。

2.听力测试：

(1)音叉试验：Rinne test（－），Weber test 偏向患侧。

(2)纯音听阈测试：示传导性听力损失。听力下降的程度不一，重者可达40dB，轻者15dB～20dB。听阈可随积液量的改变而波动。听力损失一般以低频为主，但由于中耳传音结构及两窗阻抗的变化，高频气导及骨导听力亦可下降。少数患者可合并感音神经性听力损失。

(3)声导抗测试：声导抗图对诊断有重要价值。平坦型（B型）是分泌性中耳炎的典型曲线，负压型（C型）示鼓室负压，咽鼓管功能不良，其中部分中耳有积液。

3.小儿可做 X 线头部侧位拍片：了解腺样体是否增生。

4.成人作详细的鼻咽部检查：了解鼻咽部病变，特别注意排除鼻咽癌。

【诊断】

根据病史和临床表现，结合听力学检查结果，诊断一般不难。必要时可在无菌操作下作鼓膜穿刺术而确诊。但如积液甚为黏稠，也可能抽不出液体，此时应善加辨识。

【鉴别诊断】

1.鼻咽癌：因为本病可为鼻咽癌患者的首诊症状。故对成年病人，特别是一侧分泌性中耳炎，应警惕有鼻咽癌的可能。仔细的后鼻孔镜或纤维鼻咽镜检查，血清中 EBV–VCA–IgA 的测定等应列为常规检查项目之一，必要时做鼻咽部 CT 扫描或 MRI。

2.脑脊液耳漏：颞骨骨折并脑脊液漏而鼓膜完整者，脑脊液聚集于鼓室内，可产生类似分泌性中耳炎的临床表现。根据头部外伤史，鼓室液体的实验室检查结果及颞骨 CT 或 X 线拍片可资鉴别。

3.外淋巴瘘(漏)：不多见。多继发于镫骨手术后，或有气压损伤史。瘘孔好发于蜗窗及前庭窗，耳聋为感音神经性或混合性。

4.胆固醇肉芽肿：也称特发性血鼓室。病因不明，可为分泌性中耳炎晚期的并发症。中耳内有棕褐色液体，鼓室及乳突腔内有暗红色或棕褐色肉芽，内有含铁血黄素与胆固醇结晶溶解后形成的裂隙，伴有异物巨细胞反应。鼓膜呈蓝色或蓝黑色。颞骨 CT 片示鼓室及乳突内有软组织影，少数有骨质破坏。

5. 黏连性中耳炎：黏连性中耳炎是慢性分泌性中耳炎的后遗症或终末期。两病症状相似，但黏连性中耳炎的病程一般较长，咽鼓管吹张治疗无效；鼓膜紧张部与鼓室内壁或和听骨链黏连，听力损失较重，声导抗图为"B"型、"C"型或"As"型。

【预后】

急性分泌性中耳炎预后一般良好。少数慢性分泌性中耳炎可后遗黏连性中耳炎、胆固醇肉芽肿、鼓室硬化、后天性原发性胆脂瘤等。

【治疗】

采取清除中耳积液，控制感染，改善中耳通气、引流，以及治疗相关疾病等综合治疗。

1. 非手术治疗：

(1)抗生素：急性分泌性中耳炎可选用青霉素类(penicillins)、红霉素(erythromycin)、头孢呋辛(cefuroxine)、头孢噻肟(cefotaxime)、头孢哌酮(cefoperagone)、头孢唑肟(ceftizoxime)、头孢拉啶(cefradine)等口服或静滴。

(2)糖皮质激素：如地塞米松(dexamethasone)，或强的松(prednisone)等做短期治疗。

(3)保持鼻腔及咽鼓管通畅：减充血剂如麻黄素(ephedrin)，盐酸羟甲唑啉(oxymetazoline)滴(喷)鼻腔。咽鼓管吹张(可采用捏鼻鼓气法，波氏球法或导管法)。成人可经导管向咽鼓管咽口吹入强的松龙(prednisolone) 1ml，隔日1次，共3~6次。

(4)疫苗接种等：国内尚在研制中。

2. 手术治疗

(1)鼓膜穿刺术：鼓膜穿刺(auripuncture，tympanotomy)，抽出积液。必要时可重复穿刺。也可于抽液后注入糖皮质激素、α-糜蛋白酶等类药物。

(2)鼓膜切开术(myringotomy)：液体较黏稠，鼓膜穿刺时不能将其吸尽者，或经反复穿刺，积液在抽吸后又迅速生成、积聚时，宜做鼓膜切开术。小儿与其在全麻下做鼓膜穿刺术，倒不如以鼓膜切开术取代之。

(3)鼓膜切开加置管术(myringotomy with grommet insertion)：凡病情迁延长期不愈，或反复发作之慢性分泌性中耳炎及胶耳等，可于鼓膜切开并将积液充分吸尽后，在切口处放置一通气管，以改善中耳的通气，有利于液体的引流，促进咽鼓管功能的修复。通气管的留置时间长短不一，一般为6~8周，最长可达1~2年，不超过3年。咽鼓管功能恢复后，通气管大多可自行脱出，也可用激光在鼓膜前下方造孔，但此孔短期内会自行愈合。

(4)慢性分泌性中耳炎，特别在成年人，经上述各种治疗无效，又未查出明显相关疾病时，宜作颞骨CT扫描，如发现鼓室或乳突内有肉芽或鼓室黏连时，应做鼓室探查术(exploratory tympanotomy)或单纯乳突开放术(simple mastoidectomy)，彻底清除病变组织后，根据不同情况进行鼓室成形术。

(5)其他：积极治疗鼻咽或鼻部疾病，如腺样体切除术(3岁以上的儿童)、鼻息肉摘除术、下鼻甲部分切除术、功能性鼻窦内镜手术、鼻中隔黏膜下矫正术等。其中，腺样体切除术在儿童分泌性中耳炎的治疗中应受到足够的重视。

二、急性化脓性中耳炎

急性化脓性中耳炎（acute suppurative otitis media）是细菌感染引起的中耳黏膜的急性化脓性炎症。病变主要位于鼓室，中耳其他各部如乳突的黏膜也有较轻微的炎症。本病多见于儿童。临床上以耳痛，耳内流脓，鼓膜充血、穿孔为特点。由于抗生素的普遍应用，目前发病率已有所下降。

【病因】

主要致病菌为肺炎链球菌、流感嗜血杆菌、乙型溶血性链球菌、葡萄球菌及绿脓杆菌（Pseudomonas pyocyanea）等。中耳的真菌感染罕见。致病菌可通过以下三条途径侵袭中耳，其中以咽鼓管途径最常见。

1. 咽鼓管途径：

(1)急性上呼吸道感染期间，潜藏于腺样体沟裂或鼻咽其他部位的致病菌乘虚循此途径侵入鼓室。特别是小儿的咽鼓管较成人短、平而宽，咽口的位置较低，鼻咽部的病原体更易侵入中耳。

(2)在不洁的水中游泳或跳水，病原体进入鼻腔或鼻咽部，通过擤鼻或咽鼓管吹张，将其吹入鼓室。

(3)急性上呼吸道传染病时(如猩红热、麻疹、白喉、百日咳、流感等)，一方面原发病的病原体可经咽鼓管侵袭中耳，迅速破坏中耳及其周围组织，导致急性坏死性中耳炎。另一方面也可经该途径发生继发性细菌感染。小儿的全身及中耳局部的免疫功能较差，容易感染各种前述传染病，因此本病的发病率儿童较成人高。

(4)母亲对婴幼儿的哺乳方法不当，乳汁经咽鼓管反流入中耳。

2. 外耳道–鼓膜途径：鼓膜原有穿孔时，致病菌直接经穿孔侵入中耳。鼓膜穿刺或切开术中因器械消毒不严或操作不当，亦可导致中耳感染。

3. 血行感染：极少见。

【病理】

早期鼓室黏膜充血、水肿，血管扩张，红细胞、多形核白细胞等从毛细血管渗出，聚集于鼓室，并渐变成脓性。脓液增多后鼓膜因受压而缺血，并出现血栓性静脉炎，终致局部溃破、穿孔、脓液外泄。炎症得到控制后，鼓膜穿孔可自行修复，或遗留永久性穿孔。急性坏死性中耳炎可迁延为慢性。

【临床表现】见表3-3-1:

表3-3-1鼓膜穿孔前后之症状比较

	穿孔前	穿孔后
全身症状	畏寒，发烧，怠倦，食欲减退，小儿前述症状较重，常伴呕吐，腹泻	明显减轻或消失
耳痛	耳深部痛(搏动性，刺痛)，吞咽及咳嗽时加重，可向同侧头部或牙放射；耳痛逐渐加重后可致烦躁不安，夜不成眠。小儿表现为搔耳，摇头，哭闹不安	顿感减轻
听力减退	耳闷，听力下降	逐渐减轻
耳鸣	可有	若穿孔前有，则逐渐消失
耳溢液	无	有，初为血水样，以后变为黏液脓性

【检查】

1. 耳周检查：乳突尖及鼓窦区有轻微压痛。小儿乳突区皮肤可出现轻度红肿。

2. 耳镜检查：早期，鼓膜松弛部充血，紧张部周边及锤骨柄区可见扩张的、呈放射状的血管。随着病情进一步发展，整个鼓膜弥漫性充血、肿胀，向外膨出，其正常标志不易辨识。鼓膜穿孔大多位于紧张部。穿孔前，局部先出现一小黄点。穿孔初始，电耳镜下所见穿孔处为一闪烁搏动之亮点，分泌物从该处涌出，待穿孔稍扩大后，方能清晰察见其边界。如穿孔甚小而不易窥清时，可用Siegle镜向外耳道内加压后，即能显现穿孔之轮廓。婴幼儿的鼓膜较厚，富于弹性，不易发生穿孔，但应警惕之。坏死性中耳炎可发生多个穿孔，并迅速融合，形成大穿孔。

3. 听力检查：呈传导性听力损失。

4. 血象：白细胞总数增多，多形核白细胞比率增加。穿孔后血象渐趋正常。

【预后】

预后一般良好。治疗不彻底者，可转变为分泌性中耳炎，或隐性乳突炎。

【治疗】

控制感染和通畅引流为本病的治疗原则。

1. 一般治疗：

(1)及早应用足量抗生素或其他抗菌药物控制感染，务求彻底治愈。鼓膜穿孔后，取脓液做细菌培养及药敏试验，并参照结果调整用药。

(2)减充血剂喷鼻，如盐酸羟甲唑啉，1%麻黄素等，以利恢复咽鼓管功能。

(3)注意休息，饮食宜清淡且易消化，便结者疏通大便。全身症状较重者注意给予支持疗法。小儿呕吐、腹泻时，应注意补液，纠正电解质紊乱。

2. 局部治疗：

(1)鼓膜穿孔前：

①2%石炭酸甘油滴耳，可消炎止痛。然因该药遇脓液或血水后可释放石炭酸，故鼓膜穿孔后应立即停止使用，以免腐蚀鼓室黏膜及鼓膜。

②遇下述情况时，应做鼓膜切开术(tympanotomy)：① 全身及局部症状较重，鼓膜膨出明显，经上述治疗后效果不明显；② 鼓膜虽已穿孔，但穿孔太小，分泌物引流不畅；③ 疑有并发症，但尚无需立即行乳突开放术者。

(2)鼓膜穿孔后：

①先用3%双氧水或硼酸水彻底清洗外耳道脓液，然后拭干。

②滴入滴耳剂。滴耳剂应以无耳毒性的抗生素溶液为主，如0.3%氧氟沙星滴耳剂(ofloxacin otic solution, tarivid otic solution)、利福平滴耳剂(rifampicin otic solution)等。

③当脓液已减少，炎症逐渐消退时，可用甘油或酒精制剂滴耳，如3%硼酸甘油、3%硼酸酒精等。

④炎症完全消退后，穿孔大多可自行愈合。流脓已停止而鼓膜穿孔长期不愈合者，可行鼓室成形术。

第四节　慢性化脓性中耳炎

一、慢性化脓性中耳炎

慢性化脓性中耳炎（chronic suppurative otitis media）是中耳黏膜、骨膜或深达骨质的慢性化脓性炎症。病变不仅位于鼓室，还常侵犯鼓窦、乳突和咽鼓管。本病很常见。临床上以耳内长期间断或持续性流脓，鼓膜穿孔和听力下降为特点；在一定条件下，可以引起颅内、外并发症。

【病因】

① 急性化脓性中耳炎未获恰当而彻底的治疗，病程迁延长达8周以上，或急性坏死性中耳炎病变深达骨质者；② 鼻、咽部存在腺样体肥大、慢性扁桃体炎、慢性化脓性鼻窦炎等疾病，易致中耳炎反复发作，经久不愈；③ 全身或局部抵抗力下降，如营养不良、慢性贫血、糖尿病等。婴幼儿免疫功能低下，患急性中耳炎时较易演变为慢性。

【致病菌】

常见致病菌为金黄色葡萄球菌、绿脓杆菌，以及变形杆菌（Proteus）、克雷伯杆菌（Klebsiella）等。病程较长者，常出现两种以上细菌的混合感染，且菌种常有变化。需氧菌与无芽孢厌氧菌的混合感染正受到关注。中耳的真菌感染很少见。

【病理】

本病的主要病理变化为黏膜充血、增厚，有圆形细胞浸润，杯状细胞及腺体分泌活跃。病变可主要位于鼓室，亦可侵犯中耳的其他部位，如听小骨、鼓室内壁、鼓沟、鼓窦、乳突，甚至面神经骨管，可发生慢性骨疡（osteitis、erosion），局部有肉芽或息肉生成，少数有硬化灶或组织黏连并存。鼓膜边缘性穿孔或炎症持久不愈的大穿孔，黏膜破坏后可发生鳞状上皮化生，或继发胆脂瘤。

【症状】

1. 耳溢液：耳溢液为间断性，或长期持续不停，上呼吸道感染时或经外耳道再感染时，耳溢液发作或增多。分泌物为黏液脓，或稀薄或黏稠，有肉芽或息肉者，分泌物中偶可混有血液；分泌物的量多少不等。

2. 听力下降：听力损失程度不等，轻者可不自觉，待听力损失严重时方觉听力下降。

3. 耳鸣：部分患者可出现耳鸣。

【检查】

1. 鼓膜穿孔：穿孔位于鼓膜紧张部，大小不等，可分为中央性和边缘性两种：若穿孔的四周均有残余鼓膜环绕，无论其位于鼓膜的中央或周边，皆称中央性穿孔；如穿孔的边缘有部分或全部已达鼓沟，该处无残余鼓膜，则名为边缘性穿孔。从穿孔处可见鼓室内壁黏膜充血，肿胀，或增厚，高低不平，或有肉芽、息肉，大的肉芽或息肉可循穿孔伸展于外耳道，穿孔被遮盖而不可见。鼓室内或肉芽周围及外耳道内有脓性分泌物。

2. 听力检查：纯音听力测试示传导性或混合性听力损失，程度轻重不一。少数可为重度感音性听力损失。

3.颞骨高分辨率CT扫描：炎症主要局限于鼓室黏膜者，乳突多为气化型，充气良好。若有骨疡，黏膜增厚或肉芽生长等病损时，则气房模糊，内有软组织影。此时乳突多为板障型或硬化型。

【诊断】

根据病史及检查结果，诊断不难。应与以下疾病相鉴别：

1.慢性鼓膜炎：耳内长期流脓，鼓膜上有较多肉芽，而颞骨CT示鼓室及乳突均正常。

2.中耳癌：好发于中年以上的病人。大多有患耳长期流脓史，近期耳内出血，伴有耳痛，可有张口困难。鼓室内有新生物，接触性出血。早期出现面瘫，晚期有第Ⅵ、Ⅸ、Ⅹ、Ⅹ、Ⅻ脑神经受损表现。颞骨CT示骨质破坏。新生物活检可确诊。

3.结核性中耳炎：起病隐匿，耳内脓液稀薄，听力损害明显，早期发生面瘫。鼓膜大穿孔，有苍白肉芽。颞骨CT示鼓室及乳突有骨质破坏区及死骨。肺部或其他部位有结核病灶。肉芽病检可确诊。

【治疗】

治疗原则为控制感染，通畅引流，清除病灶，恢复听力，消除病因。

1.药物治疗：① 引流通畅者，以局部用药为主，炎症急性发作时，宜全身应用抗生素；② 有条件者，用药前先取脓液做细菌培养及药敏试验，以指导用药。

局部用药种类：① 抗生素溶液或抗生素与糖皮质激素混合液，如0.3%氧氟沙星滴耳液（Ofloxacin otic solution）、利福平滴耳液（rifampicin otic solution）、0.25%氯霉素滴耳液（0.25% chloramphenicol otic solution）等。用于鼓室黏膜充血、水肿，分泌物较多时。② 酒精或甘油制剂，如3%~4%硼酸甘油（Boric glycerin）、3%~4%硼酸酒精（Boric alcohol）、2.5%~5%氯霉素甘油（Chloramphenicol glycerin）等。适用于脓液少，鼓室潮湿时。

局部用药注意事项：① 用药前用3%双氧水或生理盐水彻底清洗外耳道及鼓室的脓液，并用棉签拭干，或吸引器吸尽，然后方可滴药；② 忌用氨基苷类抗生素制剂(如新霉素，庆大霉素等)滴耳，以免耳中毒；③ 脓液多或穿孔小者，忌用粉剂，否则影响引流，甚至导致并发症；④ 忌用腐蚀剂。

2.手术治疗：

①中耳有肉芽或息肉，或耳镜下虽未见明显肉芽或息肉，而经正规药物治疗无效，CT示乳突病变明显者，应做乳突开放加鼓室成形术。

②中耳炎症已完全吸收，遗留鼓膜紧张部中央性穿孔者，可行单纯鼓室成形术。

二、中耳胆脂瘤

中耳胆脂瘤（cholesteatoma）是一种位于中耳内的囊性结构，而非真性肿瘤。胆脂瘤可继发于慢性化脓性中耳炎、慢性化脓性中耳炎，也可继发于胆脂瘤的细菌感染，故本病又可称为伴有胆脂瘤的慢性中耳炎（chronic otitis media with cholesteatoma）。由于胆脂瘤可破坏周围骨质，出现严重的颅内、外并发症，应该引起重视。

颞骨内的胆脂瘤可分为先天性和后天性两种。先天性胆脂瘤（congenital cholesteatoma）系胚胎期外胚层组织遗留或迷走于颅骨中发展而成，在颞骨可见于岩尖，鼓室或乳突。后天性胆脂瘤（acquired cholesteatoma）又分为原发性和继发性两种：后天性原发性胆脂瘤（primary acquired cholesteatoma）无化脓性中耳炎病史，胆脂瘤合并细菌感染后中耳可出现化脓性炎症；后天性继发性胆脂瘤（acquired secontary cholesteatoma）则继发于慢性化脓性中耳炎或慢性分泌性中耳炎。

【发病机制】

后天性胆脂瘤形成的确切机制尚不清楚，主要的学说有：

（1）袋状内陷学说：由于咽鼓管通气功能不良，中耳内长期处于负压状态；或咽鼓管功能虽然正常，而中耳长期受到慢性炎症的刺激，位于中、上鼓室间的鼓室隔处的黏膜、黏膜皱襞、韧带等组织肿胀、增厚，甚至发生黏连，鼓前峡和鼓后峡因此而全部或部分闭锁，上鼓室、鼓窦及乳突腔与中、下鼓室、咽鼓管之间因而形成两个互不相通、或不完全相通的系统。受上鼓室长期高负压的影响，鼓膜松弛部向鼓室内陷入，该处逐渐形成内陷囊袋（pocket retraction）。因囊袋的内壁系由鼓膜的表皮层组成，此表层上皮及角化物质可不断脱落；加之外耳道上皮因慢性炎症的影响而丧失其自洁能力，囊内角化物及上皮屑不能排出，随着其在囊内堆积数量的增加，囊腔的体积也渐扩大，最终形成胆脂瘤，即后天性原发性胆脂瘤。这种胆脂瘤早期大多沿锤骨头颈，砧骨的外侧发展。

（2）上皮移行学说：具有鼓膜的边缘性穿孔或大穿孔的慢性化脓性中耳炎，其外耳道及鼓膜的上皮沿边缘性穿孔的骨面向鼓室内移行生长，并逐渐伸达鼓室窦、鼓窦及乳突区，其脱落上皮及角化物质堆积于该处而不能自洁，逐渐聚集成团，形成继发性胆脂瘤。

（3）鳞状上皮化生学说：该学说认为，中耳黏膜的上皮细胞受到炎症刺激后，可化生为角化性鳞状上皮，继而发生胆脂瘤。

（4）基底细胞增殖学说：该学说认为，鼓膜松弛部的上皮细胞能通过增殖而形成上皮小柱，后者破坏基底膜后伸入上皮下组织，在此基础上形成胆脂瘤，为原发性胆脂瘤。

【病理】

胆脂瘤是一种囊性结构，而非真性肿瘤。囊的内壁为复层鳞状上皮，囊内充满脱落的鳞状上皮和角化物质。无论原发性或继发性胆脂瘤，均可破坏周围的骨质，并向四周不断膨胀、扩大。这种骨质遭破坏的确切机制尚不清楚，早期有机械压迫学说，以后有酶(蛋白酶，胶原酶，酸性磷酸酶等)学说，或认为与前列腺素、肿瘤坏死因子、淋巴因子等有关。此外，胆脂瘤还经常合并骨疡，伴有肉芽生长或胆固醇肉芽肿等。

【症状】

1.耳溢液：继发性胆脂瘤有耳内长期流脓，脓量多少不等，由于腐败菌的继发感染，脓液常有特殊的恶臭。后天原发性胆脂瘤早期无耳内流脓，待合并感染时方有耳溢液。

2.听力下降：原发性上鼓室内的早期局限性胆脂瘤无任何症状，不引起明显的听力下降。如听骨链遭破坏，则可因听力下降而首诊。继发性胆脂瘤一般均有较重的传导性或混合性听力损失。由于胆脂瘤可作为缺损听骨间的传音桥梁，即使听骨已有部分破坏，听力损失也不甚明显。

3.耳鸣：可有高音调或低音调耳鸣。早期多不出现耳鸣。

【检查】

1.耳镜检查：鼓膜松弛部穿孔或紧张部后上方边缘性穿孔，或鼓膜大穿孔，从穿孔处可见鼓室内有灰白色鳞片状或豆渣样无定形物质，奇臭。穿孔处可伴有肉芽组织。早期原发性胆脂瘤松弛部穿孔可被一层痂皮覆盖，初学者不识，不除痂深究，常致漏诊。大的胆脂瘤可致上鼓室外侧骨壁或外耳道后上骨壁破坏，或可见外耳道后上壁塌陷。

2.纯音测听：听力损失可轻可重，可为传导性或混合性，少数为感音性聋。

3.颞骨高分辨率CT扫描：示上鼓室、鼓窦或乳突有骨质破坏区，其边缘浓密，整齐。

【鉴别诊断】

应与不伴胆脂瘤的慢性化脓性中耳炎相鉴别(见表5-10-1)

表5-10-1慢性化脓性中耳炎与中耳胆脂瘤鉴别诊断表

	慢性化脓性中耳炎	伴肉芽或息肉的慢性化脓性中耳炎	中耳胆脂瘤
耳内流脓	多为间歇性黏液脓，无臭	持续性脓性或黏液脓性，间混血丝，或出血，臭	持续性；如穿孔被痂皮所堵则表现为间歇性，原发性者早期不流脓脓性或黏液脓性，可含"豆渣样物"，奇臭
听力	一般为轻度传导性听力损失	听力损失较重，为传导性，或为混合性	听力损失可轻可重，为传导性或混合性
鼓膜及鼓室	紧张部中央性穿孔	紧张部大穿孔或边缘性穿孔，鼓室内有肉芽或息肉	松弛部穿孔或紧张部后上边缘性穿孔，少数为大穿孔，鼓室内有灰白色鳞片状或无定形物质，亦可伴有肉芽
颞骨CT	正常	鼓室、鼓窦或乳突内有软组织影或骨质破坏	骨质破坏，边缘浓密，整齐
并发症	一般无	可有	常有

【治疗】

应及早手术。

手术治疗的目的：① 彻底清除病变组织。对乳突和上、中、下、后鼓室、咽鼓管内的胆脂瘤、肉芽及病变骨质等，应完全、彻底地加以清除。② 重建传音结构。在彻底清除病变组织的基础上，应尽可能地保留与传音结构有关的健康组织，如听小骨、残余鼓膜、咽鼓管黏膜、鼓室黏膜、乃至完整的外耳道及鼓沟等，并在此基础上同期或次期重建传音结构。③求得一干耳。④ 预防并发症。

第二篇　精神内科

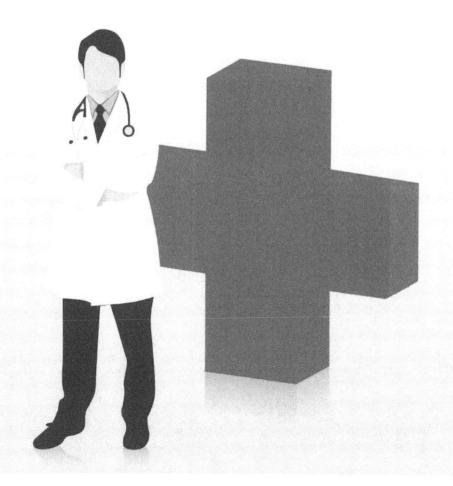

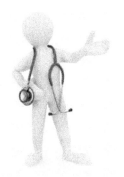

第一章　神经系统检查

经过详细询问病史和仔细查体以后，临床医师能得出部分疾病的临床诊断。但是，多数情况下，还需要进行实验室检查。实验室检查在某种意义上来说是为了求证病史和查体而进行，这些辅助检查对疾病的临床诊断和鉴别诊断有十分重要的意义。神经系统检查是为了判断神经系统有无损害及损害的部位和程度，即解决病变的"定位"诊断。检查应按一定顺序，并注意和一般体检结合进行。随着技术的进步，检查的手段越来越多，目前临床比较常用的辅助检查包括：脑脊液检查、神经影像学检查、神经电生理学检查、血管超声检查、放射性核素检查、病理检查、基因诊断等。本章主要介绍临床比较常用的检查技术及其临床应用。

通常先查颅神经，包括其运动、感觉、反射和植物神经各个功能；然后依次查上肢和下肢的运动系统和反射，最后查感觉和植物神经系统。检查也应根据病史和初步观察所见有所侧重，尤其在危重伤病员的检查时，更为重要。此外，意识、失语、失用、失认等大脑皮层功能障碍，也属于神经系统检查的范畴。

一、颅神经

(一) 视力和眼底

【解剖生理】

视网膜视觉纤维→视乳头→视神经/孔入颅视交叉 (仅视网膜鼻侧纤维交叉)

外侧膝状体→视放射→枕叶视觉皮层 (视觉径路)→视束→中脑顶盖前区和上丘→ E-W 氏核→动眼神经 (瞳孔光反射径路)

【检查方法】

1. 视力：先排除眼球本身病变，两眼分别检查。通常用视力表，粗测可嘱病人阅读书报，并和正常人对比。视力显著减退者，可让其辨认眼前不同距离处手指数或手指晃动情况，或以手电光试其有无光感。分别用"失明""光感""指动感""XX 公分内可辨指数"表示。

2. 视野：眼球正视时所能看到的注视点以外的空间范围称视野。正常单眼视野颞侧约90°，鼻侧及上、下方约为50°～70°。精确的视野检查使用视野计，粗测常用对照法：病人背光与医生相对而坐，嘱闭左眼，医生手指从上、下、左、右周边部逐渐向中心移动，嘱病人见到手指时立即说出。同法再测另一眼。根据正常视野即可比较出病人视野缺损的大致情况。

3. 眼底：用眼底镜进行检查。正常眼底视网膜呈现桔红色，视神经乳头位于视网膜靠侧方向，圆形，边缘清楚，淡红色，中央有色泽较淡之生理凹陷。视网膜中央动脉、静脉穿过视乳头中心，分上、下两支及许多小支，彼此不吻合。动脉色鲜红，较细而直，静脉色暗红，较粗而曲；动、静脉管径比例约 2 : 3。黄斑位于视乳头颞侧稍下方约两个视乳头距离处，范围有一个视乳头大小，色较视网膜深，中央有很亮的中心凹反光点。

注意观察：视乳头颜色、大小、形态，边缘是否整齐、有无隆起，中心生理凹陷是否扩大；动、静脉精细比例弯曲度和管壁反光强度；有无动静脉交叉处静脉受压；视网膜及黄斑区有无渗出物、出血、色素沉着及水肿，黄斑中心凹是否存在。

【临床意义】

1. 视力、视野改变。

2. 视乳头水肿：由颅内压增高使眼静脉回流受阻引起。早期视乳头充血、变红，边缘模糊，生理凹陷消失。进而视乳头隆起，静脉充盈，搏动消失。严重者静脉怒张、迂曲，视乳头及其附近有火焰状出血及渗出。

3. 视神经萎缩：视乳头呈白色，伴有视力减退或消失，视野向心性缩小，瞳孔散大，对光反射减弱或消失。原发性者视乳头边丝清楚，若为一侧性，多系视神经直接受压所致。继发性者视乳头边缘模糊，由视乳头水肿或视神经炎所致。

4. 视网膜动脉硬化：早期动脉变细，管壁增厚，反光增强，似铜线状；严重者动脉呈银丝状，动静脉交叉处静脉受压变细，甚至中断。

(二) 眼外肌和瞳孔

【解剖生理】

1. 眼外肌：眼球运动由动眼、滑车、外展神经支配。由各自核发出后，分别经中脑腹侧、背侧及桥脑腹侧出脑，穿过海绵窦并经眶上裂入眼眶，分别到达上直肌、下直肌、内直肌、下叙肌、上斜肌及外直肌，支配提睑和眼球运动。

2. 瞳孔：

(1) 缩瞳：Edinger-Westphall 核→动眼神经→瞳孔扩约肌。

(2) 扩瞳：神经纤维发自下丘脑交感中枢，下行至脊髓 C8-T2 侧角(睫状脊髓中枢)发出交感神经，随颈动脉入颅再随三叉神经眼支到瞳孔扩大肌。

此外，交感神经通路也支配同侧睑板肌(协助提起同侧上睑)、球后平涌肌(使眼球稍突出)、面部汗腺(泌汗)和血管(收缩血管)。

【检查方法】

1. 眼裂宽度：观察两眼裂大小，有无眼睑下垂(应排除眼睑本身病变)。附带可检查眼球是否突出或下陷。

2. 眼球位置和运动：① 斜视：嘱病人正视前方，观察有无眼球偏斜；② 眼球运动和复视：双眼随医生手指向各方向移动，观察何侧眼球活动受限及其程度，并询问有无复视；③ 同向偏斜和同向运动麻痹：双眼不同时向一侧注视(侧视麻痹)或向上方、下方注视(垂直运动麻痹)；④ 辐辏反射：嘱病人注视前方自远而近的医生手指，观察有无双眼内收障碍。

瞳孔：① 外形：观察瞳孔位置、大小、形状，边缘是否整齐，两侧是否相等。正常瞳孔为圆形，两侧等大，自然光线下直径2~5mm。② 对光反射：用电筒光从侧面照射瞳孔，可见瞳孔缩小，称直接光反射；对侧瞳孔同时也缩小，称间接光反射。③ 调视反射：做辐辏反射检查时，在双眼内收同时，双侧瞳孔也见缩小。

【临床意义】

1. 眼动神经麻痹。

2. 同向运动麻痹：见于动眼神经核和外展神经核以上的同向运动中枢及其通路的病变，表现为双眼不能同时侧视，或不能同时上视或(和)下视。刺激症状则出现双眼同向偏斜或双眼上视痉挛，

3. 瞳孔异常：

一侧或双侧瞳孔异常扩大或缩小、对光反应迟钝或消失等，可分别由动眼神经、视神经或交感神经病变引起。后者见于脑干以下颈交感神经径路损害，除同侧瞳孔缩小外，并有眼球内陷、眼裂变小、结膜充血、颜面无汗的症状，称 Horner 综合征。

(三)面部感觉和运动

【解剖生理】

1. 面部感觉：头面部和五官感觉纤维组成三叉神经眼支、上颌支、下颌支，分别经眶上裂、圆孔、卵圆孔入颅到半月神经节后，再到桥脑相应神经核，发出纤维上升交叉至对侧丘脑及中央后回下部。

2. 面部运动：

(1)表情肌运动：主要由面神经支配，此外，面神经也传导舌前2/3味觉等。

面神经核上组核受双侧皮质脑干束支配，下组核仅受对侧皮质脑干束支配。

(2)咀嚼肌运动：由三叉神经运动支支配的颞肌和咬肌完成。

【检查方法】

1. 面部感觉：根据三叉神经分布范围，分别用大头针、锦丝测试痛觉和触觉，两侧及上中下三支对比。

2. 面肌运动：查上组面肌时，注意眼裂有无变大，嘱做抬额、皱眉和闭眼动作，看有无额纹消失、变浅以及闭眼无力或不能。查下组面肌时，注意鼻唇沟有无变浅；做示齿、微笑动作时，有无口角偏斜；吹哨和和鼓腮时有无漏气或不能。

3. 咀嚼运动：观察颞肌、咬肌有无萎缩；测试咀嚼运动时两侧肌力是否相等；观察张口时下颌有无偏斜。

4. 角膜反射：嘱向一侧注视，以棉丝从另一侧轻触角膜，引起眼睑敏捷闭合。同侧反应称直接反射，对侧为间接反射。

【临床意义】

1. 颜面感觉减退和三叉神经痛。

2. 中枢性面瘫和周围性面瘫：

面神经核或(和)面神经的损害，引起同侧上、下组面肌均瘫痪，称周围性面瘫。面神经核以上损害，即一侧前中央回或皮质脑干束的病变，则只引起其支配的对侧下组面肌瘫痪，称中枢性

面瘫。

3. 面肌抽搐和痉挛：为一侧面肌的阵发性抽动，或面肌持续性收缩。前者为面神经激惹症状，见于小脑桥脑角病变等；后者多为面神经炎恢复不全的后遗症状。

4. 咬肌萎缩和痉挛：前者见于三叉神经运动支毁坏性病变，除咀嚼肌萎缩外，尚有咀嚼无力，张口困难；若一侧受累，张口时下颌偏向病侧。后者则出现牙关紧闭。

5. 角膜反射消失：三叉神经第一支、面神经或脑干病变均可引起。但前者角膜感觉消失，面神经病变则角膜感觉存在。

(四)听力检查

【解剖生理】

听觉由听神经中的耳蜗神经传导。听神经中的另一神经为前庭神经，司平衡。

一侧耳蜗核均与双侧颞叶皮质中枢联系，故一侧皮质或脑干损害一般不产生单侧听力障碍。

前庭神经：内听道前庭神经节的前庭纤维→前庭神经→内耳孔入颅→小脑桥脑角→脑干前庭核→两侧内纵束→眼动神经诸核(眼震通路)

此外，前庭神经分别通过与大脑顶颞叶前庭代表区、小脑、脊髓以及迷走神经的联系，产生与平衡有关的自我感觉、运动、反射及植物神经反应。

【检查方法】

1. 听力：常用(256HZ)音叉试验检查。

(1) Rinne 试验：比较一侧耳的气导和骨导时间。将震动后的音叉柄置于耳后乳突上测定颅骨传导时间，待听不到声音时，即刻移至距外耳道口 1cm 处，测定空气传导时间。正常气导长于骨导时间15秒以上，二者传导时间之比约为 2：1，称为 Rinne 试验阳性。

(2) Weber 试验：比较双耳的骨导时间。将震动的音叉柄置于前额中央，音波通过骨传导而达内耳。正常情况两耳听到的声音相等，故 Weber 试验居中。

2. 眼球震颤：嘱病人头不动，两眼注视上、下、左、右移动的医生手指(向外侧方向移动时，勿超过45°)，观察有无眼震及其类型、幅度和速度。临床上以有快慢相(以快相为震眼方向)的前庭型眼震最多见，可为水平性、垂直性、旋转性或混合性，表明前庭系统有刺激性病变。当眼震阴性而疑有前庭系统病变时，可用迅速更换体位的方法，观察各个位置是否出现眼震，称位置性眼震试验。

【临床意义】

1. 神经性(感音性)耳聋：由内耳或听神经损害引起。不全损害时，音叉试验气导、骨导均缩短，但比例不变，称 Rinne 试验短阳性；Weber 试验偏向健侧。当一耳完全性神经性聋时，由于音波自颅骨传至对侧健耳，造成骨导＞气导的假象，应加注意；然 Weber 试验仍偏向健侧，且气导消失，可资鉴别。

2. 传导性(传音性)耳聋：由中耳病变或外耳道阻塞所致。音波自颅骨传导到内耳后，部分音波经中耳和外耳道向外传导受阻，从而使患耳骨导声音增强，呈现 Rinne 试验骨导＞气导现象，称 Rinne 试验阴性，Webr 试验偏向患侧。

(五)软腭、咽喉的运动和感觉

此外,舌咽神经也传导舌后1/3部分的味觉;迷走神经则传导胸腹腔的内脏感觉,其纤维分别源自上神经节和结神经节,传入脑干的孤束核。

【检查方法】

1.腭咽喉运动:了解并观察有无吞咽困难,饮水呛咳或反流,发音嘶哑或鼻音,观察悬雍垂是否居中,软腭有无下垂。嘱病人发"啊"声,观察软腭能否上举,两侧是否等高。声带运动可用间接喉镜观察。

2.咽壁反射:观察和比较用压舌板轻触左右咽后壁引起的恶心、作呕反应情况,并了解感觉的灵敏程度。

【临床意义】

1.真性延髓(球)麻痹:指疑核和舌咽、迷走神经受损时出现的一侧或双侧软腭麻痹、咽反射减弱或消失、饮水呛咳、吞咽困难和发音嘶哑的征象。相当于肢体的下运动神经元性瘫痪。

2.假性延髓麻痹:指支配疑核的双侧皮质脑干束受损后出现的腭、咽、喉诸肌麻痹现象,但咽反射存在,可伴有双侧锥体束征等。相当于肢体的上运动神经元性瘫痪。

(六)舌肌运动

【检查方法】

嘱张口,观察舌在口腔中位置;再嘱伸舌,看是否偏斜及舌肌有无萎缩或肌纤颤。

【临床意义】

1.中枢性舌瘫:舌下神经核仅受对侧皮质脑干束支配。故一侧中央前回或皮质脑干束损害时,引起对侧舌肌瘫痪,伸舌偏向病变对侧。

2.周围性舌瘫:指舌下神经核或舌下神经病变,除引起同侧舌肌瘫痪(伸舌偏向病变侧)外,尚有该侧舌肌萎缩和舌肌纤颤。

二、运动系统

【解剖生理】运动系统主要由以下结构组成:

1.周围(下)运动神经元:由脊髓前角细胞和脑干颅神经运动核以及两者的运动纤维组成,是各种脊髓节段性反射弧的似出通路,参与所支配肌肉的营养供能,并参与肌张力形成。

2.中枢(上)运动神经元:即锥体束。起自大脑皮层中央前回和旁中央小叶运动细胞,发出纤维经内囊、大脑脚下行,分为两支:

(1)皮质脑干束:来自中央前回上1/3部份,纤维到达两侧颅神经运动核,但面神经核下部、副神经核中支配斜方肌部分及舌下神经核只受对侧支配。

(2)皮质脊髓束:来自中央前回上2/3部分和旁中央小叶,到达延髓下端腹侧时,大部分交叉到对侧(锥体交叉),终止于脊髓前角细胞;小部分下降到脊髓不同平面时再陆续交叉到对侧前角细胞。

上运动神经元支配下运动神经元,使肌肉收缩成为受意识支配的、有目的的自主运动,并抑制和调节下运动神经元的过度活动。

3.锥体外系统:包括底节、黑质、红核、丘脑底核等结构,经过网状结构及顶盖的神经通路,支配下运动神经元。系原始运动中枢，受皮层的抑制调节，并参与肌张力的形成。

4. 小脑系统：通过三对小脑脚(绳状体、桥臂、结合臂)与大脑、底节、脑干、脊髓等联系。支配下运动神经元主要通过红核及网状结构的下行通路，以维持躯体的平衡和自主运动的准确、协调和流利，称为共济运动。

【检查方法及临床意义】

1. 肌力：先观察自主活动时肢体动作，再用做对抗动作的方式测试上、下肢伸肌和屈肌的肌力，双手的握力和分指力等。需排除因疼痛、关节强直或肌张力过高所致的活动受限。

轻微肌力减退检查方法：① 双手同时迅速握紧检查手指。患侧握手较慢，力量稍轻。② 双手尽力分开后手掌相对，观察两侧指间隙大小。患侧分开较小。③ 两臂前伸，患臂逐渐下垂(Barre 试验)。④ 仰卧、伸直下肢时，可见患侧足外旋；或双腿屈曲，使膝、髋关节均呈直角，可见患侧小腿逐渐下垂(Magazini 试验)。

肌力按六级分法记录肌力的减退或丧失，称为瘫痪。"0级"为完全瘫痪。"1级"至"4级"，为不全性瘫痪或轻瘫："1级"有肌肉收缩而无肢体运动；"2级"肢体能在床面移动而不能抬起；"3级"肢体可抬离床面；"4级"能抵抗部份外界阻力；"5级"为正常肌力。

瘫痪就其性质而言，可分为：

(1) 下运动神经元性(周围性)瘫痪：见于脊髓前角细胞、前根以及运动神经病变。表现为肌力减退或完全不能活动，肌张力减低，深反射消失，肌肉萎缩，可有肌纤维或肌束震颤。

(2) 上运动神经元性(中枢性)瘫痪：见于中央前回或皮质脊髓束损害。也出现肢体肌力减退或完全不能活动，但由于其对下运动神经元的抑制被解除，故出现肌张力痉挛性增高(上肢屈肌下肢伸肌张力增高)，深反射亢进，常有髌、踝阵挛，病理反射阳性，但浅反射减弱或消失。除废用性萎缩外，肌肉无局限性萎缩，也无肌震颤。但在严重病变的急性期可出现为肌张力降低，深反射消失。

2. 肌容积：观察、触摸肢体、躯干乃至颜面部的肌肉有无萎缩及其分布情况，两侧对比。必要时用尺测理骨性标志如髌、踝、腕骨上下一定距离处两侧肢体对等位置上的周径。

肌萎缩可见于下运动神经元性瘫痪，也可见于各种肌病，如肌营养不良症等。后者称肌源性肌萎缩。废用性肌萎缩见于上运动神经元性瘫痪、关节固定等。

肌病时还需注意腓肠肌等处有无假性肥大。

3. 肌张力：指肌肉的紧张度。除触摸肌肉测试其硬度外，并测试完全放松的肢体被动活动时的阻力大小，两侧对比。

(1) 肌张力减低：① "牵张反射弧"中断时，如下运动神经元性瘫痪和后根、后索病变等；② 上运动神经元性瘫痪的休克期；③ 小脑病变；④ 某些锥体外系病变，如舞蹈症等。

(2) 肌张力增高：① 痉挛性肌张力增高：见于锥体束病变，系牵张反射被释放而增强所致。上肢屈肌张力增高，呈"折刀"状，下肢伸肌张力增高。② 强直性肌张力增高：见于锥体外系病变，如震颤麻痹等，伸、屈肌张力均增高，呈"铅管"样或"齿轮"状。

此外，脑干前庭核水平以下病变还可见去大脑强直——四肢呈现强直性伸直。皮质广泛病变可见去皮质强直，表现为上肢屈曲内收，两臂紧贴胸前，下肢强直性伸直。

4.共济运动：平衡与共济运动除与小脑有关外，尚有深感觉参与，故检查时应睁、闭眼各做一次。肌力减退或肌张力异常时，此项检查意义不大。

共济运动检查通常沿用以下方法：① 指鼻试验：嘱用食指尖来回触碰自己的鼻尖及检查者手指，先慢后快；② 跟膝胫试验：仰卧，抬起一侧下肢，然后将足跟放在对侧膝盖上，再使足跟沿胫骨前缘向下移动。此外，也可观察患者做各种精细动作，如穿衣、扣扣、写字等。

平衡检查常用 Romberg 试验：并足站立，两臂前伸，观察有无晃动和站立不稳。

(1) 小脑性共济失调：睁、闭眼均有共济失调表现，肌张力减低。小脑半球病变以肢体共济失调为主，小脑蚓部病变以躯干共济失调即平衡障碍为主。

(2) 感觉性共济失调：深感觉缺失所致，故睁眼视力代偿后，共济失调不明显。多累及下肢，出现肌张力减低，腱反射消失，震颤觉和关节位置觉丧失，行走时有如踩棉花感，为此，行走时举足过高，踏地过重，呈现"跨阈步态"。黑暗中症状更加明显，见于后索及严重的周围神经病变。

5.不自主运动：不自主发生的无目的异常运动。注意观察其形式、部位、速度、幅度、频率、节律等，并注意与自主运动、休息、睡眠和情绪改变的关系，两侧对比。

(1) 震颤：为主动肌与拮抗肌交替收缩的节律性摆动样运动，可为生理性和病理性；后者按与随意运动的关系，分为：① 静止性震颤：指肢体静止状态下出现的震颤。如震颤麻痹症，震颤多见于手及手指，典型者呈"搓药丸"样。② 运动性(意向性)震颤：指肢体运动且指向一定目标时出现的震颤。震颤在肢体快到达目标时开始出现或变得更明显，多见于小脑病变。

(2) 肌纤维震颤和肌束震颤：为局限于肌肉的细小、快速或"蠕动"样颤动，不引起关节的活动。发生于下运动神经元变性期，肌肉极度萎缩时可消失。

(3) 抽搐分为两种：① 阵挛性抽搐：阵发性发作的主动肌群与拮抗肌群的有节律的交替性收缩。可见于颜面(如面肌抽搐 facialtics)、肢体(如局限性运动性癫痫)或全身(如强直性痉挛性癫痫发作的痉挛期)。② 强直性抽搐：阵发性发作的肌肉或肌群持续性强直收缩。可局限于某一肌肉(如腓肠肌痛性痉挛)、某一肌群(如手足搐搦)或全身(如强直性痉挛性癫痫发作的强直期)。

(4) 舞蹈样动作：为不规律的、不对称的、幅度不等的急促动作。如突发的肢体伸展、挤眉、眨眼、伸舌、摆头等。见于锥体外路病变。

6.姿式步态改变：临床上最常见的为偏瘫步态：瘫侧上肢内收、旋前、屈曲，并贴近身体不摆动；下肢则伸直，不能屈曲，行走似划圈。见于锥体束病变恢复期。

三、感觉系统

【解剖生理】

感觉分为特殊感觉(视、听、味、嗅)和躯体感觉。后者又分为浅感觉(痛觉、触觉、温度觉)，深感觉(肌肉、肌腱和关节觉)和复合觉(也称皮质觉，包括定位觉、两点辨别觉和实体觉)。感觉传导通路由三级神经元组成：以躯体部分的感觉传导通路为例，第一级神经元为后根神经节，系双极细胞，其周围突终止于相应感觉感受器；其中枢突进入脊髓换二级神经元后交叉上升，但不同感受纤维交叉平面不同；第三级神经元为丘脑外侧腹后核。

冲动传入后根神经元后一部分至同侧后索，随深感觉通路上升；另一部分至后角换神经元后交叉至对侧脊髓丘脑前束上升。两者至脑干并入脊髓丘脑束，一起上达对侧丘脑与中央后回。

【检查方法】

感觉检查要求患者清醒、合作，并力求客观。先让患者了解检查的方法和要求，然后闭目，嘱受到感觉刺激后立即回答。可取与神经径路垂直的方向（四肢环行，躯干纵形），自内向外或处自上向下依次检查；各关节上下和四肢内外侧面及远近端均要查到，并两侧对比。

1. 浅感觉：

(1)痛觉：用大头针轻刺皮肤，嘱答"痛"或"不痛"，"痛轻"或"痛重"。

(2)触觉：用棉絮轻划皮肤，嘱答"有"或"无"，也可以说"1、2、3"数字表示。

2. 深感觉：

(1) 关节运动觉：轻握足趾或手指加以活动，嘱说出运动方向。检查活动幅度应由小到大，以了解减退程度。

(2) 震颤觉：用振动的音叉（C128 或 256）柄置骨突出处，嘱回答有无震动感。

3. 皮质复合感觉：

在疑有皮质病变且深浅感觉正常的基础上，始进行此项检查。以查实体觉为主，即嘱患者指出置于其手中物品的形状、质地、材料、轻重，并说出其名称，先试病侧，再试健侧。

【临床意义】

1.感觉障碍可有减退、消失和过敏之分。若同一区域内某些感觉减退，而其他感觉保留（如触觉），称分离性感觉障碍。感觉障碍的主观症状可有疼痛、发麻、蚁行感、烧灼感等，可为自发性或在激惹后引起，后者如压痛、牵引痛等，系感觉通路的刺激性病变所致。

2.感觉障碍分布型式因病变损害部位的不同而不同，可有周围型（神经末梢型）、脊髓节段型（根型）、传导束型和皮质型之分。

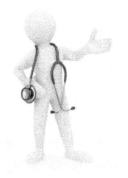

第二章　电生理检查

一、脑电图

脑电图（EEG）检查：是在头部按一定部位放置8~16个电极，经脑电图机将脑细胞固有的生物电活动放大并连续描记在纸上的图形。正常情况下，脑电图有一定的规律性，当脑部尤其是大脑皮层有病变时，规律性受到破坏，波形即发生变化，对其波形进行分析，可辅助临床对及脑部疾病进行诊断。

脑波按其频率分为：δ波（1~3c/s）、θ波（4~7c/s）、α波（8~13c/s）、β波（14~25c/s）、γ波（25c/s以上），δ和θ波称为慢波，β和γ波称为快波。依年龄不同其基本波的频率也不同，如3岁以下小儿以δ波为主，3~6岁以θ波为主，随年龄增长，α波逐渐增多，到成年人时以α波为主，但年龄之间无明确的严格界限，如有的儿童4.5岁枕部α波已很明显。正常成年人在清醒、安静、闭眼时，脑波的基本节律是枕部α波为主，其他部位则是以α波间有少量慢波为主。判断脑波是否正常，主要是根据其年龄，对脑波的频率、波幅、两侧的对称性以及慢波的数量、部位、出现方式及有无病理波等进行分析。许多脑部病变可引起脑波的异常。例如，颅内占位性病变（尤其是皮层部位者）可有限局性慢波；散发性脑炎，绝大部分脑电图呈现弥漫性高波幅慢波；此外脑血管病、炎症、外伤、代谢性脑病等都有各种不同程度的异常，但脑深部和线部位的病变阳性率很低。需加指出的是，脑电图表现没有特异性，必须结合临床进行综合判断，然而对于癫痫则有决定性的诊断价值，在癫痫发作间歇期，脑电图可有阵发性高幅慢波、棘波、尖波、棘—慢波综合等所谓"痫性放电"表现。为了提高脑电图的阳性率，可依据不同的病变部位采用不同的电极放置方法。如鼻咽电极、鼓膜电极和蝶骨电极，在开颅时也可将电极置于皮层（皮层电极）或埋入脑深部结构（深部电极）；此外，还可使用各种诱发试验，如睁闭眼、过度换气、闪光刺激、睡眠诱发、剥夺睡眠诱发以及静脉注射美解眠等。但蝶骨电极和美解眠诱发试验等方法，可给病人带来痛苦和损害，须在有经验者指导下进行。随着科技的日益发展，近年来又有了遥控脑电图和24小时监测脑电图。

二、脑电地形图（BEAM）

在EEG的基础上，将脑电信号输入电脑内进行再处理，通过模数转换和傅立叶转换，将脑电信号转换为数字信号，处理成为脑电功率谱，按照不同频带进行分类，依功率的多少分级，最终使脑电信号转换成一种能够定量的二维脑波图像，此种图象能客观地反映各部电位变化的空间分布状态，其定量标志可以用数字或颜色表示，再用打印机打印在颅脑模式图上，或贮存在软盘上。它的优越性在于能发现 EEG 中较难判别的细微异常，提高了阳性率，且病变部位图象直观醒目，定位比较准确，从而对大脑机能进行客观评价。主要应用于缺血性脑血管病的早期诊断及疗效予后的评价，小儿脑发育与脑波变化的研究，视觉功能的研究，大浮肿瘤的定位以及精神药物的研究等。

三、脑磁图

电流在导体内流动，导体周围可以产生磁场。同理，脑细胞的电活动也有极微弱的磁场，可用高灵敏度的磁场传感器予以检测，并记录其随时间变化的关系曲线，即脑磁图，其图形与 EEG 图形相似。与 EEG 相比，优点是：可发现有临床意义而又不能被 EEG 记录到的波形，或检测到皮质局限性的异常电磁活动；此外，磁检器不与头皮接触，也减少了干扰造成的伪差。若与 EEG 同时描记，还可对不同物理方位的皮质群进行分析。但由于屏蔽、电磁装置以及其他设备复杂、昂贵，目前国内尚无此项设备。

四、诱发电位

给人体感官、感觉神经或运动皮质、运动神经以刺激，兴奋沿相应的神经通路向中枢或外周传导，在传导过程中，产生的不断组合传递的电位变化，即为诱发电位，对其加以分析，即可反映出不同部位的神经功能状态。由于诱发电位非常微小，须借助电脑对重复刺激的信号进行叠加处理，将其放大，并从淹没于肌电、脑电的背景中提取出来，才能加以描记。主要是对波形、主波的潜伏期、波峰间期和波幅等进行分析，为临床诊断提供参考，目前临床常用的有视觉、脑干听觉、体感、运动和事件相关诱发电位以及视网膜图和耳蜗电图等，可分别反映视网膜、视觉通路、内耳、听神经、脑干、外周神经、脊髓后索、感觉皮质以及上下运动神经元的各种病变，事件相关诱发电位则用以判断患者的注意力和反应能力。诱发电位具有高度敏感性，对感觉障碍可进行客观评估，对病变能进行定量判断。对心理精神领域可进行一定的检测，故当前广泛应用于对神经系统病变的早期诊断，病情随访，疗效判断，予后估计，神经系统发育情况的评估以及协助判断昏迷性质和脑死亡等。但图形无特异性，必须结合临床资料进行判断；不在有关神经传导径路中的病变，不能发现异常。近年，诱发电位的频谱分析和诱发电位地形图也在临床上逐渐开始应用，进一步提高了其临床应用价值。

五、肌电图（EMG）

用肌电图仪记录神经和肌肉的生物电活动，对其波形进行测量分析，可以了解神经、肌肉的功能状态，协助对下运动神经元或肌肉疾病的诊断。目前常用的方法有三种：① 针极肌电图：也称普通肌电图，是将特制的针电极刺入肌肤，或用表面电极置于肌肉表面皮肤，在示波器上或记录纸上观察肌肉在静止、轻收缩、重收缩三种状态下的电位变化，以帮助判断疾病究系神经源性或肌源性损害。② 神经传导速度测定：即运动神经传导速度（MCV）和感觉神经传导速度（SCV）测定。系在神经干的近端或远端给以脉冲刺激，在远端效应肌（MCV）或近端神经走行部位（SCV）接收波形，测理两点之间的潜伏期和距离，即可计算出运动神经或感觉神经传导速度，主要用于了解神经传导功能情况。③ 其他：如重复频率试验、F 波、H 反射、牵张反射等检查以及单纤维肌电图检查等，可进一步了解神经、肌肉、神经—肌接头以及脊髓反射弧的功能状态。

六、脑阻抗血流图（REG）

是检查头部血管功能和供血情况的一种方法。其原理是通过放置在头部的电极给以微弱的高频电流，由于血液的电阻率最小，其电阻可随心动周期供血的变化而变化，这种节律性的阻抗变化，经血流图仪放大，可描记出波动性曲线，对其进行测量、计算、分析，可间接了解外周阻力、血管弹性和供血情况。本法简便易行，但影响因素比较多，如情绪、气温、检查当时的血管功能状态等，故对其判断应加慎重。需结合临床症状，体征等进行判断。常用于脑动脉硬化、闭塞性脑血管病、偏头痛以及药物疗效观察等。

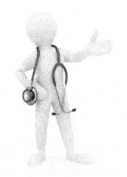

第三章 急性感染性多发性神经炎

急性感染性多发性神经炎(acute infectious polyneuritis)又称急性多发性神经根神经炎(acute polyradiculoneuritis)或 Guillain-Barre 综合征。主要损害多数脊神经根和周围神经,也常累及颅神经,是多发性神经炎中一种特殊类型。

【病因及病理】

病因未明,多数病人发病前几天至几周有上呼吸道、肠道感染症状,或继发于某些病毒性疾病,如流行性感冒等之后,故本病疑为与病毒感染有关,但至今未分离出病毒。另外,认为本病为自身免疫性疾病,可能因感染后引起免疫障碍而发病,也有报导注射疫苗后发病。也有认为本病非单一病因所致,而是多种病因,甚至包括中毒所引起的一种综合征。

主要病理改变的部位在脊神经根(尤以前根为多见且明显)、神经节和周围神经,偶可累及脊髓。病理变化为水肿、充血、局部血管周围淋巴细胞浸润、神经纤维出现节段性脱髓鞘和轴突变性。

【临床表现】

可见于任何年龄,但以青壮年男性多见。四季均有发病,夏、秋季节多见,起病呈急性或亚急性,少数起病较缓慢。主要表现如下:

一、运动障碍

(一)肢体瘫痪

四肢呈对称性下运动神经元性瘫痪,且常自下肢开始,逐渐波及双上肢,也可从一侧到另一侧。通常在1~2周内病情发展至最高峰,以后趋于稳定,四肢无力常从远端向近端发展,或自近端开始向远端发展。四肢肌张力低下,腱反射减弱或消失,腹壁、提睾反射多正常。少数可因锥体束受累而出现病理反射征。起病2~3周后逐渐出现肌萎缩。

(二)躯干肌瘫痪

颈肌、躯干肌、肋间肌,隔肌也可出现瘫痪。当呼吸肌瘫痪时,可出现胸闷、气短、语音低沉、咳嗽无力、胸式或腹式呼吸动度减低、呼吸音减弱,严重者可因缺氧、呼吸衰竭或呼吸道并发症而导致昏迷、死亡。

(三)颅神经麻痹

较半数病人可有颅神经损害,以舌咽、迷走和一侧或两侧面神经的周围性瘫痪较为多见,其次为动眼、涌车、外展神经。偶见视神经乳头水肿,可能为视神经本身炎症改变或脑水肿所致,也可能和脑脊液蛋白的显著增高，阻塞了蛛网膜绒毛、影响脑脊液的吸收有关。除三叉神经感觉支外，其他感觉神经极少受累。

二、感觉障碍：

可为首发症状，以主观感觉障碍为主，多从四肢末端的麻木、针刺感开始。检查时牵拉神经根常可使疼痛加剧(如 Kernig 征阳性)，肌肉可有明显压痛，双侧腓肠肌尤著。客观检查感觉多正常，仅部分病人可有手套、袜套式感觉障碍。偶见节段性或传导束型感觉障碍。感觉障碍远较运动障碍轻，是本病特点之一。

三、植物神经功能障碍：

初期或恢复期常多汗、汗臭味较浓，可能系交感神经受刺激的结果。少数病人初期可有短期尿潴留，可能由于支配膀胱的植物神经功能暂时失调或支配外括约肌的脊神经受侵所致。大便常秘结。部分病人可出现血压不稳、心动过速和心电图异常等心血管功能障碍。

四、实验室检查

(一)脑脊液

脑脊液的蛋白—细胞分离(即蛋白含量增高而白细胞数正常或轻度增加)为本病的典型症状之一。蛋白含量一般在 0.5~2g/L 不等，常在发病后 7~10 天开始升高，4~5 周后达最高峰，6~8 周后逐渐下降。也有少数病人肢体瘫痪恢复后，脑脊液蛋白含量仍偏高；但有些病人则脑脊液蛋白含量始终正常。故脑脊液蛋白含量增高的幅度与病情并无平行关系。此外，脑脊液和血液的免疫常有异常。

(二)血象及血沉

白细胞总数增多和血沉增快，多提示病情严惩或有肺部并发症。

(三)肌电图检查

其改变与病情严重程度及病程有关。急性期(病后 2 周内)常有运动单位电位减少、波幅降低，但运动神经传导速度正常，部分病人的末端潜伏期延长。2 周后逐渐出现失神经性电位(如纤颤或正锐波)，病程进入恢复期或更晚时，可见多相电位增加，出现小的运动单位电位(新生电位)，运动神经传导速度常明显减慢，并有末端潜伏期的延长，感觉神经传导速度也减慢。

【病程和预后】

本病虽较严重，经过及时而正确的救治，一般预后仍较良好。急性期后，轻者多在数月至 1 年内完全恢复，或残留肢体力弱、指趾活动不灵，足下垂和肌萎缩等某些遗症；重者可在数年内才逐渐恢复。病死率约为 20%，多死于呼吸肌麻痹或合并延髓麻痹、肺部感染、心肌损害和循环衰竭等。

【诊断及鉴别诊断】

诊断要点：① 急性或亚急性起病，病前常有感染史；② 四肢对称性下运动神经元性瘫痪(如颅神经)；③ 感觉障碍轻微或缺如；④ 部分患者有呼吸肌麻痹；⑤ 多数脑脊液有蛋白—细胞分离现象。尚须与下列疾病相鉴别。

一、脊髓灰质炎：

起病时多有发热，肌肉瘫痪多为节段性且较局限，可不对称，无感觉障碍，脑脊液蛋白和细胞均增多或仅白细胞计数增多。

二、急性脊髓炎：

有损害平面以下的感觉减退或消失，且括约肌机能障碍较明显，虽然急性期也呈弛缓性瘫痪，但有锥体束征。

三、周期性麻痹：

呈发作性肢体无力，也可有呼吸肌受累，但发作时多有血钾降低和低钾性心电图改变，补钾后症状迅速缓解。

【治疗】

一、急性期

1. 脱水及改善微循环：一般先用 20% 甘露醇或 25% 山梨醇 250ml 静滴，2 次 / 日，7～10 次为一疗程，以减轻受损神经组织的水肿、肿胀，改善其血循环和缺氧状态。同时配合应用改善微循环的药物(706 代血浆或低分子右旋糖酐)，10～14 次为一疗程。

2. 激素治疗：轻症可口服强的松 30mg 或地塞米松 1.5mg1 次 / 日，3～4 周后逐渐减量或停服。重症以地塞米松 10～15mg 或氢化可的松 200～300mg 静脉商注，每日 1 次，持续约 7～10 次。为避免激素应用的盲目性，在用前应查血及脑脊液的免疫功能。如免疫功能偏低者则不宜用激素，可用免疫增强剂如转移因子等。

3. 大剂量丙种球蛋白治疗：10% 丙种球蛋白每日 100～300mg/kg 加入生理盐水 500～1000ml 中静滴，一周 2 次，一般静滴 2～3 次。

4. 大剂量 B 族维生素、维生素 C 以及三磷酸腺苷、胞二磷胆碱、辅酶 Q10 等改善神经营养代谢药物。

5. 加强呼吸功能的维护和肺部并发症的防治：如病人已出现呼吸肌麻痹和排痰不畅，应早期行气管切开术，定期和充分吸痰，并注意无菌操作。必要时应及早辅以机械通气，定期进行血气分析。这是重症患者能否得救的关键。

另外，也可用紫外线照射充氧自体血回输疗法，可增强机体免疫功能，改善细胞缺氧状态。如体液免疫功能增高病人，可用血浆替换疗法，通过血浆交换，去除血浆中自身循环抗体和免疫复合物等有害物质。

二、恢复期

可继续服用 B 族维生素及促进神经传导功能恢复的药物。加强瘫痪肢体的功能锻炼，并配合理疗、体疗、针灸，以防止肢体的畸形和促进肢体的功能恢复。

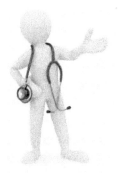

第四章 末梢神经炎

本病系由多种原因引起的多发性末梢神经损害的总称，表现为肢体远端对称性感觉、运动和植物神经功能障碍，故他称多发性神经炎或多发性周围神经炎。

【病因】

常见有以下几种：

一、中毒

如铅、砷、汞、磷等重金属，呋喃西林类、异烟肼、链霉素、苯妥英钠、卡马西平、长春新碱等药物以及有机磷农药等有机化合物。

二、营养代谢障碍

如B族维生素缺乏、糖尿病、尿毒症、慢性消化道疾病、妊娠等。

三、感染

常伴发或继发于各种急性和慢性感染，如痢疾、结核、传染性肝炎、伤寒、腮腺炎等，少数可因病原体直接侵犯周围神经所致，如麻风神经炎等。

四、过敏、变态反应

如血清治疗或疫苗接种等。

五、其他

如结缔组织疾病，遗传性疾病，如腓骨肌萎缩症、遗传性共济失调性周围神经炎（Refsum病）、遗传性感觉性神经根神经病等。此外，躯体各种癌症也可引起多发性神经炎，且可在原发病灶出现临床症状之前数月发生，应引起警惕。

【病理】

除少数病因（如麻风）所致者周围神经有炎性改变外，病理改变主要是周围神经的节段性脱髓鞘改变和轴突变性，或两者兼有。少数病例可伴有神经肌肉连接点的改变。

【临床表现】

本病由于病因不同，起病可急可缓。主要临床表现为以肢体远端为著的对称性感觉、运动及植物神经功能障碍，且常以下肢较重。

一、感觉障碍

初期常以指（或趾）端烧灼、疼痛、发麻等感觉异常或感觉过敏等刺激症状为主，逐渐出现感觉减退乃至消失。感觉障碍的分布呈手套或袜套式。少数病人可有深感觉障碍。腓肠肌等处常有压痛。

二、运动障碍

表现为肌力减退、肌张力低下、腱反射减弱或消失，个别病因（如呋喃西林）所致者反射活跃。久病后可有肌萎缩。

三、植物神经功能障碍

肢端皮肤发凉、苍白、潮红或轻度发绀，少汗或多汗，皮肝变薄变嫩或粗糙，指（趾）甲失去正常光泽、角化增强等。

由于病因不同上述三组症状表现可有差异。如由呋喃西林类中毒、砷中毒等引起者，疼痛常较剧烈；由糖尿病引起者有时肌萎缩较显。临床表现的轻重程度也不一致，轻者可仅有肢端疼痛、麻木，而无感觉缺失或运动障碍，重者也可有肢体瘫痪。预后一般较好。恢复多从肢体远端开始。

【诊断和鉴别诊断】

根据对称性肢体远端为著的运动、感觉和植物神经功能障碍特点，本病诊断不难。有时需做肌电图及神经传导速度测定或神经、肌肉活检帮助诊断。病因诊断需根据病史、临床症状特点和有关的化验检查结果等确定。部分病人可能找不到明确的病因。

鉴别诊断方面应注意排除下列疾病。

一、红斑性肢痛症

由于血管舒缩机能障碍致肢端小血管阵发性扩张引起的疾病。以双下肢多见，表现为肢端剧痛，局部皮温增高、发红、多汗或轻度凹陷性水肿。发作时将患肢浸于冷水中疼痛可减轻或缓解，受热后因血管扩张可使症状加重。

二、雷诺病

本病由肢端小血管间歇性收缩或痉挛致局部缺血引起。以双上肢多见，表现为双侧手指苍白、发凉、麻木、烧灼感，也可因继发性毛细血管扩张而呈青紫色。晚期可出现发绀、溃烂。寒冷时因血管收缩可使症状加重。

三、癔病性肢体麻木

常由精神因素引发，肢体麻木程度、持续时间长短不一，且有其他癔病症状。腱反射多活跃，套式感觉障碍范围常超过肘、膝关节，或边界变化不定。

【防治】

应以预防为主，如加强劳动保护，预防金属和农药中毒，尽量少用呋喃类药物(如需要服用时，可同时加服维生素 B 族药物)等。如发现有神经症状和体征时，应尽快解除病因，改善神经营养功能，并增强体质。因重金属所致者，可使用解毒剂，如二巯基丁二酸钠(0.5 ~ 1.0g 加入注射用水20ml 静注 1/ 日)，5 ~ 10 次为一疗程；因营养代谢障碍所致者，应寻找营养障碍原因并予以相应处理；由糖尿病引起者应同时治疗糖尿病。药物治疗可使用神经营养代谢药和血管扩张药以促进神经传导功能的恢复。

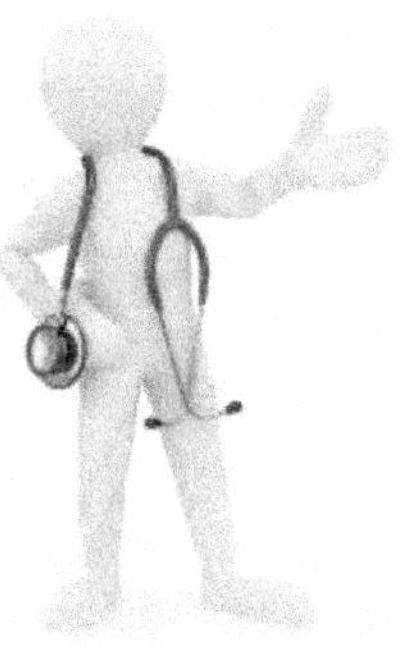

第五章　面神经炎

面神经炎又称Bell麻痹，系指茎乳孔以上面神经管内段面神经的一种急性非化脓性炎症。

【病因及发病机制】

面神经炎在脑神经疾患中较为多见，这与面神经管是一狭长的骨性管道的解剖结构有关，当岩骨发育异常，面神经管可能更为狭窄，这可能是面神经炎发病的内在因素。面神经炎发病的外在原因尚未明了。有人根据其早期病理变化主要为面神经水肿、髓鞘及轴空有不同程度的变性，推测可能因面部受冷风吹袭，面神经的营养微血管痉挛，引起局部组织缺血、缺氧所致。也有的认为与病毒感染有关，但一直未分离出病毒。近年来也有认为可能是一种免疫反应。膝状神经节综合征（Ramsay-Hunt Syndrome）则系带状疱疹病毒感染，使膝状神经节及面神经发生炎症所致。

【临床表现】

可见于任何年龄，无性别差异。多为单侧，双侧者甚少。发病与季节无关，通常起病急，一侧面部表情肌突然瘫痪，可于数小时内达到高峰。有的患者病前1～3天患侧外耳道耳后乳突区疼痛，常于清晨洗漱时发现或被他人发现口角歪斜。检查可见同侧额纹消失，不能皱眉，因眼轮匝肌瘫痪，眼裂增大，做闭眼动作时，眼睑不能闭合或闭合不全，而眼球则向外上方转动并露出白色巩膜，称Bell现象。下眼睑外翻，泪液不易流入鼻泪管而溢出眼外。病侧鼻唇沟变浅，口角下垂，示齿时口角被牵向健侧。不能作噘嘴和吹口哨动作，鼓腮进病侧口角漏气，进食及嗽口时汤水从病侧口角漏出。由于颊肌瘫痪，食物常滞留于齿颊之间。

若病变波及鼓索神经，除上述症状外，尚可有同侧舌前2/3味觉减退或消失。蹬骨肌支以上部位受累时，因蹬骨肌瘫痪，还可出现同侧听觉过敏。膝状神经节受累时除面瘫、味觉障碍和听觉过敏外，还有同侧唾液、泪腺分泌障碍，耳内及耳后疼痛，外耳道及耳廓部位带状疱疹，称膝状神经节综合征（Ramsay-Hunt syndrome）。

【诊断和鉴别诊断】

根据起病形式和临床特点，诊断多无困难，但需与下述疾病相鉴别。

一、中枢性面瘫：

系由对侧皮质脑干束受损所致，仅表现为病变对侧下组面肌瘫痪。

二、与其他原因引起的周围性面瘫相鉴别：

1. 急性感染性多发性神经根神经炎：可有周围性面神经麻痹，但常为双侧性，绝大多数伴有其他颅神经及肢体对称性瘫痪和脑脊液蛋白细胞分离现象等。

2. 桥脑损害：桥脑面神经核及其纤维损害可出现周围性面瘫，但常伴有桥脑内部邻近结构，如外展神经、三叉神经、锥体束、脊髓丘系等的损害，而出现同侧眼外直肌瘫痪、面部感觉障碍和对侧肢体瘫痪(交叉性瘫痪)。见于该部肿瘤、炎症、血管病变等。

3. 小脑桥脑角损害：多同时损害三叉神经、位听神经、同侧小脑及延髓，故除周围性面瘫外，还可有同侧面部痛觉障碍、耳鸣、耳聋、眩晕、眼球震颤、肢体共济失调及对侧肢体瘫痪等症状，称"小脑桥脑角综合征"，多见于该部肿瘤、炎症等。

4. 面神经管邻近的结构病变：见于中耳炎、乳突炎、中耳乳突部手术及颅底骨折等，可有相应的病史及临床症状。

5. 茎乳孔以外的病变：见于腮腺炎、腮腺肿瘤、颌颈部及腮腺区手术等。除仅有周围性面瘫外，尚有相应疾病的病史及临床表现。

【病程及预后】

一般预后良好，通常于起病1~2周后开始恢复，2~3月内痊愈。约85%病例可完全恢复，不留后遗症。但6个月以上未见恢复者则预后较差，有的可遗有面肌痉挛或面肌抽搐。前者表现为病侧鼻唇沟的加深，口角被拉向病侧，眼裂变小，易将健侧误为病侧；后者病侧面肌不自主抽动，紧张时症状更明显，严重时可影响正常工作。少数病侧还可出现"鳄泪征"，即进食时病侧眼流泪，可能因面神经修复过程中神经纤维再生时，误入邻近功能不同的神经鞘通路中所致。肌电图检查及面神经传导功能测定对判断面神经受损的程度及其可能恢复的程度，有相当价值，可在起病两周后进行检查。

【治疗】

早期以改善局部血液循环，消除面神经的炎症和水肿为主，后期以促进神经机能恢复为其主要治疗原则。

1. 激素治疗：强的松(20~30mg)或地塞米松(1.5~3.0mg)1次/日，口服，连续7~10天。

2. 改善微循环，减轻水肿：可用706代血浆或低分子右旋糖酐250-500ml，静滴1次/日，连续7~10天，也可加用脱水利尿剂。

3. 神经营养代谢药物的应用：维生素B150mg~100mg，维生素B12100μg，胞二磷胆碱250mg，辅酶Q105mg-10mg等，肌注1次/日。

4. 理疗：茎乳孔附近超短波透热疗法，红外线照射，直流电碘离子导入，以促进炎症消散。也可用晶体管脉冲治疗机刺激面神经干，以防止面肌萎缩，减轻瘫痪侧肌受健侧肌的过度牵引。

5. 针刺治疗：取翳风、听会、太阳、地仓、下关、颊车，并配曲池、合谷等穴。

6. 血管扩张剂及颈交感神经节阻滞：可选用妥拉苏林25mg或烟酸100mg，口服，3次/日或患侧颈星状神经节阻滞，1次/日，连续7~10日。

恢复期除上述治疗外，可口服vitB1、vitB8各10~20mg，3次/日；地巴唑10~20mg，3次/日。

也可用加兰他敏2.5～5mg，肌注，1次／日，以促进神经机能恢复。

此外，保护暴露的角膜，防止发生结、角膜炎，可采用眼罩，滴眼药水，涂眼药膏等方法。对长期不恢复者可考虑行神经移植治疗。一般取腓肠神经或邻近的耳大神经，连带血管肌肉，移植至面神经分支，计有效率60%左右。

【预防】

增强体质，寒冷季节注意颜面及耳后部位保暖、避免头朝风口窗隙久坐或睡眠，以防发病或复发。

【预后】

约80%患者可在数周或1～2个月内恢复，1周内味觉恢复提示预后良好。不完全性面瘫1～2个月内可恢复或痊愈。年轻患者预后好，老年患者伴乳突疼痛或合并糖尿病、高血压、动脉硬化、心肌梗死等预后较差。完全性面瘫患者一般需2～8个月甚至1年时间才能恢复，且常遗留后遗症。

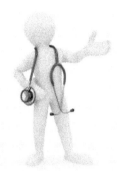

第六章 脊神经根炎

本病系指由多种原因引起的脊神经根炎性及变性疾病的总称，病变可侵及颈、胸、腰、骶任一节段的脊神经根。临床上以颈胸神经根和腰骶神经最常受累，引起肩背痛及腰腿痛。

【病因】

脊神经根炎的病因繁多，硬膜内、外段神经根炎的病因也不尽相同。膜内段神经根炎常由感染、中毒、营养代谢障碍等引起；膜外段神经根炎常因局部受凉、受潮(引起神经营养敌血管痉挛、缺血、水肿)、肌肉及横突外伤和炎症等引起。膜内脊神经根炎的病变常较广泛，且多为双侧性者；膜外段者病变常较局限，多为单侧性者。

【临床表现】

颈胸神经根炎起病以急性和亚急性多见，常表现为一侧或两侧肩臂部的疼痛、麻木、无力，疼痛常沿上肢外侧或内侧远端放射，咳嗽、用力及解便时加重。上述症状常在受寒、劳累后明显，温热和休息后减轻，检查时可发现在受累神经根支配区域内的感觉过敏(早期)、减退或消失(后期)；肱二头肌和肱三头肌腱反射减弱或消失；上肢肌肉可有轻度萎缩；相应的颈、胸椎旁可有压痛。此外，受细小肢体可有皮肤温度及颜色的改变、营养和汗腺分泌障碍等植物神经症状。膜内段脊神经根炎之急性期可有脑脊液蛋白、细胞的轻度增高。

【诊断及鉴别诊断】

根据明显的肩臂部神经根性疼痛以及相应的神经体征，常可做出诊断。为查明病因除详细询问有关病史外，应进行肝功、血沉、血糖、脑脊液化验以及肌电图、脊柱 X 线摄片。必要时还需行脊髓造影、CT 扫描等检查。并注意与下列疾病相鉴别。

一、颈椎病：

症状与颈胸神经根炎较相似。但一般多见于中老年人，可有眩晕或脊髓受累表现。叩击头顶或自头顶向颈部加压时，可引起上肢疼痛加重(Spurling 征)。颈髓 X 线摄片或 CT 检查可见颈椎骨质增生、椎间孔狭窄或骨刺伸入其内、椎间盘变性等改变。颈椎牵引等治疗可使症状减轻。

二、颈段脊髓肿瘤：

起病缓慢，进行性加重，早期体征常较局限，根性症状更为突出，腰椎穿刺可显示蛛网膜下腔梗阻，脑脊液蛋白定量增高，细胞数量正常。脊髓造影见病变部位造影剂流通受阻及充盈缺损。

三、臂丛神经炎：

多见于成年人，起病呈急性或亚急性。疼痛部位常在一侧的锁骨上窝或肩部，逐渐扩展至同侧上臂、前臂及手部，尺侧较甚。臂丛神经干（锁骨上窝处）有压痛，牵拉上肢时可诱发或加重疼痛。

四、胸腔出口综合征：

主要由颈肋、前中斜角肌病变及肋骨或锁骨畸形、局部肿块压迫等引起。表现为上肢神经和血管的受压症状。神经受压出现患肢的放射性疼痛。锁骨下动脉受压出现手部皮肤苍白、发凉，甚至有雷诺现象。患肢过伸及外展时，桡动脉搏动减弱，甚至消失。

此外，尚需与脊髓空洞症、肩关节周围炎、肱二头肌腱鞘炎等相鉴别。

【治疗】

主要在于消除病因，改善神经营养代谢及促进神经机能的恢复。

一、病因治疗

控制各种感染及糖尿病等。

二、药物治疗

可选用强的松30mg或地塞米松1.5mg，1次／日。疗程长短视病情而定，一般3～4周为一疗程。同时使用B族维生素、辅酶Q10、胞二磷胆碱等药物，以促进神经修复及机能的改善。也可使用地巴唑、菸酸、加兰他敏、碘化钾等，以改善循环，促进炎症吸收。疼痛明显者可使用酰胺咪嗪或苯妥英钠等治疗。另外，理疗、局部热敷、按摩等均有一定疗效。

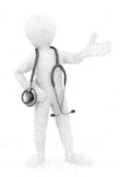

第七章　急性播散性脑脊髓炎

急性播散性脑脊髓炎又称感染后脑脊髓炎、预防接种后脑脊髓炎，系指继发于麻疹、风疹、水痘、天花等急性出疹性疾病，或预防接种后，由免疫机能障碍引起中枢神经系统内的脱髓鞘疾病。

【发病机理与病理】

用动物的脑组织匀浆与佐剂给动物注射后，动物的脑和脊髓内小静脉的周围出现神经脱髓鞘及炎性损害，称为实验性变态反应性脑脊髓炎，急性播散性脑脊髓炎（或预防接种后脑脊髓炎）的病理改变与之相似，因而一般认为急性播散性脑脊髓炎是一种免疫介导的中枢神经系统脱髓鞘性疾病。

主要的病理改变为大脑、脑干、小脑、脊髓有播散性的脱髓鞘改变，脑室周围的白质、颞叶、视神经较著，脱髓鞘改变往往以小静脉为中心，小静脉有炎性细胞浸润，其外层有以单个核细胞为主的围管性浸润，即血管袖套，静脉周围白质髓鞘脱失，并有散在胶质细胞增生。

【临床表现】

可分为预防接种后脑脊髓炎及感染后脑脊髓炎两型。

一、预防接种后脑脊髓炎

接种狂犬疫苗、牛痘、麻疹疫苗、乙脑疫苗后均可发生，其中以接种狂犬疫苗后的发生率最高。近来，由于改进了疫苗的制备技术，本病已较少见。首次接种较再次接种的发生率明显较高，一般于接种后2~15天多见。急性起病，突然出现发热、剧烈头痛或脊神经根放射性疼痛、呕吐、抽搐、不同程度的意识障碍、脑膜刺激征阳性等症状，继之迅速出现四肢瘫痪（常先为弛缓性，后转为痉挛性）或偏瘫、锥体束征阳性、膀胱及直肠括约肌障碍，还可伴有瞳孔改变、眼球震颤、眼外肌麻痹、言语障碍等。死亡率较高，存活者中多数遗留不同程度的残障，部分患者可完全康复。

二、感染后脑脊髓炎

发生率最高的疾病为麻疹，其他依次为水痘、风疹、腮腺炎和流感。以病毒感染起病后7—14天或出疹后2~4天多见。急性起病，一般为患者病毒性感染退热后再次发热，突然出现剧烈头痛、抽搐、意识障碍、偏瘫，随后可见智能明显减退、失语、失明和颅神经损害；伴有底节损害者可有锥体外系不自主运动；伴小脑损害者可有运动性共济失调；脊髓损害为主者可有程度不等的截瘫。存活者中部分患者可遗留轻重不一的残障，如肢体瘫痪、智能障碍、性格改变、失明、失语及颅神经麻痹等。

以上两型患者急性期时腰穿常见脑脊液压力高，脑脊液白细胞数和蛋白测定正常或轻度增加，脑电图描记多呈弥漫波活动。

【诊断与鉴别诊断】

主要依据病史及临床表现进行诊断。如患者近期曾接爱疫苗接种，其临床表现较典型，可诊为疫苗接种后脑脊髓炎，发生在病毒性疾病退热后者则可诊为感染后脑脊髓炎。一般只要问清病史，结合临床表现，与其他疾病的鉴别并不困难。如病毒性脑炎和脑膜脑炎，起病初常有全身违和，起病后发热、头痛、呕吐、脑膜刺激征阳性和其他脑损害，脑脊液的炎性改变较明显，但感染后脑炎如发生在病毒性感染的发热期中，则不易与之鉴别。又如急性多发性硬化，虽可有发热和脑、脊髓的弥漫性损害，但其常见的临床表现：复视、眼球震颤、一侧或双侧球后视神经炎等则罕见于播散性脑脊髓炎。脑活检、头颅 CT 及磁共振等检查均有助于本病与其他有关疾病的鉴别诊断。

【治疗】

急性期静脉注射或滴注足量的害固醇激素类药物，还可合并应用硫唑嘌呤(应严密观察周围血象，如下降较快或低于正常则及时停用)以尽快控制病情发展。对症处理如用甘露醇降低高颅内压、用抗生素治疗肺部感染、肢体被动运动防治关节肌肉挛缩以及预防褥疮等。恢复期可用脑复新、胞二磷胆碱和维生素 B 类药物。

【预防】

进一步改进疫苗制备工艺，使之既保存较好的抗原性，又减少激起或诱导预防接种性脑脊髓炎的作用，改变预防方法等均能减少预防接种后脑脊髓炎的发生。

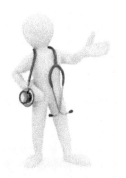

第八章　视神经脊髓炎

视神经脊髓炎(neuromyelitis optica, NMO)是视神经与脊髓同时或相继受累的急性或亚急性脱髓鞘病变。该病由 Devic(1894)首次描述，其临床特征为急性或亚急性起病的单眼或双眼失明，在其前或其后数日或数周伴发横贯性或上升性脊髓炎，后来本病被称为 Devic 病或 Devic 综合征。

【病因及发病机制】

NMO 的病因及发病机制尚不清楚。有学者认为 NMO 是 MS 的一种临床亚型，也有研究发现 NMO 的临床经过、脑脊液及神经影像学特点均与 MS 不同。

【病理】

NMO 的病理改变与经典的 MS 不同，病变主要累及视神经、视交叉和脊髓(胸段与颈段)，表现为脱髓鞘、硬化斑及坏死，伴有血管周围炎性细胞浸润。破坏性病变明显，脊髓坏死并最终形成空洞，胶质细胞增生不显著。

【临床表现】

1. 发病年龄以 20~40 岁最多，儿童和老年人发病少见，男女均可发病。

2. 双侧同时或相继发生的视神经炎(optic neuritis,ON)以及急性横贯性或播散性脊髓炎是本病特征性表现，在短时间内连续出现，导致失明和截瘫，病情进展迅速，多为单病程，也可有缓解-复发。

3. 视神经炎急性起病者在数小时或数日内单眼视力部分或全部丧失，伴有眶内疼痛，眼球运动或按压时明显，眼底可见视神经乳头水肿，晚期可见视神经萎缩。以球后视神经炎发病者早期眼底正常，晚期出现视神经萎缩。大部分患者视力在数日或数周后恢复。

4. 脊髓损害呈单相型或慢性多相复发型病程。临床常表现为播散性脊髓炎，体征呈不对称和不完全性，首发症状多为肢体麻木、肩痛或背痛，继而短时间内(数小时或数日)进展的轻截瘫、双侧 Babinski 征、躯干感觉障碍和括约肌功能障碍等。急性脊髓炎伴 Lhcrmitte 征、阵发性强直性痉挛和神经根痛可见于约1/3的复发型患者，但单相病程患者通常很少发生。

【辅助检查】

1. 脑脊液细胞数增多显著，约1/3的单相病程及复发型患者 MNC>50X1C6/L；CSF 蛋白增高在复发塑较单相病程明显，脑脊液蛋白电泳可出寡克隆区带，但检出率较 MS 低。

2. 诱发电位：多数患者表现为 VEP 的异常，主要表现为 PlOO 潜伏期延长，波幅降低，少数患者 BAEP 出现异常。

3.脊髓 MRI 显示脊髓内条索状的长丁、长 T2 信号，88% 的复发型脊髓纵向融合病变超过 3 个脊柱节段，通常为 6~10 个节段，初发病灶呈均匀强化，复发病灶强化不均匀。

【诊断及鉴别诊断】

1.诊断根据患者出现急性起病，双侧同时或相继发生的视神经炎，急性横贯性或播散性脊髓炎的临床表现，结合 MRI 显示视神经和脊髓病灶，视觉诱发电位异常，CSF-IgG 指数增高和出现寡克隆带等可作出临床诊断。

2.鉴别诊断：

(1) 视神经炎：多损害单眼，而 NMO 常两眼先后受累，并有脊髓病损或明显缓解 - 复发。

(2) 多发性硬化：MS 可表现 NMO 的临床模式，两者的相关性一直存在争议，近年来不少学者认为两者是两个独立的疾病。CSF 及 MRI 检查颇具鉴别意义。

NMO 的 CSF-MNC>50.X106/L 或中性粒细胞增多较常见，MS 罕见；90% 以上的 MS 可见寡克隆带，NMO 不常见。头部 MRI 在 NMO 初期正常，复发 - 缓解型 MS 常有典型病灶；NMO 脊髓纵向融合病变超过 3 个脊椎节段，常见脊髓肿胀和钆增强，MS 脊髓病变极少超过 1 个脊椎节段。

(3) 急性脊髓炎：起病急，瘫痪呈横贯性脊髓损害表现，病程中无缓解复发，也无视神经损害表现。

【治疗】

首选甲泼尼龙大剂量冲击疗法，500~1000mg/d，静脉滴注，连用 3~5 日，再改泼尼松口服逐渐减至停药，可加速发作性症状的恢复，终止或延缓 NMO 恶化。约半数皮质类固醇治疗无效的患者经血浆置换可以改善症状。

【预后】

NMO 多因一连串发作而加剧，因此 NMO 的临床表现较 MS 严重。复发型 NMO 预后差，多数患者呈阶梯式进展，发生全盲或截瘫等后遗症状，预后与瘫痪的程度和是否存在并发症有关。

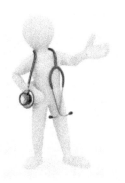

第九章 阿尔茨海默病

阿尔茨海默病（Alzheimer's Disease，AD），是发生于老年和老年前期，以进行性认知功能障碍和行为损害为特征的中枢神经系统退行性病变，是老年期痴呆的最常见类型，约占老年期痴呆的50%。临床上表现为记忆障碍、失语、失用、失认、视空间能力损害、抽象思维和计算力损害、人格和行为的改变等。

【流行病学】

张明园等曾报道上海地区痴呆与AD的发病率：55岁以上为0.71%和0.42%，60岁以上为0.91%和0.56%，65岁以上为1.31%和0.89%。我国"九五"期间的流行病学调查结果显示，65岁及以上人群的AD患病率北方地区为4.2%，南方地区为2.8%。AD在老年期痴呆的比例北方和南方地区分别为49.6%和71.9%。截至2006年，全球痴呆患者约有2430万（我国500万），每年新发病例460万（我国30万），且每20年翻一番。各国调查趋势汇总显示，痴呆患病率在2%~7%之间，女性多于男性。

【病因和发病机制】

AD可分为家族性AD和散发性AD。家族性AD呈常染色体显性遗传，多于65岁前起病，现已发现位于21号染色体的淀粉样前体蛋白（amyloid precursor protein, APP）基因、位于14号染色体的早老素1(preseniliii 1, PSl)基因及位于1号染色体的早老(presenilin 2, PS2)基因突变是家族性AD的病因。而对于占90%以上的散发性AD，尽管候选基因众多，目前肯定有关的仅载脂蛋白E(apolipoprotcin E, ApoE)基因，ApoE ε4携带者是散发性AD的高危人群。

有关AD的确切病因，现有多种假说，其中影响较广的有P-淀粉样蛋白淨布假说（the amyloid cascade hypothesis）。该假说认为，Ap的生成与清除失衡是导致神经元变性和痴呆发生的起始事件。而Down综合征患者因体内多了一个APP基因，在早年就出现Ap沉积斑块，也从侧面证明了该假说。另一重要的假说为Tau蛋白假说，认为过度磷酸化的Tau蛋白影响了神经元骨架微管蛋白的稳定性，从而导致神经原纤维缠结形成，进而破坏了神经元及突触的正常功能。近年来，也有学者提出了神经血管假说，提出脑血管功能的失常导致神经元细胞功能障碍，导致认知功能损害。除此之外，尚有细胞周期调节蛋白障碍、氧化应激、炎性机制、线粒体功能障碍等多种假说。

尽管每种假说均有一定的证据表明与AD的发病有关，但其在整个AD病理生理过程中所占的比重还不甚明了。

流行病学研究还发现众多危险因素与AD相关，如低教育程度、膳食因素、女性雌激素水平降低、高血糖、高胆固醇、高同型半胱氨酸、血管因素、心理社会危险因素等。

【病理】

AD 的大体病理表现为脑的体积缩小和重量减轻，脑沟加深、变宽，脑回萎缩，颞叶特别是海马区萎缩。组织病理学上的典型改变为神经炎性斑(嗜银神经轴索突起包绕淀粉样变性而形成)、神经原纤维缠结(由过度磷酸化的微管 Tau 蛋白于神经元内高度螺旋化形成)、神经元缺失和胶质增生。

1. 神经炎性斑(netiritic plaques, NP) 在 AD 患者的大脑皮质、海马、某些皮质下神经核如杏仁核、前脑基底神经核和任脑存在大量的 NP。NP 以 Ap 沉积为核心，核心周边是更多的 Ap 和各种细胞成分。自 20 世纪 70 年代以来，相继有研究者制定了诊断 AD 所需大脑皮质 NP 数量的神经病理诊断标准，目前广泛使用的是美国学者 Miira 等于 1991 年提出的半定量诊断标准，用图像匹配的方法估计三个脑叶新皮质严重受累区 NP 的数。

2. 神经原纤维缠结(neurofibrillary tangles，NFT) 大脑皮质和海马存在大量 NFT，NFT 主要在神经元胞体内产生，有些可扩展到近端树突干。含 NFT 的神经元细胞大多已呈退行性变化，NFT 也常见于杏仁核、前脑基底核、某些下丘脑神经核、脑干的中缝核和脑桥的蓝斑。轻度 AD 患者，NFT 可能仅限于大脑皮质和海马。

【临床表现】

AD 通常是隐匿起病，很难确切了解具体的起病时间，病程为持续进行性，无缓解，停止进展的平稳期即使有也极罕见。AD 的临床症状可分为两方面，即认知功能减退及其伴随的生活能力减退症状和非认知性神经精神症状。其病程演变大致可以分为轻、中、重三个阶段：

1. 轻度：此期的主要表现是记忆障碍。首先出现的是近事记忆减退，常将日常所做的事和常用的一些物品遗忘。随着病情的发展，可出现远期记忆减退，即对发生已久的事情和人物的遗忘，面对生疏和复杂的事物容易出现疲乏、焦虑和消极情绪，还会表现出人格方面的障碍，如不爱清洁、不修边幅、暴躁、易怒、自私多疑。需要指出的是，在该期发生的记忆减退常可因患者本人及其家属误为老年人常见的退行性改变而被忽视，直至出现了定向力障碍(对时间和空间的定向力紊乱)才会引起重视。此期患者易与良性记忆障碍或称年龄相关记忆障碍相混淆。

2. 中度：除记忆障碍继续加重外，患者可出现思维和判断力障碍、性格改变和情感障碍，患者的工作、学习新知识和社会接触能力减退，特别是原已掌握的知识和技巧出现明显的衰退。出现逻辑思维、综合分析能力减退，言语重复、计算力下降，还可出现一些局灶性脑部症状如失语、失用、失认或肢体活动不灵等。有些患者还可出现癫痫、强直 - 少动综合征。此时患者常有较多的行为和精神活动障碍，有的因外出后找不到回家的路而走失，有的原来性格内向的患者现在变得易激惹、兴奋欣快、言语增多，而原来性格外向的患者则可变得沉默寡言，对任何事情(原来熟悉的事物、工作和个人爱好)都提不起兴趣。甚至出现人格改变，如不注意卫生、仪表，甚至做出一些丧失廉耻(如随地大小便等)的行为。

3. 重度：此期的患者除上述各项症状逐渐加重外，还有情感淡漠、哭笑无常、言语能力丧失，以致不能完成日常简单的生活事项，如穿衣、进食。终日无语而卧床，与外界 (包括亲友)逐渐丧失接触能力。四肢出现强直或屈曲瘫痪，括约肌功能障碍。此外，此期患者常可并发全身系统疾病的症状，如肺部及尿路感染、压疮以及全身性衰竭症状等，最终因并发症而死亡。

轻中度 AD 患者常没有明显的神经系统体征，少数患者有锥体外系体征。重度晚期患者出现神经系统原始反射如强握反射、吸吮反射等。晚期患者常有肌张力增高，四肢呈持久的屈曲姿态。

【辅助检查】

1. 影像学：神经影像学是最具实际鉴别意义的辅助检查。CT 检查见脑萎缩、脑室扩大；头颅 MRI 检查显示的双侧颞叶、海马萎缩为 AD 的诊断提供了强有力的依据。近年来在脑功能成像研究中，也有应用葡萄糖代谢、脑血流分布等原理，采用 SPECT(单光子发射计算机断层扫描) 和 PET(正电子发射断层扫描) 检查，可见顶叶、颞叶和额叶，尤其是双侧颞叶的海马区血流和代谢降低。该结果的低代谢区和 CT、MRI 的萎缩区一致。

2. 脑电图：AD 的早期脑电图改变主要是波幅降低和 a 节律减慢。如有病前的基础脑电图作对比，对诊断有一定的价值。少数患者早期就有脑电图 a 波明显减少，甚至完全消失，随病情进展，可逐渐出现较广泛的活动，以额、顶叶明显。晚期则表现为弥漫性慢波，典型表现是在普遍波的背景上重复着 s 波。

3. 神经心理学检查在对 AD 进行诊断的过程中，神经心理学测验是必不可少的内容。目前，临床上用于 AD 的神经心理测验有许多种，每一种测验工具都有其在诊断和预后评估上的特点，但其涵盖的认知功能领域不尽相同，对结果的评估也有不同。一般而言，对 AD 的认知评估领域应包括定向力、记忆功能、言语功能、应用能力、注意力、知觉 (视、听、感知) 和执行功能七个领域。临床上常用的工具可分为：①大体评定表，如简易精神状况检查量表(MMSE)、阿尔茨海默病认知功能评价亚表(ADA-Scog)、长谷川痴呆摄表(HDS)、Mattis 痴呆最表、认知能力筛查量表(CASI)等；②分级摄表，如临床痴呆评定最表(CDR)和总体衰退矸表(GDS)；③精神行为评定 M 表，如痴呆行为障碍最表(DBD)、汉密尔顿抑郁量表(HAMD)、神经精神问卷(NPI)；④用于鉴别的 S 表，Hachinski 缺血表。还应指出的是，选用何种量表，如何评价测验结果，必须结合临床表现和其他辅助检查结果综合得出判断。

4. 脑脊液检查用于 AD 的辅助检查，有脑脊液和 Taii 蛋白定量。但它们的结果均为提示性，现主要在科研领域，尚未推广至临床。

5. 基因检查：有明确家族史的患者可进行 APP、PS1、PS2 基因检测，突变的发现有助于确诊。

【诊断】

AD 作为一个症状群，最终确诊有赖于病理学。临床上主要依据其临床表现、适当的辅助检查及神经心理学检查而做出诊断，但必须与其他类型的痴呆做鉴别。

关于 AD 的诊断标准，目前认识比较一致的是采用《美国精神障碍诊断统计手册》(第四版) 和美国国立神经病语言障碍卒中研究所和阿尔茨海默病及相关疾病学会两种诊断标准。

1. DSM-IV 中关于 AD 的诊断标准

(1) 进展性多个认知功能缺失，包括以下两项：

①记忆障碍，包括学习新知识和回忆旧知识均有障碍。

②一个或数个下列功能障碍，如失语(言语障碍)、失用(运动功能正常而应用不正常)、失认(感觉器官正常而不能认识外界物体)，以及执行功能(计划、组织、排序、抽象概括)障碍。

(2) 以上认知功能障碍导致患者社会活动和职业工作能力明显减退，不能胜任以往工作。

(3) 认知功能丧失为逐渐起病，并缓慢持续进展。

(4) 认知缺陷，并非由于下列原因导致：

①中枢神经系统疾病(脑血管病、帕金森病、亨廷顿病、慢性硬膜下血肿、正常颅压性脑积水、脑肿瘤等)。

②系统性疾病(甲状腺功能减退、维生素 B12 缺乏、叶酸缺乏、烟酸缺乏、高钾血症、神经梅毒和 HIV 感染等)。

③活性物质所致的痴呆。

(5) 这些缺陷并非由健忘所致。

(6) 不能由其他精神疾病(如抑郁症、精神分裂症)解释。

2.NINCDS-ADRDA 很可能为 AD 的诊断标准：

(1) 诊断标准：

①痴呆：临床检查和认知童表测查确定有痴呆。

②两个或两个以上认知功能缺损，且进行性恶化。

③无意识障碍。

④40～90岁起病，多见于65岁以后。

⑤排除其他可引起进行性记忆和认知功能损害的系统性疾病和脑部疾病。

(2) 支持标准：

①特殊性认知功能，如言语(失语症)、运动技能(失用症)、知觉(失认症)的进行性损害。

②日常生活功能损害或行为方式的改变。

③家庭中有类似疾病史，特别是有神经病理学或实验室证据者。

④实验室检查腰穿压力正常；脑电图正常或无特殊性的改变如慢波增加；CT 或 MRI 证实有脑萎缩，且随诊检查有进行性加重。

(3) 排除标准：

①突然起病或卒中样发作。

②早期有局灶性神经系统体征，如偏瘫、感觉丧失、视野缺损、共济失调。

③起病或疾病早期有癫痫发作或步态异常。

3.2007年8月 Dubios 等在原有 N1NCDS-ADRDA 标准的基础上进行修订，提出了 AD 的科研诊断标准，具体如下：

(1) 很可能 AD: 符合核心标准，并满足一项以上支持表现。

①核心标准：具有以下特征的早期、显著的情录记忆损害：① 患者本人或知情者报告的、持续6个月以上的、缓慢进展的记忆功能变化；② 显著情景记忆损害的客观证据：包括不能被线索提示、再认测试改善或纠正的回忆困难；③ 情录记忆损害在起病或疾病进展过程中可以单独存在，或与其他认知功能改变共存。

②支持表现：A. 颞叶内侧萎缩：MRI 可见海马、内嗅区皮质、杏仁核体积缩小(应与相应年龄的正常人群均值比较)。B. 脑脊液生物标志物异常：① 脑脊液中 Ap42 浓度偏低、总 Tau 蛋白浓度增高、磷酸化 Tau 浓度增高，或三者皆有；② 其他今后可能被发现的生物标志物。C.PET 功能神经影像学的特异表现：① 双侧颞、顶叶糖代谢低下；② 其他已经明确的示踪配体的变化，包括 PIB、

FDDNP 等。D. 患者为明确的常染色体显性遗传八 D 家系的直系 Sg 员。

③排除标准：

a 病史：突然起病；早期合并步态障碍、癫痫发作、行为异常等。

b 临床表现：局灶神经系统表现如偏瘫、感觉缺失、视野缺损等；早期锥体外系表现。

c 其他导致记忆减退或相关表现的疾病：非 AD 痴呆、抑郁症、脑血管疾病、中毒性疾病、代谢性疾病，需特异性检查明确；MRIFLAIR 或 T2 像显示位于内侧颞叶的感染或血管性病变的异常信号。

肯定 AD 的标准：

在以下情况下可确诊 AD：① 符合临床诊断标准，同时脑活检或尸检符合 AD 病理标准，病理标准参照 NIA-Reagan 标准；② 符合临床诊断标准，同时具有遗传学证据(1、14、21 号染色体上的突变)。

【治疗】

由于 AD 患者认知功能衰退不可逆，因而其治疗仍旧是未能解决的问题。总的原则是：

1. 生活护理包括使用某些特定的器械等。有效的护理能延长患者的生命及改善患者的生活质量，并能防止摔伤、外出不归等意外的发生。

2. 非药物治疗包括职业训练、音乐治疗和群体治疗等。

3. 药物治疗

(1) 改善认知功能：① 胆碱能制剂：目前用于改善认知功能的药物主要是胆碱能制剂，包括乙酰胆碱前体、乙酰胆碱酯酶抑制剂(AChEI) 和选择性胆碱能受体激动剂。AChEI 因疗效肯定而被广泛应用，比较有代表性的药物有多奈哌齐、利斯的明、石杉碱甲等。② NMDA 受体拮抗剂：美金刚能够拮抗 N- 甲基 -D 门冬氨酸(NMDA) 受体，具有调节谷氨酸活性的作用，现已用于中晚期 AD 患者的治疗。③ 临床上有时还使用脑代谢激活剂，如吡拉西坦、茴拉西坦和奥拉西坦；微循环改善药物，如麦角生物碱类制剂；钙离子拮抗剂，如尼莫地平等。

(2) 控制精神症状：很多患者在疾病的某一阶段出现精神症状，如幻觉、妄想、抑郁、焦虑、激越、睡眠紊乱等，可给予抗抑郁药物和抗精神病药物，前者常用选择性 5-HT 再摄取抑制剂，如氟西汀、帕罗西汀、西酞普兰、舍曲林等，后者常用不典型抗精神病药，如利培酮、奥氮平、思瑞康等。这些药物的使用原则是：① 低剂量起始；② 缓慢增量；③ 增量间隔时间稍长；④ 尽量使用最小有效剂 S;⑤ 治疗个体化；⑥ 注意药物间的相互作用。

4. 支持治疗重度患者自身生活能力严重减退，常导致营养不良、肺部感染、泌尿系统感染、压疮等并发症，应加强支持治疗和对症治疗。

【预后】

AD 病程约为 5 ~ 10 年，少数患者可存活 10 年或更长的时间，多死于肺部及泌尿系统感染、压疮等并发症。

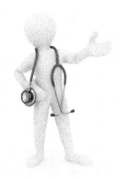

第十章 缺血性脑血管病

一、脑血栓形成：

脑血栓形成是指在颅内、外供应脑部的动脉血管壁发生病理性改变的基础上，在血流缓慢、血液成分改变或血黏度增加等情况下形成血栓，致使血管闭塞而言。

【病因和发病机理】

最常见的病因为动脉粥样硬化。由于动脉粥样硬化斑破裂或形成溃疡，血小板、血液中其他有形成分及纤维黏附于受损的粗糙的内膜上，形成附壁血栓，在血压下降、血流缓慢、血流量减少、血液黏度增加和血管痉挛等情况影响下，血栓逐渐增大，最后导致动脉完全闭塞。糖尿病，高血脂症和高血压等可加速脑动脉粥样硬化的发展。脑血栓形成的好发部位为颈总动脉、颈内动脉、基底动脉下段、椎动脉上段，椎—基底动脉交界处，大脑中动脉主干、大脑后动脉和大脑前动脉等。其他病因有非特异动脉炎、钩端螺旋体病、动脉瘤、胶原性病、真性红细胞增多症和头颈部外伤等。

【病理】

梗塞后的脑组织由于缺血、缺氧发生软化和坏死。病初6小时以内，肉眼尚见不到明显病变；8～48小时，病变部位即出现明显的脑肿胀，脑沟变窄，脑回扁平，脑灰白质界线不清；7～14天脑组织的软化、坏死达到高峰，并开始液化。其后软化和坏死组织被吞噬和清除，胶质增生形成疤痕，大的软化灶形成囊腔。完成此修复有时需要几个月，甚至1～2年。

【临床表现】

（一）一般症状

本病多见于50～60岁以上有动脉硬化的老年人，有的有糖尿病史。常于安静时或睡眠中发病，1～3天内症状逐渐达到高峰。有些患者病前已有一次或多次短暂缺血发作。除重症外，1～3天内症状逐渐达到高峰，意识多清楚，颅内压增高不明显。

（二）脑的局限性神经症状

变异较大，与血管闭塞的程度、闭塞血管大小、部位和侧支循环的好坏有关。

1. 颈内动脉系统：

（1）颈内动脉系统：以偏瘫、偏身感觉障碍、偏盲三偏征和精神症状较为多见，主侧半球病变尚有不同程度的失语、失用和失认，还出现病灶侧的原发性视神经萎缩，出现特征性的病侧眼失明伴有对侧偏瘫称黑蒙交叉性麻痹、Horner征、动眼神经麻痹、视网膜动脉压下降。如颅外段动脉闭塞时，颈动脉可有触痛，呈条索状，搏动减退或消失，颈部可听到异常血管杂音。如侧支循环良好，临床上可不出现症状。多普勒超声扫描除可发现颈动脉狭窄或闭塞外，还可见到颞浅动脉血流呈逆向运动。

(2)大脑中动脉：最为常见。主干闭塞时有三偏征，主侧半球病变时尚有失语。中动脉浅表分支前中央动脉闭塞时可有对侧面舌肌无力，主侧受累时可有运动性失语；中央动脉闭塞时可出现对侧上肢单瘫或不完全性偏瘫和轻度感觉障碍；顶后、角回或颞后感觉性失语和失用。豆纹动脉外侧支闭塞时可有对侧偏瘫。

(3)大脑前动脉：由于前交通动脉提供侧支循环，近端阻塞时可无症状；周围支受累时，常侵犯额叶内侧面，瘫痪以下肢较重，可伴有下肢的皮质性感觉障碍及排尿障碍；深穿支阻塞，影响内囊前支，常出现对介中枢性面舌瘫及上肢轻瘫。双侧大脑前动脉闭塞时可出现精神症状并伴有双侧瘫痪。

2. 椎—基底动脉系统：

(1)小脑后下动脉(Wallenberg)综合征：引起延髓背外侧部梗塞，出现眩晕、眼球震颤，病灶侧舌咽、迷走神经麻痹，小脑性共济失调及 Hroner 征，病灶侧面部对侧躯体、肢体感觉减退或消失。

(2)旁正中央动脉：甚罕见，病灶侧舌肌麻痹、对侧偏瘫。

(3)小脑前下动脉：眩晕、眼球震颤，两眼球向病灶对侧凝视，病灶侧耳鸣、耳聋，Horner 征及小脑性共济失调，病灶侧面部和对侧肢体感觉减退或消失。

(4)基底动脉：高热、昏迷、针尖样瞳孔、四肢软瘫及延髓麻痹。急性完全性闭塞时可迅速危及病人生命，个别病人表现为闭锁综合征。

(5)大脑后动脉：表现为枕顶叶综合征，以偏盲和一过性视力障碍如黑矇等多见，此外还可有体象障碍、失认、失用等。如侵及深穿支可伴有丘脑综合征，有偏身感觉障碍及感觉异常以及锥体外系等症状。

(6)基底动脉供应桥脑分支：可出现下列综合征：① 桥脑旁正中综合征(Foville 综合征)：病灶侧外展不能，两眼球向病灶对侧凝视，对侧偏瘫。② 桥脑腹外综合征(Millard-Gubler 综合征)：病灶侧周围性面瘫及外直肌麻痹，伴有病灶对侧偏瘫，可有两眼向病灶侧凝视不能。③ 桥脑被盖综合征(Raymond-Cestan 综合征)：病灶侧有不自主运动及小脑体征，对侧肢体及轻瘫及感觉障碍，眼球不能向病灶侧凝视。

(三)实验室检查

血尿常规、血沉、血糖、血脂及心电图应列为常规检查项目。脑脊液无色透明，压力、细胞数和蛋白多正常。脑血管造影可发现血管狭窄或闭塞的部位和程度。头颅 CT 扫描，在 24~48 小时等密度，其后病灶处可见到低密度区。磁共振(MRI)检查则可在早期发现梗塞部位。正电子发射计算机断层扫描(PET)，不仅能测定脑血流量，还能测定脑局部葡萄糖代谢及氧代谢，若减低或停止，则提示存在梗塞。

【诊断与鉴别诊断】

本病多因脑动脉硬化引起，其诊断要点为：年龄在50岁以上，患有动脉硬化、糖尿病、高血脂者；既往有短暂性脑缺血发作史；多在安静状态下发病，起病缓慢；意识多清楚，较少头痛、呕吐；有局限性脑出血相。还应与颅内占位性病变，散发性脑炎和脑寄生虫病等相鉴别。

【病程和预后】

凡病情和动脉硬化轻、心功能良好和侧支循环较佳者，治疗后多数恢复较好，少数常遗留有不同程度的后遗症。年老体弱，严重糖尿病，有昏迷及合并症或反复发作者预后不佳。

【治疗】

(一)急性期

以尽早改善脑缺血区的血液循环、促进神经功能恢复为原则。

1. 缓解脑水肿：梗塞区较大的严重患者，可使用脱水剂或利尿剂，但量不宜过大，时间不宜过长，以防脱水过度导致血容量不足和电解质紊乱等。

2. 改善微循环：可用低分子右旋糖苷，能降低血黏度和改善微循环：500ml/次静滴每日1次，8~10天为一疗程。也可以用706代血浆，用法相同。

3. 稀释血液：① 等容量血液稀释疗法：通过静脉放血，同时予置换等量液体；② 高容量血液稀释疗法：静脉注射不含血液的液体以达到扩容目的。

4. 溶栓：① 链激酶：初次剂量为50~100万加入到生理盐水100ml内，静脉半小时滴完，维持量为60万U溶于葡萄糖液250~500ml内静脉6小时滴完，4次/日，24小时内维持用药，直到病情不再发展为止，但一般不超过7天。② 尿激酶：第一天用1万~3万，分2~3次加入葡萄糖液内静滴，1~2周为一疗程。用药期注意出血倾向，1~2年内用此药者不宜再用。有出血素质、低纤维蛋白原血症、败血症、空洞型肺结核、严重肝病、心内膜炎及近期内有出血者忌用。应用链激酶时应做过敏试验。

5. 抗凝：用以防止血栓扩延和新的血栓发生。用药期间也须严密注意出血倾向，出血性疾病、活动性溃疡、严重肝肾疾病、感染性血栓及高龄者忌用。① 肝素：12500~25000U，溶于10%葡萄糖液500~1000ml内，静滴1~2天，以后根据病情掌握使用；② 双香豆素：同时口服，第一日200~300mg，以后维持量为50~100mg/d，治疗天数以病情而定；③ 新抗凝：口服，第一日20mg，第二日16mg，以后用4~8mg/d维持量。此外，临床上还有用蛇毒制剂、藻酸双酯钠等。

6. 扩张血管：一般认为血管扩张剂效果不肯定，对有颅内压增高的严重患者，有时可加重病情，故早期多不主张使用。常用的药物有：罂杰碱30mg口服或肌注2~3次/日，或60~90mg加入5%葡萄糖500ml内，静滴，1次/日。还可应用环扁桃酯、已酮可可碱、倍他定等。也可使用钙离子拮抗剂，以防止继发性血管痉挛，如尼莫地平40mg，3次/d；西比灵5~10mg。1次/日。

7. 其他：除上述治疗原则外，本病还可使用高压氧疗法、体外反搏疗法和光量子血液疗法等。后者将自体血液100~200ml经过紫外线照射和充氧后回输给自身，每5~7天一次，5~7次为一疗程。

中药以补气、活血、通络为准则，常用补阳还五汤和丹参等，同时使用脑复康、r氨酪酸和胞二磷胆碱等，有助于改善脑代谢。

本病也有应用手术治疗者，如颈内动脉颅外段血栓切除术，或颅内—外动脉吻合术。但疗效不佳，近几年应用较少。还有应用颈动脉腔内血管形术。如系颈椎病骨质增生所致者可行骨刺清除术和颈椎侧前方减压术等。

在治疗过程中,将血压维持适当水平,不宜偏低。对瘫痪肢体,应早期进行被支活动及按摩,以促进功能恢复,并防止肢体挛缩畸形。

(二)恢复期

继续加强瘫痪肢体功能锻炼和言语功能训练,除药物外,可配合应用理疗、体疗和针灸等。

此外,可长期服用抗血小板聚集剂,如潘生丁或阿斯匹林等,有助于防止复发。

二、脑栓塞

脑动脉栓塞后,由其供应的脑组织发生缺血、缺氧、水肿和坏死。如缺血梗塞区中伴有点状出血时,称为出血性或红色梗塞,否则称为缺血或白色梗塞。梗塞后8小时脑组织灰白质界线不清,梗塞区脑组织水肿,随后软化和坏死,约1月左右液化的脑组织被吸收,并成胶质疤痕或空洞。由于小栓子引起的脑血管痉挛,大栓子形成的广泛脑水肿、颅内压增高,甚至可形成脑疝。此外,炎性栓子还可引起局限性脑为或脑脓肿等。

【临床表现】

本病临床表现的轻重与栓子的大小、数量、部位、心功能状况等因素有关。发病急骤,症状多在数分钟或短时间内达到高峰。部分患者可有意识障碍,较大栓塞或多发性栓塞时患者可迅速进入昏迷和出现颅内压增高症状。局部神经缺失症状取决于栓塞的动脉,多为偏瘫或单瘫、偏身感觉缺失、偏盲及抽搐等。主侧半球病变时可出现失语、失用等。多数可有原发病的症状。脑脊液除压力增高外多正常,但出血性梗塞或细菌性栓子引起脑部感染时,脑脊液可含红血球或呈炎性改变,蛋白也可增高。脑血管造影检查可明确栓塞部位,但阴性者不能排除本病。CT检查常有助于明确诊断,同时还可发现脑水肿及有无脑室受压、移位及脑疝形成等。

【诊断及鉴别诊断】

根据急骤发病、全脑和局限性脑损害征象、检查伴有原发病背景、脑脊液正常等特点常可确诊。少数病人借助于脑血管造影或头颅 CT、MRI 检查与其他脑血管病相鉴别。

【病程与预后】

与病人年龄、栓子部位、大小和数量以及心血管系统功能状况有关。轻者几天后症状减轻并逐渐恢复。如起病后症状继续发展,瘫痪加重和昏迷较深者预后不良,多死于脑疝、心肺梗塞或心力衰竭。

【治疗与预防】

1.治疗原发病,防止再发生栓塞。当有心衰时应及时引正心衰,改善心功能,气栓时取头低侧卧位和高压氧疗法。脂肪栓塞可缓慢静注20% 氧胆酸钠5~10ml,1次/2h,或缓慢静滴5% 酒精葡萄糖液250~500ml,1次/日。细菌性栓塞可选用抗生素等治疗。

2.其他治疗:基本同脑血栓形成,但输液速度放慢,防止心脏负荷过重引起或加重心衰。脱水剂用量宜少,以利尿剂为主。也可使用颈交感神经封闭疗法,有助于解除由栓子刺激所致的反射性脑血管痉挛,1次/天,10天为一疗程。

三、腔隙性脑梗塞

凡脑深部穿通动脉闭塞引起的脑梗塞，经巨噬作用使留下梗塞灶直径小于2mm者，称为腔隙性脑梗塞。多位于底节、内囊、丘脑、脑桥、少数位于放射冠及脑室管膜下区。

【病因和发病机理】

本病的脑动脉可有下列改变：

1. 类纤维素性改变：见于严重高血压，血管壁增厚，小动脉过度扩张，呈节段性，血脑屏障破坏，血浆性渗出。

2. 脂肪玻璃样变样：多见于慢性非恶性高血压患者，直径小于200μm的穿通动脉，腔隙病灶中可发现动脉脂肪变性。

3. 小动脉粥样硬化：见于慢性高血压患者，直径为100~400μm的血管，有典型的粥样斑动脉狭窄及闭塞。

4. 微动脉瘤：常见于慢性高血压患者。

【临床表现】

临床症状一般较轻，除少数外，大多发病缓慢，12~72小时达到高峰，部分病人有短暂缺血发作史。临床症状与腔梗灶的大小和部位有关，常见有下列五种类型：

1. 纯运动性卒中：表现为面、舌、肢体不同程度瘫痪，而无感觉障碍、视野缺失、失语等。病灶位于放射冠、内囊、基底节、脑桥、延髓等。

2. 纯感觉性卒中：患者主诉半身麻木，有牵拉、发冷、发热、针刺、疼痛、肿胀、变大、变小或沉重感。检查可见一侧肢体、身躯感觉减退或消失。感觉障碍偶可见越过中线影响双侧鼻、舌、阴茎、肛门等，说明为丘脑性病灶。

3. 共济失调性轻偏瘫：表现为病变对侧的纯运动性轻偏瘫和小脑性共济失调，以下肢为重，也可有构音不全和眼震。系基底动脉的旁正中动脉闭塞而使桥脑基底部上1/3与下1/3交界处病变所致。

4. 感觉运动性卒中：多以偏身感觉障碍，继而出现轻偏瘫。因丘脑后腹核并累及内囊后肢的腔隙性梗塞所致。

5. 构音不全手笨拙综合征：患者严重构音不全，吞咽困难，一侧中枢性面舌瘫，该侧手轻度无力并伴有动作缓慢，笨拙(尤以精细动作如书写更为困难)，指鼻试验不准，步态不稳，腱反射亢进和病理反射阳性。病灶位于桥脑基底部上1/3和下2/3交界处，也可能有同侧共济失调。

实验室检查：因病灶小，脑电图和脑血管造影均正常。累及听觉或体感通路时，脑干听觉和体感诱发电位可有异常。确诊依靠头颅CT在病后8~11天检查较适宜，MRI对脑干腔隙梗塞也清晰可见。

【诊断与鉴别诊断】

诊断要点：① 中年以后发病，且有长期高血压病史；② 临床症状符合上述腔隙性卒中典型表现之一者；③ 实验室检查如脑电图、脑脊液及脑血管造影等无阳性发现；④ 头颅CT及MRI检查证实与临床一致的腔隙病灶；⑤ 预后良好、短期内有完全恢复可能。

鉴别诊断：本病应与脑血栓形成、脑栓塞和脑实质小出血灶鉴别。后者临床表现与本病相同，占脑出血10%，出血量0.3~10ml 不等，仅能依靠 CT 或 MRI 检查明确诊断。

【治疗与预后】

本病的治疗，基本上同脑血栓形成，应积极治疗高血压，尤为病史中已有过腔隙性梗塞者需要防止复发，同时应注意压不能过快过低。血液流变学检查如有异常，给以适当处理。

四、短暂性脑缺血发作（TIA）

短暂性脑缺血发作是指伴有局灶症状的短暂的脑血液循环障碍，以反复发作的短暂性失语、瘫痪或感觉障碍为特点，症状和体征在24小时内消失。

【病因与发病机理】

本病多与高血压动脉硬化有关，其发病可能有多种因素引起。

1. 微血栓：颈内动脉和椎—基底动脉系统动脉硬化狭窄处的附壁血栓、硬化斑块及其中的血液分解物、血小板聚集物等游离脱落后，阻塞了脑部动脉，当栓子碎裂或向远端移动时，缺血症状消失。

2. 脑血管痉挛：颈内动脉或椎—基底动脉系统动脉硬化斑块使血管腔狭窄，该处产生血流旋涡流，当涡流加速时，刺激血管壁导致血管痉挛，出现短暂性脑缺血发作，旋涡减速时，症状消失。

3. 脑血液动力学改变：颈动脉和椎—基底动脉系统闭塞或狭窄时，如病人突然发生一过性血压过低，由于脑血流量减少，而导致本病发作；血压回升后，症状消失。本病多见于血压波动时。此外，心律不齐、房室传导阻滞、心肌损害也可使脑局部血流量突然减少而发病。

4. 颈部动脉扭曲、过长、打结或椎动脉受颈椎骨增生骨刺压迫，当转头时即可引起本病发作。

【临床表现】

60岁以上老年人多见，男多于女。多在体位改变、活动过度、颈部突然转动或屈伸等情况下发病。

1. 颈动脉系统的 TIA 较椎—基底动脉系统：TIA 发作较少，但持续时间较久，且易引起完全性卒中。最常见的症状为单瘫、偏瘫、偏身感觉障碍、失语、单眼视力障碍等。亦可出现同向偏盲及昏厥等。

2. 椎基底动脉系统的 TIA 较颈动脉系统：TIA 多见，且发作次数也多，但时间较短。主要表现为脑干、小脑、枕叶、颞叶及脊髓近端缺血。神经缺损症状，常见为眩晕、眼震、站立或行走不稳、视物模糊或变形、视野缺损、复视、恶心或呕吐、听力下降、球麻痹、交叉性瘫痪，轻偏瘫和双侧轻度瘫痪等。少数可有意识障碍或猝倒发作。

【诊断与鉴别诊断】

本病临床表现具有突发性、反复性、短暂性和刻板性特点，诊断并不难。

【病程与预后】

本病常系脑血栓形成的先兆，颈动脉 TIA 发病1个月内约有半数、5年内有25%~40% 患者发生完全性卒中；约1/3发作自然消失或继续发作。高龄体弱、高血压、糖尿病、心脏病等均影响预后，主要死亡原因系完全性脑卒中和心肌梗塞。

【治疗与预防】

本病可自行缓解，治疗着重于预防复发。应调整血压，改善心功能，保持有效血液循环，纠正血液流变异常，避免颈部过度屈伸活动，并长期口服抑制血小板聚集剂，如阿斯匹林0.05~0.1克，1~2次／日，或潘生丁25mg，3次／日或亚磺吡唑酮，0.8g/d。颈椎病骨质增生压迫或刺激椎动脉时，可行颈椎融合术或骨刺切除术。

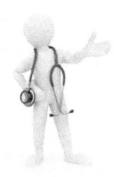

第十一章 出血性脑血管病

一、脑出血

脑出血系指脑实质内的血管破裂引起大块性出血所言，约80%发生于大脑半球，以底节区为主，其余20%发生于脑干和小脑。

【病因及发病机理】

高血压和动脉硬化是引发脑出血的主要因素，还可因先天性脑动脉瘤、脑血管畸形、脑瘤、血液病(如再生障碍性贫血、白血病、血小板减少性紫癜及血友病等)、感染、药物(如抗凝及溶栓剂等)、外伤及中毒等所致。

其发病机理可能与下列因素有关：① 脑内小动脉的病变：表现为脑内小动脉分叉处或其附近中层退变、平滑肌细胞不规则性萎缩以至消失，或分节段、呈"虫蚀"样，这些中层变性与长期高血压有直接关系。由于高血压的机械作用产生血管内膜水肿以及血管痉挛使动脉壁发生营养障碍、使血管渗透性增高，血浆渗过内膜，可有大量纤维蛋白溶解酶进入血管壁中致组织被溶解，即类纤维性坏死(内膜玻璃样变)。脑出血患者，脑内小动脉及微动脉如豆纹动脉的中段及远段其病变比其他脏器(如肾脏等)的相应的血管更为严重和弥散，且易于被脂肪浸润，形成脂肪玻璃变性。② 微小动脉瘤：绝大多数微小动脉瘤位于大动脉的第一分支上，呈囊状或棱形，好发于大脑半球深部(如壳核、丘脑、尾状核)，其次为脑皮质及皮质下白质，中、桥脑及小脑皮质下白质中也可见到。

当具备上述病理改变的患者，一旦在情绪激动、体力过度等诱因下，出现血压急剧升高超过其血管壁所能承受的压力时，血管就会破裂出血，形成脑内大小不同的出血灶。

【病理】

脑出血一般单发，也可多发或复发，出血灶大小不等。较大新鲜出血灶，其中心是血液或血凝块(坏死层)，周围是坏死脑组织，并含有点、片状出血(出血层)，再外周为明显水肿、瘀血的脑组织(海绵层)并形成占位效应。如血肿较大而又发生于大脑半球深部，可使整个半球严重肿胀，对侧半球严重受挤，整个小脑幕上的脑血流量明显下降，此种继发性脑缺血又加重了脑水肿。脑室系统也同时受挤、变形及向对侧移位，又加上部分血肿破入脑室系统，使已经移位变小的脑室内灌入血液并形成血凝块，乃造成脑室系统的脑脊液循环严重梗阻，这些继发的梗阻性单、双侧脑积水或积血，又加重了脑水肿的过程。血肿也可以向附近皮质表面、外侧裂或小脑给裂处穿破，于是血液进入蛛网膜下深造成脑沟、脑池及上矢状窦蛛网膜颗粒阻塞，构成了继发性脑脊液回吸障碍，间接地又增加了脑水肿，减少了脑血循环量，严重的幕上脑出血多伴发患侧半球的大脑镰下扣带回疝以及钩回疝(小脑幕切迹疝)，它们又继发造成了脑干扭曲、水肿及出血等。

当脑出血进入恢复期后，血肿和被破坏的脑组织逐渐被吸收，小者形成胶质疤痕，大者形成一中间含有黄色液体的囊腔。

【临床表现】

本病多见于高血压病史和50岁以上的中老年人。多在情绪激动、劳动或活动以及暴冷时发病，少数可在休息或睡眠中发生。寒冷季节多发。

(一)全脑症状

1. 意识障碍：轻者躁动不安、意识模糊不清，严重者多在半小时内进入昏迷状态，眼球固定于正中位，面色潮红或苍白，鼾声大作，大汗，尿失禁或尿潴留等。

2. 头痛与呕吐：神志清醒或轻度意识障碍者可述头痛，以病灶侧为重；朦胧或浅昏迷者可见病人用健侧手触摸病灶侧头部，病灶侧颞部有明显叩击痛，也可见向病灶侧强迫性头位。呕吐多见，多为喷射性，呕吐物为胃内容物，多数为咖啡色，呃逆也相当多见。

3. 去大脑性强直与抽搐：如出血量大，破入脑室和影响脑干上部功能时，可出现阵发性去皮质性强直发作(两上肢屈曲，两下肢伸直性，持续几秒钟或几分钟不等)或去大脑强直性发作(四肢伸直性强直)。少数病人可出现全身性或部分性痉挛性癫痫发作。

4. 呼吸与血压：病人一般呼吸较快，病情重者呼吸深而慢，病情恶化时转为快而不规则，或呈潮式呼吸，叹息样呼吸，双吸气等。出血早期血压多突然升高，可达26.7/16kpa以上。血压高低不稳和逐渐下降是循环中枢功能衰竭的征象。

5. 体温：出血后即刻出现高热，乃系丘脑下部体温调节中枢受到出血损害。若早期体温正常，而后体温逐渐升高并呈现弛张型者，多系合并感染之故(以肺部为主)；始终低热者为出血后的吸收热。桥脑出血和脑室出血均可引起高热。

6. 瞳孔与眼底：早期双侧瞳孔可时大时小，若病灶侧瞳孔也散大，对光反应迟钝或消失，是小脑幕切迹疝形成的征象；若双侧瞳孔均逐渐散大，对光反应消失，是双侧小脑幕切迹全疝或深昏迷的征象；若两侧瞳孔缩小或呈针尖样，是桥脑出血的征象。

眼底多数可见动脉硬化征象和视网膜斑片出血，静脉血管扩张。若早期无乳头水肿，而后才逐渐出现者，应考虑脑内局灶性血肿形成或瘤卒中的可能。

7. 脑膜刺激征：见于脑出血已破入脑室或脑蛛网膜下腔时。倘有颈项僵直或强迫头位而 Kernig 征不明显时，应考虑颅内高压引起枕骨大孔疝的可能。

(二)局限性神经症状

与出血的部位、出血量和出血灶的多少有关。

1. 大脑基底区出血：病灶对侧出现不同程度的偏瘫。偏身感觉障碍和偏盲，病理反射阳性。双眼球常偏向病灶侧。主侧大脑半球出血者尚有失语、失用等症状。

2. 脑叶性出血：大脑半球皮质下白质内出血。多为病灶对侧单瘫或轻偏瘫，或为局部肢体抽搐和感觉障碍。

3. 脑室出血：多数昏迷较深、常伴有强直性抽搐，可分为继发性和原发性两类。前者多见于脑出血破入脑室系统所致；后者少见，为脑室壁内血管自身破裂出血引起。脑室出血本身无局限性神经症状，仅三脑室出血影响丘脑时，可见双眼球向下方凝视，临床诊断较为困难，多依靠头颅CT检查确诊。

4.桥脑出血：视出血部位和波及范围而出现相应症状。常见出血侧周围性面瘫和对侧肢体瘫痪(Millard-Gubler综合征)。若出血波及两侧时出现双侧周围性面瘫和四肢瘫，少数可呈去大脑性强直。两侧瞳孔可呈针尖样，两眼球向病灶对侧偏视。体温升高。

5.小脑出血：一侧或两侧后部疼痛，眩晕，视物不清，恶心、呕吐，行走不稳，如无昏迷者可检出眼球震颤共济失调，呐吃、周围性面瘫，锥体束征以及颈项强直等。如脑干受压迫可伴有去大脑强直发作。

(三)并发症

1.消化道出血：轻症或早期病人可出现呃逆，随后呕吐胃内容物；重者可大量呕吐咖啡样液体及柏油样便。多为丘脑下部植物神经中枢受损，引起胃部血管舒缩机能紊乱，血管扩张，血液缓慢及淤滞而导致消化道黏膜糜烂坏死所致。

2.脑-心综合征：发生急性心肌梗塞或心肌缺血，冠状动脉供血不足，心律失常等。多与额叶眶面、丘脑下部、中脑网状结构损害，交感神经机能增高及血中儿茶酚胺增多有关。

3.呼吸道不畅与肺炎：病人因昏迷、口腔及呼吸道分泌物不能排出，易发生呼吸道通气不畅、缺氧，甚至窒息，也易并发肺炎等。少数病人也可发生神经性肺水肿。

(四)辅助检查

1.脑脊液检查：颅内压力多数增高，并呈血性，但约25%的局限性脑出血、脑脊液外观正常。腰穿易导致脑疝形成或使病情加重，故须慎重考虑。

2.头颅CT检查：可显示出血部位、血肿大小和形状、脑室有无移位受压和积血以及出血性周围脑组织水肿等。

3.脑血管造影：可见大脑前动脉向对侧移位，大脑中动脉和侧裂点向外移位，豆纹动脉向下移位。

4.脑部B超检查：大脑半球出血量多者有中线结构向对侧移位，可用以床边监护血肿发展情况。

5.脑电图：颅内压增高者可出现弥散性慢波，如为大脑半脑出血，出血侧还可有局灶性慢波灶等变化。

此外，重症脑出血白血球和中性粒细胞增高，部分病人可出现暂时性尿糖和蛋白尿。

【诊断与鉴别诊断】

脑出血的诊断要点：① 大多数发生在50岁以上高血压病患者；② 常在情绪激动或体力活动时突然发病；③ 病情进展迅速，具有典型的全脑症状或和局限性神经体征；④ 脑脊液压力增高，多数为出血性；⑤ 头颅CT扫描可确诊。

造成预后不良的因素有：① 血肿较大，严重脑组织破坏，且引起持续颅内压增高者，预后不良，血肿破入脑室者其预后更严重；② 意识障碍明显者；③ 并发上消化道出血者；④ 瞳孔一侧散大者(脑疝形成者)；⑤ 高烧；⑥ 70岁以上高龄者；⑦ 并发呼吸道感染者；⑧ 复发出血；⑨ 血压过高或过低；⑩ 心功能不全。

出血量较少且部位较浅者，一般1周后血肿开始自然溶解，血块逐渐被吸收，脑水肿和颅内压增高现象逐渐减轻，病人意识也逐渐清醒，最终少数病人康复较好，多数病人则遗留不同程度的偏瘫和失语等。

【治疗】

(一)急性期

1. 内科治疗：

(1)一般治疗：① 安静卧床，床头抬高，保持呼吸道通畅，定时翻身、折背，防止发生肺炎、褥疮；② 对烦躁不安者或癫痫者，应用镇静、止痉和止痛药；③ 头部降温，用冰帽或冰水以降低脑部温度，降低颅内新陈代谢，有利于减轻脑水肿及颅内高压。

(2)调整血压：血压升高者，可肌注利血平1mg，必要时可重复应用，如清醒者可口服复方降压片1~2片，2~3次/日，血压维持在20.0~21.3/12.0~13.3kpa 左右为宜。如血压过低(10.97/7.98kpa 以下时)，应及时找出原因，如酸中毒、失水、消化道出血、心源性或感染性休克等，及时加以纠正，并选用多巴胺、阿拉明等升压药物及时升高血压。必要时可输新鲜血液，但不宜在短时间内把血压降得过快、过多，以免影响脑血循环。

(3)降低颅内压：脑出血后且有脑水肿，其中约有2/3发生颅内压增高，使脑静脉回流受阻，脑动脉阻力增加，脑血流量减少，使脑组织缺血、缺氧继续恶化而导致脑疝形成或脑干功能严重受损。因此，积极降低颅内压，阻断上述病理过程极为重要。可选用下列药物：① 脱水剂：20% 甘露醇或25% 山梨醇250ml 于30分钟内静滴完毕，依照病情每6~8小时1次，7~15天为一疗程；② 利尿剂：速尿40~60mg 溶于50% 葡萄糖液20~40ml 静注，也可用利尿酸钠25mg 静注，每6~8小时1次，最好与脱水剂在同一天内定时交错使用，以防止脱水剂停用后的"反跳"现象，使颅内压又有增高；③ 也可用10% 甘油溶液250~500ml 静滴，1~2次/日，5~10天为一疗程；④ 激素应权衡利弊，酌情应用，且以急性期内短期应用为宜。地塞米松为首选药，其特点是钠、水贮留作用甚微，脱水作用温和而持久，一般没有"反跳"现象。每日可用20~60mg，分2~4次静注。

(4)注意热量补充和水、电解质及酸碱平衡。昏迷病人，消化道出血或严重呕吐病人可先禁食1~3天，并从静脉内补充营养和水分，每日总输液量以1500~2500ml 为宜，每日补充钾盐3~4g，应经常检查电解质及血气分析，以便采取针对性治疗。如无消化道出血或呕吐者可酌情早期开始鼻饲疗法，同时减少输液量。必要时可输全血或血浆及白蛋白等胶体液。

(5)防治并发症：保持呼吸道通畅，防止吸入性肺炎或窒息，必要时给氧并吸痰，注意定时翻身，拍背，如呼吸道分泌物过多影响呼吸时应行气管切开。如有呼吸道感染时，及时使用抗生素。防止褥疮和尿路感染。尿潴留者可导尿或留置导尿管，并用1：5000呋喃西林液500ml 冲洗膀胱，每日2次。呃逆者可一次性肌注灭吐灵2mg 或用筷子或压舌板直接压迫咽后壁30~50秒可以见效。如有消化道出血时，可早期下胃管引流胃内容物，灌入止血药物，也可用冰盐水500ml 加入去甲肾上腺素8~16mg，注入胃内，也可使用甲氰咪哌0.4~0.6g 静脉滴注，每日1次，或选用其他抗纤溶止血剂等应用。

2. 手术治疗：

进行开颅清除血肿术或行血肿穿刺疗法，目的在于消除血肿，解除脑组织受压，有效地降低颅内压，改善脑血液循环以求挽救病人生命，并有助于神经功能的恢复。如有手术适应应尽早进行。对于丘脑、脑干出血者，高龄体质差、多器官功能衰竭、脑疝晚期、高热、严重消化道出血以及血压过低、呼吸及循环衰竭者均属禁忌。

手术治疗中，以血肿穿刺疗法简便易行。在头颅 CT 片指引下，选择出血层最大部位为穿刺点，头皮局部麻醉后，用颅钻钻孔，再接血肿穿刺针刺入血肿内，用注射器缓慢抽吸，若因凝血一次抽不完者，可向血肿腔内注射尿激酶，使血块溶解后6~12小时再行抽吸，直到将血肿基本排空为止。

（二）恢复期

治疗的主要目的为促进瘫痪肢体和语言障碍的功能恢复，改善脑功能，减少后遗症以及预防复发。

1. 防止血压过高和情绪激动，避免再次出血。生活要规律，饮食要适度，大便不宜干结。

2. 功能锻炼：轻度脑出血或重症者病情好转后，应及时进行瘫痪肢体的被动活动和按摩，每日2~3次，每次15分钟左右，活动量应由小到大，由卧床活动，逐步坐起、站立及扶持行走。对语言障碍者，要练习发音及讲话。当肌力恢复到一定程度时，可进行生活功能及职业功能的练习，以逐步恢复生活能力及劳动能力。

3. 药物治疗：可选用促进神经代谢药物，如脑复康、胞二磷胆碱、脑活素、r-氨酪酸、辅酶Q10、维生素 B 类、维生素 E 及扩张血管药物等，也可选用活血化瘀、益气通络、滋补肝肾、化痰开窍等中药方剂。

4. 理疗、体疗及针灸等。

二、蛛网膜下腔出血

蛛网膜下腔出血是指脑底或脑浅表部位的血管破裂，血液直接进入蛛网膜下腔而言。

【病因及发病机理】

凡能引起脑出血的病因也能引起本病，但以颅内动脉瘤、动静脉畸形、高血压动脉硬化症、脑底异常血管网病（moya-moya）和血液病等为最常见。多在情绪激动或过度用力时发作。动脉瘤好发于脑底动脉环的大动脉分支处，以该环的前半部较多见。动、静脉畸形多位于大脑半球大脑中动脉分布区。当血管破裂血流入脑蛛网膜下腔后，颅腔内容物增加，压力增高，并继发脑血管痉挛。后者系因出血后血凝块和围绕血管壁的纤维索之牵引（机械因素），血管壁平滑肌细胞间形成的神经肌肉接头产生广泛缺血性损害和水肿。另外，大量积血或凝血块沉积于颅底，部分凝集的红细胞还可堵塞蛛网膜绒毛间的小沟，使脑脊液的回吸收被阻，因而可发生急性交通性脑积水，使颅内压急骤升高，进一步减少脑血流量，加重了脑水肿，甚至导致脑疝形成。以上均可使患者病情稳定好转后，再次出现意识障碍或出现局限性神经症状。

【病理】

血液进入蛛网膜下腔后、血染脑脊液可激惹对血管、脑膜和神经根等脑组织，引起无菌性脑膜炎反应。脑表面常有薄层凝块掩盖，其中有时可找到破裂的动脉瘤或血管。随时间推移，大量红细胞开始溶解，释放出含铁血黄素，使软脑膜呈现锈色关有不同程度的黏连。如脑沟中的红细胞溶解，蛛网膜绒毛细胞间小沟再开道，则脑脊液的回吸收可以恢复。

【临床表现】

各年龄均可发病，以青壮年多见。多在情绪激动中或用力情况下急性发生，部分患者有反复发作头痛史。

1. 头痛与呕吐：突发剧烈头痛、呕吐、颜面苍白、全身冷汗。如头痛局限某处有定位意义，如前头痛提示小脑幕上和大脑半球（单侧痛）、后头痛表示后颅凹病变。

2. 意识障碍和精神症状：多数患者无意识障碍，但可有烦躁不安。危重者可有谵妄，不同程度的意识不清及至昏迷，少数可出现癫痫和精神症状。

3. 脑膜刺激征：青壮年病人多见且明显，伴有颈背部痛。老年患者、出血早期或深度昏迷者无脑膜刺激征。

4. 其他临床症状：如低热、腰背腿痛等。也可见轻偏瘫，视力障碍，第Ⅲ、Ⅴ、Ⅵ、Ⅶ等颅神经麻痹，视网膜片状出血和视乳头水肿等。此外还可并发上消化道出血和呼吸道感染等。

5. 实验室检查：腰穿颅内压多增高，脑脊液早期为血性，3~4天后开始黄变。发病初期部分患者周围血中白细胞增高，且多伴有核左移。心电图可有心律失常，并以心动过速、传导阻滞较多见。4天内头颅 CT 扫描，阳性率为75~85%，表现为颅底各池、大脑纵裂及脑沟密度增高，积血较厚处提示可能即系破裂动脉所在处或其附近部位。

【诊断与鉴别诊断】

本病诊断较易，如突发剧烈头痛及呕吐，面色苍白，冷汗，脑膜刺激征阳性以及血性脑脊液或头颅 CT 见颅底各池、大脑纵裂及脑沟中积血等。少数患者，特别是老年人头痛等临床症状不明显，应注意避免漏诊，及时腰穿或头颅 CT 检查可明确诊断。

通过病史、神经系统检查、脑血管造影及头颅 CT 检查，可协助病因诊断与鉴别诊断。除和其他脑血管病鉴别外，还应与下列疾病相鉴别：① 脑膜炎：有全身中毒症状，发病有一定过程，脑脊液呈炎性改变；② 脑静脉窦血栓形成：多在产后发病或病前有感染史，面部及头皮可见静脉扩张，脑膜刺激征阴性，脑脊液一般无血性改变。

【病程和预后】

脑蛛网膜下腔出血后的病程及预后取决于其病因、病情、血压情况、年龄及神经系统体征。动脉瘤破裂引起的蛛网膜下腔出血预后较差，脑血管畸形所致的蛛网膜下腔出血常较易于恢复。原因不明者预后较好，复发机会较少。年老体弱者，意识障碍进行性加重，血压增高和颅内压明显增高或偏瘫、失语、抽搐者预后均较差。

【治疗与预防】

绝对卧床休息至少四周。治疗基本同脑出血。为预防可能出现的迟发性血管痉挛，可用尼莫地平30mg，3次 / 日口服或其他钙通道阻滞剂。头痛难忍，药物疗效不佳，又无局限性神经体征者，可行腰穿，一次缓慢放出腰脊液8~15ml，必要时重复一次。经 CT 扫描或脑血管造影证实为血肿或肿瘤者，及时做血肿或肿瘤摘除术；如为血管畸形或动脉瘤者，可直接切除或行夹闭手术，或通过导管向畸形血管注射硬化剂或栓塞物。

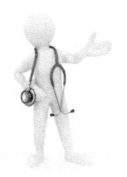

第十二章　高血压脑病

本病见于高血压患者，由于动脉压突发急骤升高，导致脑小动脉痉挛或脑血管调节功能失控，产生严重脑水肿的一种急性脑血管疾病。

【病因及发病机理】

见于各种原因引起的高血压患者，如急性或慢性肾小球肾炎、原发性或恶心高血压、子痫、铅中毒、柯兴综合征、嗜铬细胞瘤、醛固酮增高症等。

发病机理不表，有两种学说：① 脑血管过度调节或脑小动脉痉挛学说：动脉压极度增高，脑小动脉痉挛，使流入脑毛细血管的血流量减少，导致脑缺血，毛细血管渗透性增高甚至破裂；② 脑血管自动调节崩溃学说：即血压达到一定上限时，自动调节机理破坏，结果脑血流量增加，血浆渗出增高和发生毛细血管坏死，点状出血与脑水肿。

【临床表现】

急骤起病，病情发展非常迅速。肾功能损害者更容易发病。

一、动脉压升高

原来高血压者，在起病前，再度增高，舒张压达16Kpa以上，平均动脉压常在20.0~26.7kpa之间。

二、颅内压增高

由脑水肿引起。患者剧烈头痛，喷射性呕吐，视乳头水肿，视网膜动脉痉挛并有"火焰"样出血和动脉痉挛以及绒毛状渗出物。

三、意识障碍

可表现为嗜睡及至昏迷，精神错乱也有发生。

四、癫痫发作

可为全身性局限性发作，有的出现癫痫连续状态。

五、阵发性呼吸困难：由于呼吸中枢血管痉挛，局部缺血及酸中毒所引起

六、其他脑机能障碍的症状：如失语、偏瘫等

实验室检查可见脑脊液压力增高(诊断已明确时禁作)，细胞和蛋白含量也可增高。脑电图可见弥散慢波和癫痫性放电。颅脑 CT 扫描可见因脑水肿所致的弥漫性的白质密度降低。

【诊断与鉴别诊断】

根据高血压患者突发急骤的血压与颅内压升高的症状，诊断不难，需与其他急性脑血管病相鉴别。

【治疗】

一、迅速降低血压可选用下列措施

1. 硝普钠 30~100mg 加入 5% 葡萄糖液 500ml 中，缓慢静滴，以血压调节滴速。

2.25% 硫酸镁 10ml，深部肌注或用 5% 葡萄糖 20ml 稀释后缓慢静注。

3. 利血平 1~2mg 肌注，1~2 次 / 日，本药起效慢而平稳，适于快速降压后，维持血压应用。

4. 酚妥拉明 5~10mg，肌注或静注，也可稀释后静滴。

5. 阿方那特 500mg 加入 500ml 液体中静滴，开始每分钟侧血压 1 次，根据血压调节滴速(约 2~3ml/min)。

6. 氯甲苯噻嗪(低压唑) 200~300mg，15~30 秒内静脉注完。必要时 2 小时后再注射 1 次，并可与连尿联合应用，以防钠、水潴留。

7. 溴化六甲双胺 50mg 加入 500ml 液体中静滴，开始 2 分钟测血压 1 次，依血压调节滴速。

8. 汉防已甲素 50mg 用 25% 葡萄糖液 20~40ml 稀释后静注，2 次 / 日。

二、病因治疗

症状控制后，有肾功能衰竭者可行透析治疗，妊娠毒血症者应引产等。

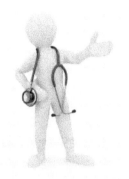

第十三章 蛛网膜炎

蛛网膜炎系指脑或脊髓的蛛网膜在某些病因的作用下发生的一种组织反应，以蛛网膜的增厚、黏连和囊肿形成为主要特征。实质上这是一种病理诊断，而不是一个疾病单元，多见于青、中年。

【病理】

蛛网膜充血、水肿、呈炎性反应，纤维组织及血管增生，造成蛛网膜增厚、变浊甚或钙化，蛛网膜可与软膜、硬膜以及脑、脊髓、颅神经、脊神经根发生黏连，也可形成囊肿，囊肿内有被包裹的脑脊液。由于黏连以及血管内膜也有炎变而增厚以至闭塞，可造成邻近神经实质的缺血、坏死；囊肿可压迫神经组织产生继发变性。如黏连影响了脑脊液循环、堵塞了第四脑室的正中孔、侧孔，则可引起脑内积水。根据主要的病理所见，可将蛛网膜炎分为数型，即单纯增厚型、黏连型、囊肿型及混合型。在脊髓，病变大多较弥散，但最严重的改变仅见于脊髓一小部分，在脑部病变多较局限。

【病因】

常见的有以下各种原因：

(一)感染

1.中枢神经系统感染：可继发于各种类型的脑脊膜炎、脑脊髓炎，特别是病毒等感染引起的浆液性脑膜炎。但对一些诊断明确的疾病如结核性脑膜炎、化脓性脑膜炎等引起者，通常就直接称为这些脑膜炎的后遗症。

2.中枢神经系统以外的感染：全身感染，如感冒、流感、风湿、肺炎、结核、败血症、盆腔感染等，均可能为致病原因。头部的感染病灶如副鼻窦炎以及中耳乳突炎，尤其可能分别和视交叉及后颅凹的蛛网膜炎有关，可能为微生物毒素透过血脑屏障引起。

(二)外伤

颅脑外伤及脊柱外伤均可发生，外伤可很轻微，颅肌或脊柱可无骨折等改变。

(三)异物进入蛛网膜下腔

如蛛网膜下腔出血、抗菌素、麻醉剂、造影剂等。

(四)中枢神经系统有原发病变

如肿瘤、脊髓空洞症、视神经炎、多发性硬化等。

(五)颅骨及脊柱病变

如颅底凹陷症、脊柱骨质增生、椎间盘突出、椎管狭窄症等。

(六)中毒

如铅中毒、酒精中毒等。

(七)病因不明

有可能是临床征象不明显或病因未查明的非化脓性脑膜炎,特别是病毒感染所引起。

【临床表现】

由于病因不同,起病可为急性、亚急性或慢性。有的病前有发热史,部分病例病情可有自发缓解或复发加重,系和感冒、受凉、劳累有关。由于发病部位不同,临床症状各不相同。常见的有:

(一)脑蛛网膜炎

1. 后颅凹蛛网膜炎:

(1)背侧型:病变主要位于枕大池,少数可扩延至两侧小脑半球。由于阻塞了第四脑室中孔和侧孔,临床症状以颅内压增高为主,出现头痛、呕吐、视乳头水肿等,并可因慢性枕大孔疝而致枕颈部疼痛、颈项强直。局限体征很少,少数可有平衡障碍和共济失调;影响延髓神经时,也可有吞咽、构音障碍。病情常持续发展,最后因枕大孔疝死亡。本型除颅内压增高外,脑脊液蛋白、细胞数多有增高。

(2)腹侧型:以小脑桥脑角多见,出现小脑桥脑角综合征,如眩晕、眼球震颤、病灶侧耳聋、耳鸣、周围性面瘫、颜面感觉减退、角膜反射消失以及肢体共济失调等。可同时合并其他颅神经症状。病程较长,常有复发缓解,颅内压增高少见或很晚出现。脑脊液蛋白、细胞数可有轻度改变。

2. 大脑半球凸面蛛网膜炎:主要症状为头痛和癫痫发作。头痛可为局限性或弥漫性,一般较轻,有时在头位改变时可有加重。癫痫多为局限性。局限性的神经损害症状如偏瘫、失语等较少较轻。前额叶受累时可有精神症状。脑脊液多正常,压力不高。进展缓慢、病程较长。

3. 视交叉蛛网膜炎:以头痛和视力障碍为主。头痛多位于额部或眶后,视力减退常自一侧开始,逐渐进展,数月后波及另一侧,也有长期限于一侧或对侧同时受累者。视力减退的同时,视野也出现障碍,最早出现中心视野有暗点,周边视野可有向心性缩小或不规则的偏盲和象限性盲。视乳头可有炎性改变、水肿、原发性和继发性萎缩。少数则视力严重障碍而视乳头正常。少数患者可有丘脑下部及垂体机能异常,如嗜睡、轻度尿崩症、性机能减退等。损害较广泛时可有颅神经1~6对的损害。多数颅内压正常,脑脊液蛋白、细胞数有所增高。

(二)脊髓蛛网膜炎

以胸髓、颈髓病变较多见,早期常为后根刺激症状,产生神经根受累区域内的根性疼痛,轻重不一,休息后可减轻,常持续数月数年后出现不同程度的脊髓压迫症状。也有一开始即以脊髓贯性损害出现者,但不多见。除少数局限性者外,最具有特征性的症状是由一个主要病灶引起的症状外,往往呈现多发性的症状,如在横贯水平以上或以下的肢体、躯干出现局限性的萎缩或广泛的肌纤维震颤等。病变主要位于马尾者,则有坐骨神经痛、下肢运动神经元性瘫痪以及尿便障碍等症状。病程较长,常有明显复发缓解,但总的趋势是慢性进行的,也有一旦出现脊髓横贯症状以后,症状即急剧恶化者。

(三)脑脊髓蛛网膜炎

为脑部和脊髓均有病变,两者可同时发生,或由脊髓病变逐渐至后颅凹颅底所致,产生相应的脊髓和颅神经损害症状。

【诊断与鉴别诊断】

主要根据青中年急性、亚急性发病，或为慢性病程，病前常有感染、外伤病史或全身感染病灶，在脑部者症状多较局限，在脊髓者症状多较弥散，一般病程较长，常有复发缓解，脑脊液常有蛋白、细胞增多，糖及氯化物含量多正常诸点。不同部位的病变应和不同的疾病相鉴别。

(一)脑蛛网膜炎

1. 枕大池蛛网膜炎：主要需和后颅凹中线肿瘤鉴别，有时相当困难。一般说来，本病较肿瘤引起的脑实质损害如平衡障碍、共济失调、构音障碍、眼球震颤等均较轻或较少见，脑室造影主要是全脑室系统对称性扩大，而无第四脑室的充盈缺损或移位。CT 或 MRI 检查可有助于明确肿瘤诊断。

2. 小脑桥脑角蛛网膜炎：应与该处的肿瘤相鉴别。本病病程多有缓解，且可能有远隔部位的神经体征(如并发现交叉蛛网膜炎出现的视力、视野障碍等)；脑脊液蛋白增高不明显；局部骨质无损坏；气脑造影、小脑桥脑角碘油造影或气脑造影下进行 CT 扫描，无明确充盈缺损(可有充盈欠佳)等，常为鉴别要点。此外，稍大的肿瘤 CT 检查可直接显示，但早期者阳性率较低(总阳性率约50%)。还可进行脑干听觉诱发电位检查(阳性率95%)：两者均可因听神经传入脑干的通路受阻，出现脑干内各波的异常，但肿瘤患者由于肿瘤早期对脑干的移位作用，对侧脑干也可呈现异常，如III– V波峰间期常有延长。

3. 大脑半球凸面蛛网膜炎：需和该处的肿瘤鉴别。不同处为脑实质的毁坏症状较轻，病程进展不明显，脑血管造影无改变，气脑造影脑室无移位或缺损，但蛛网膜下腔充气不足或有局限性充盈缺损，或因皮质萎缩而过度充气。病变广泛时，由于脑脊液出脑室后回流受阻，产生交通性脑积水，尚有脑室扩大现象。

4. 视交叉蛛网膜炎：和视神经炎及球后视神经炎的鉴别很困难，一般说来，后者的视力减退多较蛛网膜炎迅速而严重，且视野障碍多呈抽心性缩小。和视交叉部位的肿瘤(垂体瘤、颅咽管瘤、鞍结节脑膜瘤、视交叉胶质瘤等)的鉴别，则一般说来本病的进展性较不明显，眼底视乳头可有炎性改变、水肿或继发性萎缩(肿瘤则除小儿颅咽管瘤可有视乳头水肿外，大多为原发性萎缩)；视野改变多不规则，而中心暗点明显；视力障碍的严重性和眼底改变的程度不一致，即视力障碍出现较早；丘脑下部及垂体症状较少或不出现。颅骨平片多无改变，即不呈现蝶鞍扩大、骨质破坏以及鞍上钙化阴影等。MRI 可明确肿瘤的诊断。

(二)脊髓蛛网膜炎

需与急性横贯性脊髓炎及脊髓肿瘤鉴别。前者起病急骤，脊髓横贯损害较完全，故肢体瘫痪、感觉障碍及膀胱障碍恒同时出现；损害水平以上、以下的躯干肢体，不再出现前后根的损害症状如根性分布的感觉障碍、肌肉萎缩和肌纤维震颤等；脑脊液无梗阻现象，蛋白含量增高，而细胞数正常；脊柱 X 光片可有骨质破坏。疑难病便可做脊髓碘油造影(腰骶段者也可做碘水造影)，蛛网膜炎病例造影剂在椎管内常因多处受阻而流动较缓，碘油前端常呈不规则的尖形分叉，或油柱呈条索状，典型病例因油球分散呈现"烛泪"状。而脊髓 MRI 检查有助于鉴别。

【治疗】

1. 抗感染治疗：在疑为或明确是感染所致病例，可给以抗菌素或抗病毒制剂。有的病例即使结核证据不多，也可先给抗结核治疗，两周左右如有疗效，可继续按结核治疗。

2. 肾上腺皮质激素治疗：可静脉滴氢化可的松100~200mg，每日1次，10次为一疗程；或肌注或口服泼尼松、地塞米松等。椎管内注射激素，对防止黏连扩散和促进炎症吸收有一定效果，通常1次使用地塞米松2~5mg，和脑脊液混合后缓慢注射至蛛网膜下腔内，由小量开始，每周2~3次，10次为一疗程。糜蛋白酶（5mg）或胰蛋白酶（5~10mg）肌注，每日1次，也可试用以软化黏连，但疗效不理想。

3. 扩张血管、改善血液循环：可使用菸酸、地巴唑、654-2、山莨菪碱注射液等。

4. 理疗：如视交叉蛛网膜炎可试用经眼球部进行碘离子导入法。

5. 放射治疗：多用于脊髓蛛网膜炎及大脑半球凸面蛛网膜炎，剂量宜小，对改善血运有一定帮助，但疗效不确。

6. 手术治疗：主要用于囊肿切除及手术减压，对黏连的剥离有一定困难，且疗效不确，对和肿瘤难以鉴别者，也可考虑手术探察。

此外还可使用椎管内注射空气疗法，一次酌情注入10~15ml。自小量开始，每注入5ml气体即放出等量脑脊液，每5~7天一次，对早期病例松解黏连、改善脑脊液循环或许有帮助。颅内压增高者宜用降压措施。

【预防】

及时治疗和预防各种原发疾病。

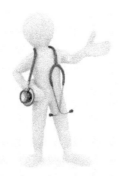

第十四章 重症肌无力

重症肌无力（myasthenia gravls，MG）是一种神经－肌肉接头传递功能障碍的获得性自身免疫性疾病。主要由于神经－肌肉接头突触后膜上乙酰胆碱受体受损引起。临床主要表现为部分或全身骨骼肌无力和极易疲劳，活动后症状加重，经休息和胆碱酯酶抑制剂（cholinesterase inhibitors, ChEI）治疗后症状减轻。发病率为8~20/10万，患病率为50/10万，我国南方发病率较高。

【病因及发病机制】

重症肌无力的发病机制与自身抗体介导的突触后膜AChR的损害有关。主要依据有：

① 动物实验发现，将电鳗鱼放电器官提纯的AChR注入家兔，可制成重症肌无力的实验性自身免疫动物模型，其血清中可检测到AChR抗体，可与突触后膜的AChR结合。免疫荧光发现实验动物突触后膜上AChR的数目大量减少。② 将重症肌无力患者的血清输入小鼠可产生类重症肌无力的症状和电生理改变。③ 80%～90%的重症肌无力患者血清中可以检测到AChR抗体，并且其肌无力症状可以经血浆交换治疗得到暂时改善。④ 重症肌无力患者胸腺有与其他自身免疫病相似的改变，80%患者有胸腺肥大、淋巴滤泡增生，10%～20%的患者有胸腺瘤。胸腺切除后70%患者的临床症状可得到改善或痊愈。⑤ 重症肌无力患者常合并甲状腺功能亢进、甲状腺炎、系统性红斑狼疮、类风湿性关节炎和天疱疮等其他自身免疫性疾病。

研究表明，重症肌无力是一种主要累及神经－肌肉接头突触后膜AChR的自身免疫性疾病，主要由AChR抗体介导，在细胞免疫和补体参与下突触后膜的AChR被大量破坏，不能产生足够的终板电位，导致突触后膜传递功能障碍而发生肌无力。AChR抗体是一种多克隆抗体，主要成分为IgG，10%为IgM。在AChR抗体中，直接封闭抗体可以直接竞争性抑制ACh与AChR的结合；间接封闭抗体可以干扰ACh与AChR结合。细胞免疫在MG的发病中也发挥一定的作用，MG患者周围血中辅助性T细胞增多，抑制性T细胞减少，造成B细胞活性增强而产生过莆抗体。AChR抗体与AChR的结合还可以通过激活补体而使AChR降解和结构改变，导致突触后膜上的AChR数量减少。最终，神经－肌肉接头的传递功能发生障碍，当连续的神经冲动到来时，不能产生引起肌纤维收缩的动作电位，从而在临床上表现为易疲劳的肌无力。

引起重症肌无力免疫应答的始动环节仍不清楚。一种可能是神经－肌肉接头处AChR的免疫原性改变；另一种可能是"分子模拟"发病机制。由于几乎所有的重症肌无力患者都出现胸腺异常，并且增生的胸腺中的B细胞可产生AChR抗体，T细胞可与AChR反应，故推断胸腺可能是诱发免疫反应的起始部位。正常时胸腺是使T细胞成熟的免疫器官，T细胞可以介导免疫耐受以免发生自身免疫反应。胸腺中存在肌样细胞，具有横纹，并与肌细胞存在共同抗原 AChR。推测在一件特定的遗传素质个体中，由于病毒或其他非特异性因子感染后，导致"肌样细胞"的 AChR 构沏发生某些变化，成为新的抗原并刺激免疫系统产生 AChR 抗体，它既可与"肌样细胞"上的 AChR 相作用，又可与骨骼肌突触后膜上的 AChR(交叉反应) 相作用。增生的胸腺的 B 细胞还可产生 AChR 抗体并随淋巴系统循环流出胸腺，通过体循环到达神经 – 肌肉接头与突触后膜的 AChR 发生抗原抗体反应。AChR 抗体的 IgG 也可由周围淋巴器官和骨髓产生。另外，家族性重症肌无力的发现以及其与人类白细胞抗原(humanleukocytc antigen，HLA) 的密切关系，提示重症肌无力的发病与遗传因素有关。

【病理】

1. 胸腺：80% 的重症肌无力患者胸腺重量增加，淋巴滤泡增生，生发中心增多；10%~20% 合并胸腺瘤。

2. 神经肌肉接头突触间隙加宽，突触后膜皱褶变浅并且数量减少，免疫电镜可见突触后膜崩解。

3. 肌纤维本身变化不明，有时可见肌纤维凝固、坏死、肿胀。少数患者肌纤维和小血管周围可见淋巴细胞浸润，称为"淋巴溢"。慢性病变可见肌萎缩。

【临床表现】

本病可见于任何年龄，小至数个月，大至70~80岁。发病年龄有两个高峰：20~40的岁发病者女性多于男性，约为3：2；40~60岁的发病者以男性多见，多合并胸腺瘤。少数患者有家族史。常见诱因有感染、手术、精神创伤、全身性疾病、过度疲劳、妊娠、分娩等，有时甚至可以诱发重症肌无力危象。

1. 受累骨骼肌病态疲劳肌肉连续收缩后出现严重无力甚至瘫痪，休息后症状可减轻。肌无力于下午或傍晚劳累后加重，晨起或休息后减轻，此种波动现象称之为"晨轻暮重"。

2. 受累肌的分布和表现全身骨骼肌均可受累，多以脑神经支配的肌肉最先受累。肌无力常从一组肌群开始，范围逐步扩大。病发症状常为一侧或双侧眼外肌麻痹，如上睑下垂、斜视和复视，重者眼球运动明显受限，甚至眼球固定，但瞳孔括约肌不受累。面部肌肉和口咽肌受累时出现表情淡漠、苦笑面容；连续咀嚼无力、饮水呛咳、吞咽困难；说话带彝音、发音障碍。累及胸锁乳突肌和斜方肌时则表现为颈软、抬头困难，转颈、耸肩无力。四肢肌肉受累以近端无力为重，表现为抬臂、梳头、上楼梯困难，腱反射通常不受影响，感觉正常。

3. 重症肌无力危象指呼吸肌受累时出现咳嗽无力甚至呼吸困难，需用呼吸机辅助通气，是致死的主要原因。口咽肌无力和呼吸肌乏力者易发生危险，诱发因素包括呼吸道感染、手术(包括胸腺切除术)、精神紧张、全身疾病等。心肌偶受累，可引起突然死亡。大约10%的重症肌无力出现危象。

4. 胆碱酯酶抑制剂治疗有效，这是重症肌无力一个重要的临床特征。

5. 病程特点：起病隐匿，整个病程有波动，缓解与复发交替。晚期患者休息后不能完全恢复。多数病例迁延数年至数十年，靠药物维持。少数病例可自然缓解。

【辅助检查】

1. 血、尿、脑脊液检查正常，常规肌电图检查基本正常，神经传导速度正常。

2.重复神经电刺激(repeating nerve electric stimulation，RNES)为常用的具有确诊价值的检查方法。应在停用新斯的明17小时后进行，否则可出现假阴性。方法为以低频(3~5Hz)和高频(10Hz以上)重复刺激尺神经、正中神经和副神经等运动神经。MG典型改变为动作电位波幅第5波比第1波在低频刺激时递减10%以上或高频刺激时递减30%以上。90%的重症肌无力患者低频刺激时为阳性，且与病情轻承相关。

3.单纤维肌电图(single fibre electromyography, SFEMG)通过特殊的单纤维针电极测虽并判断同一运动单位内的肌纤维产生动作电位的时间，是否延长来反映神经-肌肉接头处的功能，此病表现为间隔时间延长。

4.AChR抗体滴度的检测对重症肌无力的诊断具有特征性意义。85%以上全身型重症肌无力患者的血清中AChR抗体浓度明显升高，但眼肌型患者的AChR抗体升高可不明显，且抗体滴度的高低与临床症状的严重程度并不完全一致。

5.胸腺检查可发现胸腺增生和肥大。

6.其他检查：5%重症肌无力患者有甲状腺功能亢进，表现为T3、T4升高。部分患者抗核抗体和甲状腺抗体呈阳性。

【诊断】

MG患者受累肌肉的分布与某一运动神经受损后出现肌无力不相符合，临床特点为受累肌肉在活动后出现疲劳无力，经休息或胆碱酯酶抑制剂治疗可以缓解，肌无力表现为"晨轻暮重"的波动现象。结合药物试验、肌电图以及免疫学等检查的典型表现可以做出诊断。另外，还应该行胸腺CT、MRI检查确定有无胸腺增生或胸腺瘤，并根据病史、症状、体征和其他免疫学检查明确是否合并其他自身免疫疾病。下述试验有助于MG的诊断：

1.疲劳试验：嘱患者持续上视出现上睑下垂或两臂持续平举后出现上臂下垂，休息后恢复则为阳性。

2.抗胆碱酯酶药物试验：

(1)新斯的明(neostigmine)试验：新斯的明0.5~1mg肌肉注射，20分钟后肌无力症状明显减轻者为阳性。可同时注射阿托品0.5mg以对抗新斯的明的毒蕈碱样反应(瞳孔缩小、心动过缓、流涎、多汗、腹痛、腹泻和呕吐等)。

(2)腾喜龙(tensilon)试验：腾喜龙10mg用注射用水稀释至lml，静脉注射2mg，观察20秒，如无出汗、唾液增多等不良反应，再给予8mg，1分钟内症状好转为阳性，持续10分钟后又恢复原状。

【鉴别诊断】

1.Lambert-Eaton肌无力综合征为一组自身免疫性疾病，其自身抗体的靶器官为周围神经末梢突触前膜的钙离子通道和ACh小泡释放区。多见于男性，约2/3患者伴发癌肿，尤其是燕友细胞型、支气管肺癌，也可伴发其他自身免疫性疾病。临床表现为四肢近端肌无力，需与重症肌无力鉴别。此病患者虽然活动后即感疲劳，但短暂用力收缩后肌力反而增强，而持续收缩后又呈疲劳状态，脑神经支配的肌肉很少受累。另外，约半数患者伴有自主神经症状，出现口干、少汗、便秘、阳痿。新斯的明试验可呈阳性，但不如重症肌无力敏感；神经低频重复刺激时波幅变化不大，但高频重复刺激波幅增高可达200%以上；血清AChR抗体阴性；用盐酸胍治疗可使ACh释放增加而使症状改善。这些特征可与重症肌无力鉴别。

2. 肉毒杆菌中毒肉毒杆菌作用在突触前膜阻碍了神经－肌肉接头的传递功能，临床表现为对称性脑神经损害和骨骼肌瘫痪。但患者多有肉毒杆菌中毒的流行病学史，新斯的明试验或腾喜龙试验阴性，与重症肌无力不同。

3. 肌背养不良症多隐匿起病，症状无波动，病情逐渐加重，肌萎缩明显，血肌酶明显升高，新斯的明试验阴性，抗胆喊酯酶药治疗无效。

4. 延髓麻痹因延髓发出的后组脑神经受损出现咽喉肌无力表现，但多有其他定位的神经体征，病情进行性加重无波动，疲劳试验和新斯的明试验阴性，抗胆碱酯酶药治疗无效。

5. 多发性肌炎表现为四肢近端肌无力，多伴有肌肉压痛，无晨轻暮重的波动现象，病情逐渐进展，血清肌酶增高。

【治疗】

1. 胸腺治疗：

(1) 胸腺切除：可去除患者自身免疫反应的始动抗原，减少参与自体免疫反应的 T 细胞、B 细胞和细胞因子。适用于伴有胸腺肥大者；伴胸腺瘤的各型重症肌无力患者：年轻女性全身沴 MG 患舞，对抗胆碱醣酶药治疗反应不满意者。约70% 的患者术后症状缓解或治愈。

(2) 胸腺放射治疗：对不适于做胸腺切除者可行胸腺深部 $6°Co$ 放射治疗。

2. 药物治疗：

(1) 脂碱酯酶抑制剂：通过抑制胆碱酯酶，抑制 ACh 的水解，改善神经－肌肉接头间的传递，增加肌力。应从小剂量开始，逐步加重，以能维持日常起居为宜。

①溴吡斯的明(pyridostigmine bromide): 成人每次口服60~120mg，3~4次／日。应在饭前30~40分钟服用，口服2小时达高峰，作用时间为6~8小时，作用温和、平稳，不良反应小。

②漠新斯的明 (neostigmine bromide) : 成人每次口服15~30mg，3~4次／日。可在餐前15~30分钟服用，释放快，30~60分钟达高峰，作用时间为3~4小时，不良反应为毒蒂碱样反应，可用阿托品对抗。

辅助药如氯化钾、麻黄碱可加强胆碱酯酶抑制剂的作用。

(2) 肾上腺皮质激素：可抑制自身免疫反应，减少 AChR 抗体的生成，增加突触前膜 ACh 的释放量及促使运动终板再生和修复，改善神经－肌肉接头的传递功能。适用于各种类型的 MG。

①冲击疗法：适用于住院危重病例、已用气管插管或呼吸机者。甲泼尼龙1000mg 静脉滴注，1次／日，连用3~5日，随后地塞米松10~20mg 静脉滴注，1次／日，连用7~10日。临床症状稳定改善后，停用地塞米松，改为泼尼松60~100mg 隔日症状基本消失后，逐渐减量至5~15mg 长期维持，至少1年以上。若病情波动，则需随时调整剂最。也可一开始就口服泼尼松每天60～80mg，两周后症状逐渐缓解，常于数月后疗效达高峰，然后逐渐减量。大剂最类固醇激素治疗初期可使病情加重，甚至出现危象，应予注意。

②小剂量递增法：从小剂量开始，隔日每晨顿服泼尼松20mg，每周递增10mg,直至隔日每晨顿服60~80mg，待症状稳定改善4~5日后，逐渐减量至隔日5~15mg维持数年。此法可避免用药初期病情加重。

长期应用激素者应注意激素的不良反应如：胃溃疡出血、血糖升高、库欣综合征、股骨头坏死、骨质疏松等。

(3) 免疫抑制剂：适用于对肾上腺糖皮质激素疗效不佳或不能耐受，或因有高血压、糖尿病、溃疡病而不能用肾上腺糖皮质激素者。应注意药物不良反应如周围血白细胞、血小板减少，脱发，胃肠道反应，出血性膀胱炎，肝、肾功能受损等。

①环磷酰胺：成人口服每次50mg，2~3次/日，或200mg，每周2~3次静脉注射。儿童口服3~5mg/(kg·d)。

②硫唑嘌呤：口服每次25~100mg，2次/日，用于类固醇激素治疗不佳者。

③环孢素 A(cyclosporine A)：对细胞免疫和体液免疫均有抑制作用，减少 AChR 抗体生成。口服6mg/(kg·d)，疗程12个月。不良反应有肾小球局部缺血坏死、恶心、心悸等。

(4) 禁用和慎用药物：氨基糖苷类抗生素、新霉素、多黏菌素、巴龙霉素等可加重神经－肌肉接头传递障碍；奎宁、奎尼丁等药物可以降低肌膜兴奋性；另外，吗啡、安定、苯巴比妥、苯妥英钠、普萘洛尔等药物也应禁用或慎用。

3. 血浆置换：通过正常人血浆或血浆代用品置换患者血浆，能清除 MG 患者血浆中 AChR 抗体、补体及免疫复合物。每次交换量为2000ml 左右，每周1~3次，连用3~8次。起效快，但疗效持续时间短，仅维持1周至2个月，随抗体水平增高而症状复发且不良反应大，仅适用于危象和难治性重症肌无力。

4. 大剂量静脉注射免疫球蛋白外源性 IgG 可以干扰 AChR 抗体与 AChR 的结合，从而保护 AChR 不被抗体阻断。IgG 0.4g/(kg·d) 静脉滴注，5天为一疗程，作为辅助治疗缓解病情。

5. 危象的处理：危象指 MG 患者在某种因素作用下突然发生严重呼吸困难，甚至危及生命。需紧急抢救。危象分三种类型：

(1) 肌无力危象(myasthenic crisis): 为最常见的危象，疾病本身发展所致，多由于抗胆碱酯酶药量不足。如注射依酚氯铵或新斯的明后症状减轻则停止诊断。

(2) 胆碱能危象(cholinergic crisis): 非常少见，由于抗胆碱酯酶药物过量引起，患者肌无力加重，并且出现明显胆碱酯酶抑制剂的不良反应，如肌束颤动及毒蕈碱样反应。如症状加重则应立即停用抗胆碱酯酶药物，待药物排除后可重新调整剂量。

(3) 反拗危象(brittle crisis)：由于对抗胆碱酯酶药物不敏感而出现严重的呼吸困难，腾喜龙试验无反应，此时应停止抗胆碱酯酶药，对做气管插管或切开的患者可采用大剂量类固醇激素治疗，待运动终板功能恢复后再采用调节抗胆碱酯酶药物剂。

危象是重症肌无力患者最危急的状态，病死率曾为15.4%~50%，随治疗进展病死率已明显下降。不论何种危象，当经早期处理病情无好转时，应立即进行气管插管或气管切开，应用人工呼吸器辅助呼吸；停用抗胆碱酯酶药物以减少气管内的分泌物；选用有效、足量和对神经－肌肉接头无阻滞作用的抗生素积极控制肺部感染；给予静脉药物治疗如皮质类固醇激素或大剂丙种球蛋白；必要时采用血浆置换。

【预后】

重症肌无力患者一般预后良好，但危象的死亡率较高。

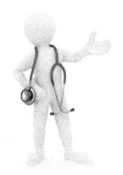

第十五章　多发性肌炎和皮肌炎

多发性肌炎(polymyositis，PM)和皮肌炎(dermatomyositis，DM)是一组由多种病因引起的弥漫性骨骼肌炎症性疾病，发病与细胞和体液免疫异常有关。主要病理特征是骨骼肌变性、坏死及淋巴细胞浸润，临床表现为急性或亚急性起病，对称性四肢近端为主的肌肉无力伴有压痛，血清肌酶增高，血沉增快，肌电图呈肌源性损害，用糖皮质激素治疗效果好等。PM病变仅限下骨骼肌，DM则同时累及骨骼肌和皮肤。

【病因及发病机制】

PM和DM发病机制与免疫失调有关。部分PM和DM患者的血清中可以检测到SRP抗体、Mi-2抗体、抗核抗体等多种抗体，肌肉病理发现肌组织内有活化的淋巴细胞浸润，外烟血淋巴细胞对肌肉抗原敏感，并对培养的肌细胞有明显的细胞毒作用，这些均说明本病是一种自身免疫性疾病。PM的发病主要与细胞毒性介导的免疫反应有关，T淋巴细胞可直接导致肌纤维的破坏，而细胞间黏附分子、内细胞介素–Ia与炎性细胞的浸润密切相关。DM的发病则主要与体液免疫异常有关，肌组织内微血管直接受累，其上可见IgM、IgG和C3、C：5b-9膜攻击复合物形成。推测可能是DM一种补体介导的微血管病，肌纤维的损害是继发改变。目前尚不清楚可直接诱发PM和DM的自身免疫异常闪素，推测这种病原体感染改变了肌纤维或内皮细胞的抗原性，从而引发免疫反应，或病毒感染后启动了机体对某些病毒肽段的免疫应答，而这些肽段与肌细胞中的某些蛋白的肽段结构相似，通过交叉免疫启动了自身免疫反应进而攻击自身的肌细胞。

遗传因素可能也增加PM的易患性。在高加索人中，约半数PM患者与HLA-DR3相关，而HLA-DR52几乎见于所有的PM患者，多发性肌炎家族也有报道，说明遗传因素参与了发病。另外，病毒直接感染可能是PM发病的一个因素。部分患者在发病前有流感病毒、HIV、ECHO、柯萨奇病毒感染史。

【病理】

主要为骨骼肌的炎性改变，肌纤维变性、坏死、萎缩、再生和炎症细胞没润，浸润的炎症细胞可以呈灶状分布或散在，PM中炎细胞主要是CD8+T淋巴细胞、单核细胞和B淋巴细胞，多分布于肌内膜，也可位于肌束膜和血管周围，可见活化的炎症细胞侵入非坏死肌纤维。病程长者可见肌束衣及肌内衣结缔组织增生。DM特异的肌肉病理改变是束周肌纤维萎缩、微血管病变和炎症细胞浸润，浸润的炎症细胞主要是CD4+T淋巴细胞和B细胞，主要聚集于肌束膜和血管周围，肌束膜内血管可见管壁增厚、管腔狭窄和血栓形成，血管壁可见IgG、IgM、C3等沉积。电镜下淋巴细胞浸入肌纤维的肌膜下，肌丝断裂，空泡样变，Z线消失，肌细胞再生，毛细血管可见内皮细胞和基底膜增厚，并出现微管包涵体，管腔狭窄甚至闭塞。

【临床表现】

急性或亚急性起病，发病年龄不限，但儿童和成人多见，女性多于男性，病情逐渐加重，几周或几个月达高峰。病前可有低热或流感。发病率约为2~5/10万。

1. 肌肉无力首发症状通常为四肢近端无力，常从盆带肌开始逐渐累及肩带肌肉，表现为上楼、起蹲困难、双臂不能高举、梳头困难等；颈肌无力出现抬头困难；咽喉肌无力表现为构音、吞咽困难；呼吸肌受累则出现胸闷、气短。常伴有关节、肌肉痛。眼外肌一般不受累。肌无力可持续数年。查体可见四肢近端肌肉无力、压痛，晚期有肌萎缩和关节挛缩。

2. 皮肤损害患者可见皮肤损害，皮疹多先于或与肌肉无力同时出现，少数患者皮疹在肌无力之后发生。典型的皮疹为眼眶周围和上下眼睑水肿性淡紫色斑和Gottmn征，后者指四肢关节伸面的水肿性红斑，其他皮肤损害还包括日光过敏性皮疹、面部蝶形红斑等。

3. 其他表现如消化道出现恶心、呕吐、痉挛性腹痛。心脏出现心律失常、心衰。肾脏受累出现蛋白尿和红细胞。少数病例合并其他自身免疫性疾病，如类风湿性关节炎、系统性红斑狼疮、进行性系统性硬化等。还有少数病例可能伴发恶性肿瘤，如乳腺肿瘤、肺癌、卵巢癌和胃癌等。

【辅助检查】

1. 急性期周围血白细胞增高，血沉增快，血清CK明显增高，可达正常的10倍以上。1/3患者类风湿因子和抗核抗体阳性，免疫球蛋白及抗肌球蛋白的抗体增高。

2.24小时尿肌酸增高，这是肌炎活动期的一个指标。部分患者可有肌红蛋白尿。

3. 肌电阁可见自发性纤颤电位和正向尖波。多相波增多，呈肌源性损害表现。神经传导速度正常。

4. 肌活检见前面病理所述。

5.52%~75%的患者有心电图异常，QT延长，ST段下降。

【诊断】

根据临床特点表现为：① 急性或亚急性四肢近端及骨盆带肌无力伴有压痛，腱反射减弱或消失；② 血清CK明显增高；③ 肌电图呈肌源性损害；④ 活检见典铟肌炎病理表现；⑤ 伴有典型皮肤损害。具有前4条者诊断为PM，前4条标准具有3条以上并且同时具有第5条者为DM。免疫抑制剂治疗有效支持诊断。40岁以上患者应排除恶性肿瘤。

【鉴别诊断】

1. 包涵体肌炎因有肌肉炎性损害、吞咽困难需与多发性肌炎鉴别。但包涵体肌炎的肌无力呈非对称性，远端肌群受累常见，如屈腕屈指无力与足下垂，肌痛和肌肉压痛非常少见。血清CK正常或轻度升高、肌肉病理发现嗜酸性包涵体和激素治疗无效可与多发性肌炎鉴别。

2. 肢带型肌营养不良症因有四肢近端和骨盆、肩胛带无力和萎缩、肌酶增高而需与多发性肌炎鉴别。但肢带型肌营养不良症常有家族史，无肌痛，病程更缓慢，肌肉病理表现以肌纤维变性、坏死、萎缩和脂肪组织替代为主而无明显炎症性细胞浸润，可资鉴别。

3. 重症肌无力多发性肌炎晚期卧床不起，构音、吞咽艰难，要与本病鉴别。可根据前者病情无明显波动、抗胆碱酯酶药物治疗不敏感、血清酶活性增高而排除重症肌无力。

【治疗】

急性期患者应卧床休息，适当体疗以保持肌肉功能和避免挛缩，注意防止肺炎等并发症。

1. 皮质类固醇激素为多发性肌炎之首选药物。常用方法为：泼尼松1~1.5mg/(kg·d)，最大剂量100mg/日。一般在4~6周之后临床症状改善，CK下降接近正常。逐渐减慢，一般每2周减5mg，至30mg/日时改为每4~8周减2.5~5mg，最后达到维持10~20mg/日，维持1~2年。应特别注意激素量不足时肌炎症状不易控制，减量太快则症状易波动。急性或重症患者可首选大剂量甲泼尼龙1000mg静滴，1次/日，连用3~5天，然后逐步减少。长期皮质类固醇激素治疗应预防其不良反应，给予低糖、低盐和高蛋白饮食，用抗酸剂保护胃黏膜，注意补充钾和维生素D，对结核病患者应进行相应的治疗。

2. 免疫抑制剂当激素治疗不满意时加用。首选甲氨蝶呤，其次为硫唑嘌呤、环磷酰胺、环孢素A，用药期间注意白细胞减少和定期进行肝肾功能的检查。

3. 免疫球蛋白急性期与其他治疗联合使用，效果较好。免疫球蛋白lg/(kg·d)，静滴连续2天；或0.4g/(kg·d)静脉点滴，每月连续5天，4个月为一疗程，不良反应为恶心、呕吐、头晕，但能自行缓解。

4. 支持治疗给予高蛋白和高维生素饮食，进行适当体育锻炼和理疗，预防关节挛缩及废用性肌萎缩。

【预后】

儿童预后较好。多发性肌炎患者中半数可基本痊愈。患肿瘤的老年患者，尤其是不明显的肺、心、胃肠受累者预后差。

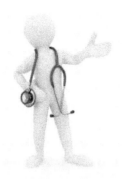

第十六章 肌强直性肌病

肌强直是指骨骼肌在随意收缩或受物理刺激收缩后不易立即放松；电刺激、机械刺激时肌肉兴奋性增高；重复收缩或重复电刺激后骨骼肌松弛，症状消失；寒冷环境中强直加重；肌电图检查呈现连续的高频放电现象。

肌强直的原因不明，可能与肌膜对某些离子的通透性异常有关。例如，在强直性肌背养不良症中，肌膜对钠离子的通透性增加；而在先天性肌强直中，则对氯离子通透性降低。不管何种肌强直，均需对症治疗，常用药物有普鲁卡因胺、苯妥英钠、卡马西平、地西泮等。

一、强直性肌营养不良症

强直性肌营养不良症(myotonic dystrophy，DM)是一组以肌无力、肌强直和肌萎缩为特点的多系统受累的常染色体性遗传病。除骨骼肌受累外，还常伴有内内障、心律失常、糖尿病、秃发、多汗、性功能障碍和智力减退等表现。不同的患者病情严重程度相差很大，如在同一家族体系中可见从无症状的成人到病情严重的婴幼儿，发病率为13.5/10万。

【病因及发病机制】

强直性肌营养不良症基因(DMl基因)位于19号染色体长臂(19ql3.3)，基因组跨度为14kb，含15个外显子，编码582个氨基酸残基组成萎缩性肌强直蛋白激酶，该基因的3'端非翻译区存在一个三核苷酸串联重复顺序即P(CTG)n结构，正常人的P(CTG)n结构中n拷贝数在5~40之间，而强直性肌营养不良患者的n为50~2000,称为(CTG)n动态突变。P(CTG)n的异常扩展影响基因表达，对细胞有毒性损害而致病。该病的外显率为100%。

【病理】

肌活检病理可见肌纤维大小不一，I型肌纤维选择性萎缩；II型肌纤维可见肥大，环状纤维，肌细胞核内移增加，纵切面上呈链状排列，肌纤维周边可见肌原纤维退缩到肌纤维一侧形成的肌浆块。肌细胞坏死和再生不明显。心脏传导系统纤维化，心肌细胞萎缩，脂肪浸润。丘脑和黑质的胞浆内可见包涵体。

【临床表现】

1. 发病年龄及起病形式多在30岁以后隐匿起病，男性多于女性，进展缓慢，肌强直在肌萎缩之前数年或同时发生。病情严重程度差异较大，部分患者可无自觉症状，仅在查体时才被发现有异常。

2. 肌强直肌肉用力收缩后不能正常松开，遇冷加重。主要影响手部动作、行走和进食，如用力握拳后不能立即将手伸直，需重复数次才能放松，或用力闭眼后不能睁开，或开始咀嚼时不能张口。用叩诊锤叩击四肢肌肉可见肌球，具有重要的诊断价值。

3. 肌无力和肌萎缩常先累及手部和前臂肌肉，继而累及头面部肌肉，尤其颞肌和咬肌萎缩最明显，患者面容瘦长，颧骨隆起，呈"斧状脸"，颈消瘦而稍前屈，而成"鹅颈"。呼吸肌也常受累，引起肺通气量下降。部分患者有上睑下垂、眼球活动受限、构音障碍、吞咽困难、足下垂及跨越步态。

4. 骨骼肌外的表现成年患者较明显，病变程度与年龄密切相关。

(1) 白内障：成年患者很常见。裂隙灯下检查白内障是发现轻症家族性患者的敏感方法。患者也可有视网膜色素变性。

(2) 内分泌症状：① 男性睾丸小，生育能力低；女性月经不规律，卵巢功能低下，过早停经甚至不孕。② 糖耐异常占35%，伴有糖尿病的患者较多。③ 部分患者宽额头及秃顶。

(3) 心脏：心律不齐、心悸，甚至晕厥。常有一度、二度房室传导阻滞。

(4) 胃肠道：平滑肌受累可出现胃排空慢、胃肠蠕动差、假性肠梗阻、便秘。有时因肛门括约肌无力可大便失禁。

(5) 其他：部分患者消瘦，智力低下，听力障碍，多汗，肺活量减少，颅骨内板增生，脑室扩大等。

【辅助检查】

1. 肌电图典型的肌强直放电对诊断具有重要意义。受累肌肉出现连续高频强直波逐渐衰减，肌电图扬声器发出一种类似轰炸机俯冲样声音。

2. 肌肉活组织检查 n 型肌纤维肥大，I 型肌纤维萎缩，伴有大量核内移，可见肌浆块和环状肌纤维，以及肌纤维的坏死和再生。

3. 基因检测患者染色体 19ql3.3 的肌强直蛋白激酶基因的 3' 端非翻译区的 CTG 重复顺序异常扩增超过 100 次重复（正常人为5~40），即可确诊。

4. 其他血清 CK 和 LDH 等酶正常或轻度升高；血清免疫球蛋白 IgA、IgG、IgM 减少；心电图有房室传导阻滞；头颅 CT 及 MRI 示蝶鞍变小和脑室扩大。

【诊断】

根据常染色体显性遗传史，中年缓慢起病，临床表现为全身骨骼肌强直、无力及萎缩，同时具有白内障、秃顶、内分泌和代谢改变等多系统受累表现。肌电图呈典型的肌强直放电，DMPK 基因的 3' 端非翻译区的 CTG 重复顺序异常扩增超过 100 次，肌肉活检为肌源性损害，血清 CK 水平正常或轻度升高，诊断一般不困难。

【鉴别诊断】

临床上主要与其他类型的肌强直相鉴别。① 先天性肌强直：与强直性肌营养不良症的主要区别点是肌强直及肌肥大，貌似运动员但肌力减弱，无肌萎缩和内分泌改变。② 先天性副肌强直（paramyotonia congenital）：突出的特点是出生后就持续存在面部、手、上肢远端肌肉遇冷后肌强直或活动后出现肌强直或无力，如冷水洗脸后眼睛睁开缓慢，在温暖环境下症状迅速消失，叩击性肌强直明显。常染色体显性遗传，致病基因定位在17q23。患者寿命正常。③ 高血钾型周期性瘫痪：10岁前起病的弛缓性瘫痪伴肌强直，发作时血钾水平升高、心电图 T 波增高，染色体17ql3的 a- 亚单位基因的点突变检测可明确诊断。

④ 神经性肌强直（neuromyotonia）：儿童及青少年期隐匿起病，缓慢进展，临床特征为持续性肌肉抽动和出汗，腕部和踝部持续或间断性痉挛。

【治疗】

目前缺乏根本的治疗。针对肌强直可口服苯妥英钠0.lg，3次 / 日；卡马西平0.1~0.2g,3次 / 日；普鲁卡因胺 lg，4次 / 日；奎宁0.3g，3次 / 日。但有心脏传导阻滞者忌用奎宁和普鲁卡因胺，可改用钙离子通道阻滞剂。物理治疗对保持肌肉功能有一定的作用。注意心脏病的监测和处理。白内障可手术治疗。内分泌异常给予相应处理。

【预后】

个体间差别很大。起病越早预后越差，有症状者多在45~50岁死于心脏病。症状轻者可接近正常生命年限。

二、先天性肌强直症

先天性肌强直症（myotonia congenita)，1876年丹麦医生 Thomsen 详细描述了其本人及家族四代的患病情况，故又称 Thomsen 病。常染色体显性遗传，主要临床特征为骨骼肌用力收缩后放松困难，患病率为0.3 ~ 0.6/10万。

【病因及发病机制】

Thomsen 病是由位于染色体7q35的氯离子通道（chloride channel, CLCNl) 基因突变所致。该基因编码的骨骼肌电压门控性氯离子通道蛋白（chloride channel protein)，是一跨膜蛋白，对骨骼肌细胞膜内外的氯离子的转运起重要作用。当 CLCNl 基闪点突变引起氯离子通道蛋白主要疏水区的氨基酸替换(第480位的脯氨酸变成亮氨酸，P480L)，使氯离子的通透性降低从而诱发肌强直。

【病理】

主要病变在骨骼肌，肉眼可见肌肉肥大、苍白。光镜下肌纤维肥大，肌浆增多，肌膜内核增多且核中心移位，肌纤维横纹不清，主要累及 n 型肌纤维，也可见少数肌纤维萎缩，可有肌小管聚集。

【临床表现】

1.起病年龄。多数患者自婴儿期或儿童期起病，也有在青春期起病者。肌强直及肌肥大逐渐进行性加重，在成人期趋于稳定。

2.肌强直。全身骨骼肌普遍性肌强直。患者肢体僵硬、动作笨拙，静息后初次运动较重，如久坐后不能立即站立，静立后不能起步，握手后不能放松，但重复运动后症状减轻。面部、下颌、舌、咽和上肢肌强直较下肢明显，在寒冷的环境中上述症状加重。呼吸肌及尿道括约肌受累可出现呼吸及排尿困难，眼外肌强直可出现斜视或复视。家族中同患者肌强直的程度差异很大。

3.肌肥大。全身骨骼肌普遍性肌肥大，酷似运动员。肌力基本正常，无肌肉萎缩，感觉正常，腱反射存在。

4.其他部分患者可出现精神症状,如易激动、情绪低落、孤僻、抑郁及强迫观念等。心脏不受累,患者一般能保持工作能力,寿命不受限。

【辅助检查】

肌电图检查出现肌强直电位,插入电位延长,扬声器发出轰炸机俯冲般或蛙鸣般声响。肌肉活组织检查示肌纤维肥大、核中心移位、横纹欠清。血清肌酶正常,心电图正常。

【诊断】

根据阳性家族史,临床表现为婴儿期或儿童期起病的全身骨骼肌普遍性肌强直、肌肥大,结合肌电图、肌活检以及血清肌酶检查可以做出诊断。

【鉴别诊断】

1.强直性肌营养不良症:30岁以后起病,肌力减弱、肌萎缩明显,无普遍性肌肥大,有白内障、前额秃发、睾丸萎缩、月经失调等,易与之鉴别。

2.其他还应与先天性副肌强直、神经性肌强直、高钾型周期性瘫痪等强直性肌病鉴别。

【治疗】

目前尚无特效的治疗,药物可用苯妥英钠、卡马西平、普鲁卡因胺、乙酰唑胺(diamox)等减轻肌强直,但不能改善病程和预后。保暖也可使肌强直减轻。

【预后】

预后良好,寿命不受影响。

第三篇　循环系统

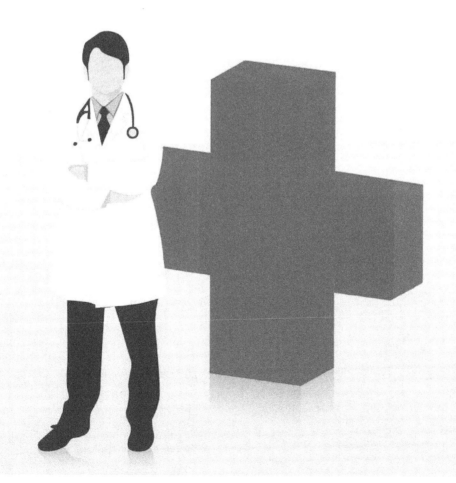

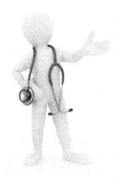

第一章 循环系统总论

循环系统包括心脏、血管和血液循环的神经体液调节装置。其主要功能是为全身组织器官运输血液，通过血液将氧、营养物质和激素等供给组织，并将组织代谢废物运走，以保证人体正常新陈代谢的进行。心肌细胞和血管内皮细胞能分泌心钠肽、内皮素、内皮舒张因子等活性物质，说明循环系统也具有内分泌功能；心肌细胞所特有的受体和信号转导系统在调节心血管的功能方面有重要作用。循环系统疾病包括心脏和血管病，合称心血管病，是危害人民健康和影响社会劳动力的重要疾病。

【心血管病与人口死亡率】

20世纪初期，全球心血管病死亡率仅占总死亡率的10%以下，21世纪初期心血管病死亡率已占发达国家总死亡率的近50%，发展中国家的25%。我国建国50年来人民生活条件逐渐改善，卫生事业不断发展，传染病得到控制，婴儿死亡率下降，人民平均期望寿命明显增长，心血管病逐渐成为常见病。这一变化和已发生在发达国家中的情况相似，成为"流行病学转变"的重要内容。

我国城市的调查显示：20世纪50年代，心血管病死亡率为47.2/10万人口，在总死亡率中占6.61%列第5位；60年代为36.05/10万人口，占6.72%仍列第5位；70年代为115.74/10万人口，占19.49%升入第2位；80年代为119.34/10万人口，占21.49%成为第1位。中国卫生年鉴公布心血管（包括脑血管）病死亡率：1999年城市为236.08/10万人口，占38.45%；农村为186.56/10万人口，占30.77%；2003年城市为181.63/10万人口，占34.38%，农村为135.53/10万人口，占35.78%均列首位。目前，我国每年约有300万人死于心血管病。

【心血管病的分类】

心血管病的分类有其特殊性，它应包括病因、病理解剖和病理生理的分类。

(一)病因分类

根据致病因素分为先天性和后天性两大类：

1. 先天性心血管病(先心病)为心脏大血管在胎儿期发育异常所致，病变可累及心脏各组织和大血管。

2. 后天性心血管病为出生后心脏受到外来或机体内在因素作用所致，有以下几种类型：① 动脉粥样硬化：常累及主动脉、冠状动脉、脑动脉、肾动脉、周围动脉等。冠状动脉粥样硬化引起心肌供血障碍时，称冠状动脉粥样硬化性心脏病(冠心病)或缺血性心脏病。② 风湿性心脏病(风心病)：急性期引起心内膜、心肌和心包炎症，称为风湿性心脏炎；慢性期主要形成瓣膜狭窄和(或)关闭不全，称为风湿性心瓣膜病。③ 原发性高血压：显著而持久的动脉血压增高可影响心脏，导致高血压性心脏病(高心病)。④ 肺源性心脏病(肺心病)：为肺、肺血管或胸腔疾病引起肺循环阻力增高而导致的心脏病。⑤ 感染性心脏病：为病毒、细菌、真菌、立克次体、寄生虫等感染侵犯心脏而导致的心脏病。⑥ 内分泌病性心脏病：如甲状腺功能亢进性、甲状腺功能减退性心脏病等。⑦ 血液病性心脏病：如贫血性心脏病等。⑧ 营养代谢性心脏病：如维生素 B1 缺乏性心脏病等。⑨ 心脏神经症：为自主(植物)神经功能失调引起的心血管功能紊乱。⑩ 其他：如药物或化学制剂中毒、结缔组织疾病、神经肌肉疾病、放射线、高原环境或其他物理因素所引起的心脏病、心脏肿瘤和原因不明的心肌病等；此外，某些遗传性疾病除常伴有先天性心脏血管结构缺损外，也可在后天发生心血管病变，如 Marfan 综合征伴发主动脉夹层等。

(二)病理解剖分类

不同病因的心血管病可分别或同时引起心内膜、心肌、心包或大血管具有特征性的病理解剖变化，它们可反映不同病因的心血管病的特点：① 心内膜病：如心内膜炎、纤维弹性组织增生，心瓣膜脱垂、黏液样变性、纤维化、钙化或撕裂等，导致瓣膜狭窄或关闭不全。② 心肌病和(或)心律失常：如心肌炎症、变性、肥厚、缺血、坏死、纤维化(硬化)导致心脏扩大，心肌收缩力下降和(或)心律失常。此外，尚有心脏破裂或损伤、乳头肌或腱索断裂、心室壁瘤等。③ 心包疾病：如心包炎症、积液、积血或积脓、缩窄、缺损等。④ 大血管疾病：如动脉粥样硬化、动脉瘤、中膜囊样变性、夹层分离、血管炎症、血栓形成、栓塞等。⑤ 各组织结构的先天性畸形。

(三)病理生理分类

不同病因的心血管病可引起相同或不同的病理生理变化：① 心力衰竭：主要指心肌机械收缩和舒张功能不全。可为急性或慢性，左心、右心或全心衰竭，见于各种心血管病尤其是晚期。对发生于急性心肌梗死的急性心力衰竭又称为泵衰竭。房室瓣狭窄和缩窄性心包炎等所引起的心室充盈机械性障碍也可出现心力衰竭的表现，但并非因心肌功能不全所致，不应列入心力衰竭的范畴内。② 休克：为周围循环血液灌注不良造成的内脏和外周组织缺血、微循环障碍等一系列变化。③ 冠状循环功能不全：为冠状动脉供血不足造成的心肌缺血变化。④ 乳头肌功能不全：二尖瓣或三尖瓣乳头肌缺血或病变，不能正常调节瓣叶的启闭，引起瓣膜关闭不全。⑤ 心律失常：为心脏的自律、兴奋或传导功能失调，引起心动过速、过缓和心律不规则的变化。⑥ 高动力循环状态：为心排血量增多、血压增高、心率增快、周围循环血量灌注增多的综合状态。⑦ 心脏压塞：为心包腔大量积液、积血或积脓，或纤维化、增厚、缩窄妨碍心脏充盈和排血，并造成静脉瘀血。⑧ 其他：体动脉或肺动脉、体静脉或肺静脉压力的增高或降低；体循环与肺循环之间、动脉与静脉之间的血液分流等。

诊断心血管病时，需将病因、病理解剖和病理生理分类诊断先后同时列出。例如，诊断风湿性心瓣膜病时要列出：① 风湿性心脏病(病因诊断)；② 二尖瓣狭窄和关闭不全(病理解剖诊断)；③ 心力衰竭；④ 心房颤动(以上为病理生理诊断)等。

【各种病因的心血管病在我国的流行情况】

根据20世纪五六十年代来自全国各地33组64050例住院心血管病患者的分析，显示心血管病占内科住院患者的4.7%~16.3%，常见病种依次为风心病、高心病、慢性肺心病、冠心病、先心病和梅毒性心血管病(梅心病)等。据我国上海两个综合性大医院半个世纪住院患者资料的分析，心血管病占内科住院患者的比例随年代而增高：50年代为9.89%，常见病种依次为风心病、高心病、梅心病、慢性肺心病、冠心病、先心病、甲状腺性心脏病和心包炎；90年代为24.24%，常见病种依次为冠心病、心律失常、风心病、高心病、心肌炎、心肌病、先心病、慢性肺心病和心包炎。

建国以来我国一些地区曾对常见的心血管病在人群中的患病率和发病率进行抽样调查，这些调查虽不很完备，但可大致反映常见的心血管病在我国人群中的患病情况：风心病患病率随年代而减低；冠心病和高血压患病率均随年代而增高。肺心病的患病率也在增加。

上述这些住院患者中心血管病患者的增多、病种构成比随年代而变化和人群抽样调查心血管病患病率的情况，与人口总死亡率中心血管病构成比的增加是相平行的。

【心血管病的诊断】

诊断心血管病应根据病史、临床症状和体征、实验室检查和器械检查等资料做出综合分析。

心血管病的症状常见的有：发绀、呼吸困难、咳嗽、咯血、胸痛、心悸、少尿、水肿、头痛、头昏或眩晕、晕厥和抽搐、上腹胀痛、恶心、呕吐、声音嘶哑等。多数症状也见于一些其他系统的疾病，因此分析时要做出仔细的鉴别。

心血管病常见的体征有：心脏增大征、心音的异常变化、额外心音、心脏杂音和心包摩擦音、心律失常征、脉搏的异常变化、周围动脉的杂音和"枪击"声、毛细血管搏动、静脉充盈或异常搏动、肝大及或有搏动、下肢水肿等。这些体征对诊断心血管病多数具特异性，尤其有助于诊断心脏瓣膜病、先心病、心包炎、心力衰竭和心律失常。此外，环形红斑、皮下结节等有助于诊断风湿热，两颧呈紫红色有助于诊断二尖瓣狭窄和肺动脉高压，皮肤黏膜的瘀点、Osler结节、Janeway点、脾大等有助于诊断感染性心内膜炎，发绀和杵状指(趾)有助于诊断右至左分流的先心病。

实验室检查除常规血、尿检查外，多种生化、微生物和免疫学检查有助于诊断。如感染性心脏病时体液的微生物培养、血液细菌、病毒核酸及抗体等检查；风心病时有关链球菌抗体和炎症反应(如抗"o"、血沉、c反应蛋白)的血液检查；动脉粥样硬化时血液各种脂质检查；急性心肌梗死时血肌钙蛋白、肌红蛋白和心肌酶的测定等。

心血管病的器械检查传统的是动脉血压测定、静脉压测定，心脏X线透视和摄片，心电图检查等。随着科学技术的发展，新的检查方法不断推出，可分为侵入性和非侵入性两大类。

(一)侵入性检查

主要有心导管检查和与该检查相结合进行的选择性心血管造影(包括选择性冠状动脉造影)，选择性指示剂(包括温度)稀释曲线测定心排血量，心腔内心电图检查、希氏束电图检查、心内膜和外膜心电标测(以上这些检查和心脏程序起搏刺激相结合进行时称为临床心脏电生理检查)、心内膜心肌活组织检查以及新近发展的心脏和血管腔内超声显像、心血管内镜检查等。

这些检查给患者带来一些创伤，但可得到比较直接的诊断资料，诊断价值较大。

(二)非侵入性检查

包括各种类型的心电图检查(遥测心电图、24小时动态心电图、食管导联心电图及起搏电生理检查、心电图运动负荷试验、心室晚电位和心率变异性分析等)，24小时动态血压监测；超声心动图(M型超声、二维超声、经食管超声、超声心动图三维重建等)和超声多普勒血流图检查；实时心肌声学造影，电子计算机 X 线体层摄影（CT），包括多层螺旋 CT（multidetector CT，MDCT 或 MSCT）、数字减影法心血管造影（DSA）和 CT 血管造影（CTA）；放射性核素心肌和血池显像，单光子发射体层显影（SPECT）；磁共振体层显影（MRI）及磁共振血管造影（MRA）等。这些检查对患者无创伤性，故较易被接受，但得到的资料较间接，而随着仪器性能和检查技术的不断更新和提高，它们的诊断价值也在迅速提高。

对心血管病做鉴别诊断时，不单要和其他系统的疾病作鉴别、在不同的病因诊断间进行鉴别，还要在不同的病理解剖和病理生理诊断进行鉴别。

【心血管病的预后】

大多数器质性心血管病预后较严重，但不同病种间预后不一，心功能不全常影响患者的劳动力，恶性心律失常可致猝死。常见的心脏病中，先心病多可经导管介入或手术纠治，预后较好，慢性肺心病多有严重呼吸系统病变预后差，其住院病死率最高。对风湿性心瓣膜病多数可通过经导管介入或外科手术治疗而使病变纠正或减轻；对冠心病进行严密的监护、给予重建心肌血供的有效治疗和康复措施，其预后较前改善。对心律失常、心力衰竭和休克等治疗措施，近年来有明显改进，也使心血管病的预后有所好转。

心血管病的病程中常发生并发症使预后更为严重。并发症可发生在心血管本身，如风心病或先心病并发感染性心内膜炎，冠心病心肌梗死并发心室间隔穿孔、乳头肌功能失调或心室壁瘤，风心病二尖瓣狭窄、先心病间隔缺损或动脉导管未闭并发肺动脉高压等；并发症也可发生在心血管以外的其他部位，如呼吸道感染，心源性肝硬化，肺、脑、肾等脏器及肢体的栓塞，酸碱和电解质平衡失调等。

【心血管病的防治】

对于病因比较明确的心血管病，消除病因，如消除梅毒感染、维生素 B 缺乏和贫血，治疗甲状腺病，有效地防治慢性支气管炎，及时地控制急性链球菌感染和积极治疗风湿热等，将使相关的心脏疾病减少甚至不再出现。而目前危害最大、发病率最高的心血管疾病，即高血压、冠心病并无明确的单一病因，而是有多种危险因素导致其发病且病情呈进展势态。有鉴于此，近年来提出了"心血管事件链"的概念。所谓"事件链"，是由各种导致心血管疾病的危险因素产生各靶器官损害，主要是动脉粥样硬化和左心室肥厚，然后导致冠心病、脑卒中等事件，直至心力衰竭和死亡。而防治措施必须从事件链的源头开始，也就是对各种危险因素的早期综合干预，在事件链的各个阶段更要有针对性地积极防治，也就是说，从预防下一个阶段的角度，确立策略和方案，使防和治达到有机的统一。各种危险因素中除性别、年龄等不可改变的因素外，大多是可以控制的，如肥胖、吸烟、高血压、血脂异常、糖代谢异常等。为此必须以改变不良生活方式为基础，综合干预各种危险因素，方可达到降低高血压、冠心病及其相关并发症的发生率和死亡率。

治疗心血管病需要针对病因、病理解剖和病理生理等几方面进行。

(一)病因治疗

对病因已明确者积极治疗病因，可收到良好效果。如感染性心内膜炎和心包炎时应用抗生素治疗，贫血性心脏病时应纠正贫血，维生素 B 缺乏性心脏病时应用维生素 B 治疗等。但有些病种即使积极治疗病因也不能逆转其已形成的损害，或只能预防病变的发展。例如，风心病时治疗风湿热已不能改变瓣膜已形成的病理解剖变化；梅心病时抗梅毒治疗也不能改变主动脉瓣关闭不全或主动脉瘤的病理改变；及时有效治疗感染性心内膜炎对已形成的瓣膜损伤无法逆转。近年用射频电能、冷冻或激光消融心脏异常传导径路或异位兴奋病灶的方法治疗异位快速心律失常，也起到消除病因的作用。

(二)解剖病变的治疗

用介入或外科手术治疗可纠正病理解剖改变。目前，大多数先心病可用外科手术或介入治疗根治。某些心瓣膜病，可用介入性球囊扩张治疗或瓣膜交界分离、瓣膜修复或人工瓣膜置换等手术纠治。血管病变包括冠状动脉病，可施行病变帮位介入手术治疗如腔内球囊扩张，粥样斑块的激光或超声消融、旋切或旋磨消除、安置支架等；也可用外科手术治疗如动脉内膜剥脱术，自体血管或人造血管旁路移植术等。并发于心肌梗死的心室壁瘤、心室间隔穿孔、乳头肌断裂等，也可在病程的适当时机施行手术。近年来开展的心肌化学消融对肥厚型梗阻性心肌病的患者可使病情明显缓解。对病变严重难以修复的心脏，可施行心脏、心肺联合移植或人造心脏替代的手术治疗。

(三)病理生理的治疗

对目前尚无法或难于根治的心血管病，主要是纠正其病理生理变化。有些病理生理变化可迅速发生并很严重，如休克、急性心力衰竭、严重心律失常，需积极地紧急处理，并在处理过程中严密监测其变化，随时调整治疗措施，以取得最好的治疗效果；有些则逐渐发生且持续存在，如高血压、慢性心力衰竭、慢性心房颤动，需长期治疗。治疗时多采用药物，但多腔起搏、心脏再同步化治疗(CRT)、机械辅助循环、动力性心肌成形术则是治疗顽固性心力衰竭的可选择的措施；而人工心脏起搏、电复律以及埋藏式自动复律除颤器(ICD)则是治疗心律失常的有效措施。

(四)康复治疗

根据患者的心脏病变、年龄、体力等情况，采用动静结合的办法，在恢复期尽早进行适当的体力活动，对改善心脏功能，促进身体康复有良好的作用。在康复治疗中要注意心理康复，解除患者的思想顾虑；对患者的工作、学习和生活安排提出建议，加强患者与疾病做斗争的信心。恢复了工作或学习的患者需要注意劳逸结合和生活规律化，保护心脏功能。

近年来，在心血管疾病的防治领域内陆续有大量的大规模临床试验的结果公布。这些试验都是采取前瞻性大、系列多、中心随机、双盲、对照的研究方法，结果令人信服，具有重要的指导意义。而以死亡率为观察终点的大系列临床试验，则更能对某一疗法的实际价值以及对预防某一疾病发展的作用做出客观评价。遵照循证医学的原则，在心血管疾病相关的防治指南中，对各种针对性治疗措施的制定和推荐的强度均以相应的大规模临床试验的结果为依据，使指南更具权威性。

【心血管病研究的进展】

近年来有关心血管疾病分子和细胞生物学研究取得较大进展。对器官和组织中肾素－血管紧张素系统的作用研究结果，更是涉及了心血管疾病的各个方面。目前，已证明在前述的"心血管事件链"的各个环节中均有血管紧张素Ⅱ的参与，基于这一观点血管紧张素转化酶抑制剂和血管紧张素受体阻滞剂被推荐广泛用于心血管疾病的治疗；明确了内皮源性血管收缩因子为内皮素(ET)，舒张因子主要为一氧化氮(NO)，开发出ET-1受体拮抗剂和阐明了硝酸酯的作用是它释出NO所致；提出了测定血脑钠肽(BNP)水平可作为诊断心力衰竭的证据；认识了神经激素系统的激活、心肌

细胞 β 肾上腺素能受体密度的调节对心肌缺血和心力衰竭的利弊；深入了解细胞膜的离子通道，开发出通道阻滞剂和通道开放剂；揭示了心肌缺血再灌注损伤是由于氧自由基和脂质过氧化反应对心肌的损害，而心肌缺血预适应则可起到保护心肌的作用；发现不同于细胞坏死的，由基因调控的细胞死亡特殊形式——细胞凋亡，推测如能对它进行调控可能防治包括心血管病在内的一些疾病；提出动脉粥样硬化的形成可能与炎症有关，多种细胞因子、生长因子和作为促炎症介质的白三烯都参与这一过程；发现了胰岛素抵抗和与之相关的代谢障碍及其与心血管疾病之间的关系；提出了心肌重塑（remodeling）、血管重塑和电重塑的概念。这些都促进了心血管病治疗观念的改变。

而生物物理学和生物化学的发展，提供了包括实时三维超声显像、心肌和心腔的心脏声学造影、正电子发射体层显影（PET）、多排（64排）螺旋 CT、数字减影法心血管造影（DSA）专用系统、三维电磁导管标测系统、三维非接触球囊标测系统、细胞和血中病毒和细菌的 DNA 和 RNA 测定等许多新的诊断手段，提高了诊断心血管病的水平。新的治疗方法不断涌现：调整血脂、降血压、扩血管、抗心律失常、抗血小板、抗凝血和溶血栓药物不断有新品种推出；用基因重组技术生产新的药物如 rtPA、nPA、TNK–tPA、rSK 等陆续问世；以基因重组脑钠肽治疗急性心力衰竭；以利尿剂、血管紧张素转换酶抑制剂或血管紧张素受体阻滞剂、β 受体阻滞剂及醛固酮拮抗剂为主治疗慢性心力衰竭；介入性疗法不断发展已用于冠状动脉病(包括急性心肌梗死)、瓣膜病、先心病、主动脉夹层、主动脉瘤和心律失常等的治疗；起搏和电复律治疗已发展到使用埋藏式的自动起搏复律除颤器和多部位心脏起搏；药物涂层支架的应用有望减少冠状动脉介入治疗后的再狭窄。这些都使心血管病的治疗水平进一步提高。

基因变异作为心血管病的病因已屡有发现，如遗传性长 QT 间期综合征、家族性心房颤动、肥厚型心肌病、扩张型心肌病等的基因突变位点都有报告。但基因治疗的临床应用却因安全问题前景尚不明朗。将携带血管内皮生长因子（VEGF）的载体通过不同途径注入心肌，促进心肌小血管的新生以治疗心肌缺血的方法尚在临床试验阶段。干细胞移植研究前景似较乐观，已有用于缺血性心肌病作为细胞替代疗法以及用作基因治疗的靶细胞的实验研究报告。临床应用干细胞移植的研究也已起步。

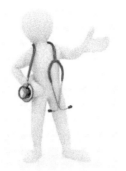

第二章 心力衰竭

心力衰竭（heart failure）是各种心脏结构或功能性疾病导致心室充盈及（或）射血能力受损而引起的一组综合征。由于心室收缩功能下降，射血功能受损，心排血量不能满足机体代谢的需要，器官、组织血液灌注不足，同时出现肺循环和（或）体循环瘀血，临床表现主要是呼吸困难和无力而致体力活动受限和水肿。某些情况下心肌收缩力尚可使射血功能维持正常，但由于心肌舒张功能障碍左心室充盈压异常增高，使肺静脉回流受阻，而导致肺循环瘀血。后者常见于冠心病和高血压心脏病心功能不全的早期或原发性肥厚型心肌病等，称之为舒张期心力衰竭。心功能不全或心功能障碍（cardiac dysfunction）理论上是一个更广泛的概念，伴有临床症状的心功能不全称之为心力衰竭，而有心功能不全者，不一定全是心力衰竭。

【病因】

（一）基本病因

几乎所有类型的心脏、大血管疾病均可引起心力衰竭（心衰）。心力衰竭反映心脏的泵血功能障碍，也就是心肌的舒缩功能不全。从病理生理的角度来看，心肌舒缩功能障碍大致上可分为由原发性心肌损害及由心脏长期容量及（或）压力负荷过重，导致心肌功能由代偿最终发展为失代偿两大类：

1.原发性心肌损害

（1）缺血性心肌损害：冠心病心肌缺血和（或）心肌梗死是引起心力衰竭的最常见的原因之一。

（2）心肌炎和心肌病：各种类型的心肌炎及心肌病均可导致心力衰竭，以病毒性心肌炎及原发性扩张型心肌病最为常见。

（3）心肌代谢障碍性疾病：以糖尿病心肌病最为常见，其他如继发于甲状腺功能亢进或减低的心肌病、心肌淀粉样变性等。

2.心脏负荷过重：

（1）压力负荷（后负荷）过重：见于高血压、主动脉瓣狭窄、肺动脉高压、肺动脉瓣狭窄等左、右心室收缩期射血阻力增加的疾病。为克服增高的阻力，心室肌代偿性肥厚以保证射血量。持久的负荷过重，心肌必然发生结构和功能改变而终至失代偿，心脏排血量下降。

（2）容量负荷（前负荷）过重：见于以下两种情况：① 心脏瓣膜关闭不全，血液反流，如主动脉瓣关闭不全、二尖瓣关闭不全等；② 左、右心或动静脉分流性先天性心血管病，如间隔缺损、动脉导管未闭等。此外，伴有全身血容量增多或循环血量增多的疾病，如慢性贫血、甲状腺功能亢进症等，心脏的容量负荷也必然增加。容量负荷增加早期，心室腔代偿性扩大，心肌收缩功能尚能维持正常，但超过一定限度心肌结构和功能发生改变即出现失代偿表现。

(二)诱因

有基础心脏病的患者，其心力衰竭症状往往由一些增加心脏负荷的因素所诱发。常见的诱发心力衰竭的因素有：

1. 感染：呼吸道感染是最常见、最重要的诱因。感染性心内膜炎作为心力衰竭的诱因也不少见，常因其发病隐袭而易漏诊。

2. 心律失常：心房颤动是器质性心脏病最常见的心律失常之一，也是诱发心力衰竭最重要的因素。其他各种类型的快速性心律失常以及严重的缓慢性心律失常均可诱发心力衰竭。

3. 血容量增加：如摄入钠盐过多，静脉输入液体过多、过快等。

4. 过度体力劳累或情绪激动：如妊娠后期及分娩过程，暴怒等。

5. 治疗不当：如不恰当停用利尿药物或降血压药等。

6. 原有心脏病变加重或并发其他疾病：如冠心病发生心肌梗死，风湿性心瓣膜病出现风湿活动，合并甲状腺功能亢进或贫血等。

【病理生理】

目前已经认识到心力衰竭是一种不断发展的疾病，一旦发生心力衰竭即使心脏没有新的损害，在各种病理生理变化的影响下，心功能不全将不断恶化。当基础心脏病损及心功能时，机体首先发生多种代偿机制。这些机制可使心功能在一定的时间内维持在相对正常的水平，但这些代偿机制均有其负性的效应。当代偿失效而出现心力衰竭时病理生理变化则更为复杂。其中最重要的可归纳为以下四个方面：

(一)代偿机制

当心肌收缩力减弱时，为了保证正常的心排血量，机体通过以下的机制进行代偿。

1. Frank-STarling 机制：即增加心脏的前负荷，使回心血量增多，心室舒张末期容积增加，从而增加心排血量及提高心脏作功量。心室舒张末期容积增加，意味着心室，舒张末压力也增高，相应的心房压、静脉压也随之升高。待后者达到一定高度时即出现肺的阻性充血或腔静脉系统充血。

2. 心肌肥厚当心脏后负荷增高时常以心肌肥厚作为主要的代偿机制，心肌肥厚心肌细胞数并不增多，以心肌纤维增多为主。细胞核及作为供给能源的物质线粒体也增大和增多，但程度和速度均落后于心肌纤维。心肌从整体上显得能源不足，继续发展终至心肌细胞死亡。心肌肥厚心肌收缩力增强，克服后负荷阻力，使心排血量在相当长时间内维持正常，患者可无心力衰竭症状，但这并不意味心功能正常。心肌肥厚者，心肌顺应性差，舒张功能降低，心室舒张末压力升高，客观上已存在心功能障碍。

3. 神经体液的代偿机制：当心脏排血量不足，心腔压力升高时，机体全面启动神经体液机制进行代偿，包括：

(1)交感神经兴奋性增强：心力衰竭患者血中去甲肾上腺素(NE)水平升高，作用于心肌 β 肾上腺素能受体，增强心肌收缩力并提高心率，以提高心排血量。但与此同时周围血管收缩，增加心脏后负荷，心率加快，均使心肌耗氧量增加。除了上述血流动力学效应外，NE 对心肌细胞有直接的毒性作用，可促使心肌细胞凋亡，参与心脏重塑(remodeling)的病理过程。此外，交感神经兴奋还可使心肌应激性增强而有促心律失常作用。

(2)肾素-血管紧张素-醛固酮系统(RAAS)激活:由于心排血量降低,肾血流量随之减低,RAAS被激活。其有利的一面是心肌收缩力增强,周围血管收缩维持血压,调节血液的再分配,保证心、脑等重要脏器的血液供应。同时促进醛固酮分泌,使水、钠潴留,增加总体液量及心脏前负荷,对心力衰竭起到代偿作用。

近年的研究表明,RAAS被激活后,血管紧张素Ⅱ(angiotensin Ⅱ,AⅡ)及醛固酮分泌增加使心肌、血管平滑肌、血管内皮细胞等发生一系列变化,称之为细胞和组织的重塑。在心肌上AⅡ通过各种途径使收缩蛋白合成增加;细胞外的醛固酮刺激成纤维细胞转变为胶原纤维,使胶原纤维增多,促使心肌间质纤维化。在血管中使平滑肌细胞增生管腔变窄,同时降低血管内皮细胞分泌一氧化氮的能力,使血管舒张受影响。这些不利因素的长期作用,加重心肌损伤和心功能恶化,后者又进一步激活神经体液机制,如此形成恶性循环,使病情日趋恶化。

(二)心力衰竭时各种体液因子的改变

近年来不断发现一些新的肽类细胞因子参与心力衰竭的发生和发展,重要的有:

1. 心钠肽和脑钠肽(atrial natriuretic peptide,ANP and brain natriuretic peptide,BNP)正常情况下,ANP主要储存于心房,心室肌内也有少量表达。当心房压力增高,房壁受牵引时,ANP分泌增加,其生理作用为扩张血管,增加排钠,对抗肾上腺素、肾素-血管紧张素等的水、钠潴留效应。正常人BNP主要储存于心室肌内,其分泌量亦随心室充盈压的高低变化,BNF的生理作用与ANP相似。

心力衰竭时,心室壁张力增加,心室肌内不仅BNP分泌增加,ANP的分泌也明显增加,使血浆中ANP及BNP水平升高,其增高的程度与心衰的严重程度呈正相关。为此,血浆ANP及BNF水平可作为评定心衰的进程和判断预后的指标。

心衰状态下,循环中的ANP及BNP降解很快,且其生理效应明显减弱,即使输注外源性ANP,也难以达到排钠、利尿降低血管阻力的有益作用。新近研究开发的重组人BNP(Nesiritide)临床应用,可发挥排钠、利尿、扩管等改善心衰的有益作用。

2. 精氨酸加压素(arginine vasopressin,AVP)由垂体分泌,具有抗利尿和周围血管收缩的生理作用。对维持血浆渗透压起关键作用。AVP的释放受心房牵张受体(atrial STretch receptors)的调控。心力衰竭时心房牵张受体的敏感性下降,使AVP的释放不能受到相应的抑制,而使血浆AVP水平升高,继而水的潴留增加;同时其周围血管的收缩作用又使心脏后负荷增加;对于心衰早期,AVP的效应有一定的代偿作用,而长期的AVP增加,其负面效应将使心力衰竭进一步恶化。

3. 内皮素(endothelin)是由血管内皮释放的肽类物质,具有很强的收缩血管的作用。心力衰竭时,受血管活性物质如去甲肾上腺素、血管紧张素、血栓素等的影响,血浆内皮素水平升高,且直接与肺动脉压力特别是肺血管阻力升高相关。除血流动力学效应外,内皮素还可导致细胞肥大增生,参与心脏重塑过程。目前,实验研究已证实内皮素受体拮抗剂bosentan可以对抗内皮素的血流动力学效应,并减轻心肌肥厚,明显改善慢性心衰动物的近期及远期预后。临床应用内皮素受体拮抗剂初步显示可改善心衰患者的血流动力学效应。

(三)关于舒张功能不全

心脏舒张功能不全的机制,大体上可分为两大类:一类是主动舒张功能障碍,其原因多为Ca^{2+}

不能及时地被肌浆网回摄及泵出胞外，因为这两种过程均为耗能过程，所以当能量供应不足时，主动舒张功能即受影响。如冠心病有明显心肌缺血时，在出现收缩功能障碍前即可出现舒张功能障碍。另一类舒张功能不全是由于心室肌的顺应性减退及充盈障碍，它主要见于心室肥厚如高血压及肥厚性心肌病时，这一类病变将明显影响心室的充盈压，当左室舒张末压过高时，肺循环出现高压和瘀血，即舒张性心功能不全，此时心肌的收缩功能尚可保持较好，心脏射血分数正常，故又称为LVEF正常(代偿)的心力衰竭。由于临床上这种情况可发生在高血压及冠心病，而目前这两种病又属多发病，因此这一类型的心功能不全日渐受到重视。但需要指出的是，当有容量负荷增加、心室扩大时，心室的顺应性是增加的，此时即使有心室肥厚也不致出现单纯的舒张性心功能不全。

(四)心肌损害和心室重塑

原发性心肌损害和心脏负荷过重使心脏功能受损，导致上述的心室扩大或心室肥厚等各种代偿性变化。在心腔扩大、心室肥厚的过程中，心肌细胞、胞外基质、胶原纤维网等均有相应变化，也就是心室重塑过程。目前大量的研究表明，心力衰竭发生发展的基本机制是心室重塑。由于基础心脏病的性质不同，进展速度不同以及各种代偿机制的复杂作用，心室扩大及肥厚的程度与心功能的状况并不平行，有些患者心脏扩大或肥厚已十分明显，但临床上尚可无心力衰竭的表现。但如基础心脏疾病病因不能解除，或即使没有新的心肌损害，随着时间的推移，心室重塑的病理变化仍可自身不断发展，心力衰竭必然会出现。从代偿到失代偿除了因为代偿能力有一定的限度、各种代偿机制的负面影响之外，心肌细胞的能量供应相对及绝对的不足及能量的利用障碍导致心肌细胞坏死、纤维化也是一个重要的因素。心肌细胞减少使心肌整体收缩力下降；纤维化的增加又使心室的顺应性下降，重塑更趋明显，心肌收缩力不能发挥其应有的射血效应，如此形成恶性循环，终至不可逆转的终末阶段。

【心力衰竭(简称心衰)的类型】

(一)左心衰、右心衰和全心衰

左心衰指左心室代偿功能不全而发生的心力衰竭，临床上较为常见，以肺循环瘀血为特征。单纯的右心衰竭主要见于肺源性心脏病及某些先天性心脏病，以体循环淤血为主要表现。左心衰竭后肺动脉压力增高，使右心负荷加重，长时间后，右心衰竭也继之出现，即为全心衰。心肌炎心肌病患者左、右心同时受损，左、右心衰可同时出现。

单纯二尖瓣狭窄引起的是一种特殊类型的心衰。它不涉及左室的收缩功能，而是直接因左心房压力升高而导致肺循环高压，有明显的肺淤血和相继出现的右心功能不全。

(二)急性和慢性心衰

急性心衰系因急性的严重心肌损害或突然加重的负荷，使心功能正常或处于代偿期的心脏在短时间内发生衰竭或使慢性心衰急剧恶化。临床上以急性左心衰常见，表现为急性肺水肿或心源性休克。

慢性心衰有一个缓慢的发展过程，一般均有代偿性心脏扩大或肥厚及其他代偿机制参与。

(三)收缩性和舒张性心衰

心脏以其收缩射血为主要功能。收缩功能障碍，心排血量下降并有阻性充血的表现，即为收缩性心力衰竭，也是临床上所常见的心衰。心脏正常的舒张功能是为了保证收缩期的有效泵血。当心脏的收缩功能不全时常同时存在舒张功能障碍。单纯的舒张性(舒张期)心衰如前所述可见于高血压、冠心病的某一阶段，当收缩期射血功能尚未明显降低，而因舒张功能障碍而致左室充盈压增高导致肺的阻性充血。

严重的舒张期心衰见于原发性限制型心肌病、原发性肥厚型心肌病等。

(四)心衰的分期与分级

1. 心力衰竭的分期如前所述，心力衰竭是各种心脏结构性和功能性疾病所导致的，其病理生理过程不断进展的临床综合征。近年来，对心力衰竭的治疗已有很大的进步，但从整体上看死于心力衰竭的患者数目仍在逐步上升。这一方面是由于人口老龄化，另一方面是由于心血管疾病的治疗进步，特别是急性心肌梗死的抢救成功率提高，存活的患者增多。为了从整体上减少因心力衰竭而死亡的患者，仅仅针对已发生心力衰竭临床表现的患者是不够的，必须从预防着手，从源头上减少和延缓心力衰竭的发生。为此，2001年美国AHA/ACC的成人慢性心力衰竭指南上提出了心力衰竭的分期的概念，在2005年更新版中仍然强调了这一概念，具体分期如下：

A期：心力衰竭高危期，尚无器质性心脏(心肌)病或心力衰竭症状，如患者有高血压、心绞痛、代谢综合征，使用心肌毒性药物等，可发展为心脏病的高危因素。

B期：已有器质性心脏病变，如左室肥厚、LVEF降低，但无心力衰竭症状。

C期：器质性心脏病，既往或目前有心力衰竭症状。

D期：需要特殊干预治疗的难治性心力衰竭。

心力衰竭的分期对每一个患者而言只能是停留在某一期或向前进展而不可能逆转。例如，B期患者，心肌已有结构性异常，其进展可导致3种后果：患者在发生心衰症状前死亡；进入到C期，治疗可控制症状；进入D期，死于心力衰竭，而在整个过程中猝死可在任何时间发生。

为此，只有在A期对各种高危因素进行有效治疗，在B期进行有效干预，才能有效减少或延缓进入到有症状的临床心力衰竭。

2. 心力衰竭的分级　NYHA分级是按诱发心力衰竭症状的活动程度将心功能的受损状况分为四级。这一分级方案于1928年由美国纽约心脏病学会（NYHA）提出，临床上沿用至今。上述的心力衰竭分期不能取代这一分级而只是对它的补充。实际上NYHA分级是对C期和D期患者症状严重程度的分级。

Ⅰ级：患者患有心脏病，但日常活动量不受限制，一般活动不引起疲乏、心悸、呼吸困难或心绞痛。

Ⅱ级：心脏病患者的体力活动受到轻度的限制，休息时无自觉症状，但平时一般活动可出现疲乏、心悸、呼吸困难或心绞痛。

Ⅲ级：心脏病患者体力活动明显受限，小于平时一般活动即引起上述的症状。

Ⅳ级：心脏病患者不能从事任何体力活动。休息状态下也出现心衰的症状，体力活动后加重。

这种分级方案的优点是简便易行，为此，几十年以来仍为临床医生所习用。但其缺点是仅凭患者的主观陈述，有时症状与客观检查有很大差距，同时患者个体之间的差异也较大。

3. 6分钟步行试验是一项简单易行、安全、方便的试验，用以评定慢性心衰患者的运动耐力的方法。要求患者在平直走廊里尽可能快的行走，测定6分钟的步行距离，若6分钟步行距离小于

150m，表明为重度心功能不全；150~425m 为中度；426~550m 为轻度心功能不全。本试验除用以评价心脏的储备功能外，常用以评价心衰治疗的疗效。

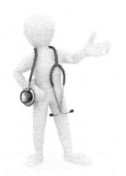

第三章 窦性心律失常

一、窦性心动过速

正常窦性心律的冲动起源于窦房结，频率为60～100次/分。心电图显示窦性心律的P波在I、Ⅱ、aVF导联直立，aVR倒置。PR间期0.12~0.20秒。

【心电图检查】

心电图符合窦性心律的上述特征，成人窦性心律的频率超过100次/分，为窦性心动过速(sinus tachycardia)。窦性心动过速通常逐渐开始和终止。频率大多在100~150次/分之间，偶有高达200次/分。刺激迷走神经可使其频率逐渐减慢，停止刺激后又加速至原先水平。

【临床意义】

窦性心动过速可见于健康人吸烟、饮茶或咖啡、饮酒、体力活动及情绪激动时。某些病理状态，如发热、甲状腺功能亢进、贫血、休克、心肌缺血、充血性心力衰竭以及应用肾上腺素、阿托品等药物亦可引起窦性心动过速。

窦性心动过速的治疗应针对病因和去除诱发因素，如治疗心力衰竭、纠正贫血、控制甲状腺功能亢进等。必要时β受体阻滞剂或非二氢吡啶类钙通道阻滞剂(如地尔硫卓)可用于减慢心率。

二、窦性心动过缓

【心电图检查】

成人窦性心律的频率低于60次/分，称为窦性心动过缓(sinus bradycardia)。窦性心动过缓常同时伴有窦性心律不齐(不同PP间期的差异大于0.12秒)。

【临床意义】

窦性心动过缓常见于健康的青年人、运动员与睡眠状态。其他原因包括颅内疾患、严重缺氧、低温、甲状腺功能减退、阻塞性黄疸，以及应用拟胆碱药物、胺碘酮、β受体阻滞剂、非二氢吡啶类的钙通道阻滞剂或洋地黄等药物。窦房结病变和急性下壁心肌梗死亦常发生窦性心动过缓。

无症状的窦性心动过缓通常无需治疗。如因心率过慢，出现心排血量不足，可应用阿托品、麻黄碱或异丙肾上腺素等药物，但长期应用往往效果不确，易发生严重副作用，故应考虑心脏起搏治疗。

三、窦性停搏

窦性停搏或窦性静止（sinus pause or sinus arre,ST）是指窦房结不能产生冲动。心电图表现为在较正常 PP 间期显著长的间期内无 P 波发生，或 P 波与 QRS 波群均不出现，长的 PP 间期与基本的窦性 PP 间期无倍数关系。长时间的窦性停搏后，下位的潜在起搏点，如房室交界处或心室，可发出单个逸搏或逸搏性心律控制心室。过长时间的窦性停搏，并且无逸搏发生时，患者可出现黑矇、短暂意识障碍或晕厥，严重者可发生 Adams-Stokes 综合征，甚至死亡。

迷走神经张力增高或颈动脉窦过敏均可发生窦性停搏。此外，急性下壁心肌梗死、窦房结变性与纤维化、脑血管意外等病变，应用洋地黄类药物、乙酰胆碱等药物亦可引起窦性停搏。治疗可参照病态窦房结综合征。

四、窦房传导阻滞

窦房传导阻滞（sinoatrialblock，SAB，简称窦房阻滞）指窦房结冲动传导至心房时发生延缓或阻滞。理论上 SAB 也可分为三度。

由于体表心电图不能显示窦房结电活动，因而无法确立第一度窦房传导阻滞的诊断。第三度窦房传导阻滞与窦性停搏鉴别困难，特别当发生窦性心律不齐时。第二度窦房传导阻滞分为两型：莫氏（Mobitz）I 型即文氏（Wencketbach）阻滞，表现为 PP 间期进行性缩短，直至出现一次长 PP 间期，该长 PP 间期短于基本 PP 间期的两倍，此型窦房传导阻滞应与窦性心律不齐鉴别；莫氏 II 型阻滞时，长 PP 间期为基本 PP 间期的整倍数。窦房传导阻滞后可出现逸搏心律。

窦房传导阻滞的病因及治疗参见窦性停搏。

五、病态窦房结综合征

病态窦房结综合征（sick sinus syndrome，SSS，简称病窦综合征）是由窦房结病变导致功能减退，产生多种心律失常的综合表现。患者可在不同时间出现一种以上的心律失常。病窦综合征经常合并心房自律性异常。部分患者同时有房室传导功能障碍。

【病因】

众多病变过程，如淀粉样变性、甲状腺功能减退、某些感染（布氏杆菌病、伤寒）、纤维化与脂肪浸润、硬化与退行性变等，均可损害窦房结，导致窦房结起搏与窦房传导功能障碍；窦房结周围神经和心房肌的病变，窦房结动脉供血减少也是 SSS 的病因。迷走神经张力增高，某些抗心律失常药物抑制窦房结功能，也可导致窦房结功能障碍，应注意鉴别。

【临床表现】

患者出现与心动过缓有关的心、脑等脏器供血不足的症状，如发作性头晕、黑矇、乏力等，严重者可发生晕厥。如有心动过速发作，则可出现心悸、心绞痛等症状。

【心电图检查】

心电图主要表现包括：① 持续而显著的窦性心动过缓（50次 / 分以下），且并非由于药物引起；② 窦性停搏与窦房传导阻滞；③ 窦房传导阻滞与房室传导阻滞并存；④ 心动过缓 - 心动过速综合征（bradycardia-tachycardia syndrome），这是指心动过缓与房性快速性心律失常（心房扑动、心房颤动或房性心动过速）交替发作。

病窦综合征的其他心电图改变为：① 在没有应用抗心律失常药物下，心房颤动的心室率缓慢、或其发作前后有窦性心动过缓和（或）第一度房室传导阻滞；② 房室交界区性逸搏心律等。

根据心电图的典型表现以及临床症状与心电图改变存在明确的相关性，便可确定诊断。为确定症状与心电图改变的关系，可做单次或多次动态心电图或事件记录器检查，如在晕厥等症状发作的同时，记录到显著的心动过缓，即可提供有力佐证。

【心电生理与其他检查】

对于可疑为病窦综合征的患者，经上述检查仍未能确定诊断，下列试验将有助于诊断：

(一)固有心率(intrinsic heart rate，IHR)测定

其原理是：应用药物完全阻断自主神经系统对心脏的支配后，测定窦房结产生冲动的频率。方法是：以普萘洛尔(0.2mg/kg)静注后10分钟，再以阿托品(0.04mg/kg)静注，然后检测心率。固有心率正常值可参照以下公式计算：118.1-(0.57×年龄)。病窦综合征患者的固有心率低于正常值。

(二)窦房结恢复时间与窦房传导时间测定

可应用心内电生理检查技术或食管心房电刺激方法。

【治疗】

若患者无心动过缓有关的症状，不必治疗，仅定期随诊观察。对于有症状的病窦综合征患者，应接受起搏器治疗。

心动过缓-心动过速综合征患者发作心动过速，芳单独应用抗心律失常药物治疗，可能加重心动过缓。应用起搏治疗后，患者仍有心动过速发作，可同时应用抗心律失常药物。

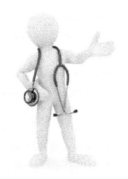

第四章 房室交界区性心律失常

一、房室交界区性期前收缩

房室交界区性期前收缩（premature atrioventricular junctional beats）简称交界性期前收缩。冲动起源于房室交界区，可前向和逆向传导，分别产生提前发生的 QRS 波群与逆行 P 波。逆行 P 波可位于 QRS 波群之前（PR 间期＜0.12秒）、之中或之后（RP 间期＜0.20秒）。QRS 波群形态正常，当发生室内差异性传导，QRS 波群形态可有变化。

交界区、性期前收缩通常无需治疗。

二、房室交界区性逸搏与心律

房室交界区组织在正常情况下不表现出自律性，称为潜在起搏点。下列情况时，潜在起搏点可成为主导起搏点：由于窦房结发放冲动频率减慢，低于上述潜在起搏点的固有频率；由于传导障碍，窦房结冲动不能抵达潜在起搏点部位，潜在起搏点除极产生逸搏。房室交界区性逸搏（AV junctional escape beats）的频率通常为40~60次/分。心电图表现为在长于正常 PP 间期的间歇后出现一个正常的 QRS 波群，P 波缺失，或逆行 P 波位于 QRS 波之前或之后，此外，也可见到未下传至心室的窦性 P 波。房室交界区性心律（AV junctional rhythm）指房室交界区性逸搏连续发生形成的节律。心电图显示正常下传的 QRS 波群，频率为40~60次/分。可有逆行 P 波或存在独立的缓慢的心房活动，从而形成房室分离。此时，心室率超过心房率。房室交界区性逸搏或心律的出现，与迷走神经张力增高、显著的窦性心动过缓或房室传导阻滞有关，并作为防止心室停搏的生理保护机制。

查体时颈静脉搏动可出现大的 a 波，第一心音强度变化不定。一般无需治疗。必要时可起搏治疗。

三、非阵发性房室交界区性心动过速

非阵发性房室交界区性心动过速（nonparoxysmar atrioventricular junctional taclaycardia）的发生机制与房室交界区组织自律性增高或触发活动有关。最常见的病因为洋地黄中毒。其他为下壁心肌梗死、心肌炎、急性风湿热或心瓣膜手术后，也偶见于正常人。

心动过速发作起始与终止时心率逐渐变化，有别于阵发性心动过速，故称为"非阵发性"。心率

70~150次/分或更快，心律通常规则。QRS 波群正常。自主神经系统张力变化可影响心率快慢。如心房活动由窦房结或异位心房起搏点控制，可发生房室分离。洋地黄过量引起者，经常合并房室交界区文氏型传导阻滞，使心室律变得不规则。

治疗主要针对基本病因。本型心律失常通常能自行消失，假如患者耐受性良好，仅需密切观察和治疗原发疾病。已用洋地黄者应立即停药，也不应施行电复律。洋地黄中毒引起者，可给予钾盐、利多卡因或 β 受体阻滞剂治疗。其他患者可选用 IA、IC 与 III 类（胺碘酮）药物。

四、与房室交界区相关的折返性心动过速

阵发性室上性心动过速（paroxysmal supraventricular tachycardia，PSVT）简称室上速。大多数心电图表现为 QRS 波群形态正常、RR 间期规则的快速心律。大部分室上速由折返机制引起，折返可发生在窦房结、房室结与心房，分别称为窦房折返性心动过速、房室结内折返性心动过速与心房折返性心动过速。此外，利用隐匿性房室旁路逆行传导的房室折返性心动过速，习惯上也归属室上速的范畴，但折返回路并不局限于房室交界区。因此，阵发性室上性心动过速这一名称，包含属于不同发病机制，解剖上并非局限于房室结及其以上部位不同类别的心动过速，其含义欠精确，但目前尚未被一致接受的命名代替，因此，一直沿用至今。有学者推荐"与房室交界区相关的折返性心动过速"这一描述性的名词，为本书所采用。在全部室上速病例中，房室结内折返性心动过速与利用隐匿性房室旁路的房室折返性心动过速约占90%以上。

房室结内折返性心动过速（atrioventricular nodal reentrant tachycardia，AVNRT）是最常见的阵发性室上性心动过速类型。

【病因】

患者通常无器质性心脏病表现，不同性别与年龄均可发生。

【临床表现】

心动过速发作突然起始与终止，持续时间长短不一。症状包括心悸、胸闷、焦虑不安、头晕，少见有晕厥、心绞痛、心力衰竭与休克者。症状轻重取决于发作时心室率快速的程度以及持续时间，亦与原发病的严重程度有关。若发作时心室率过快，使心输出量与脑血流量锐减或心动过速猝然终止，窦房结未能及时恢复自律性导致心搏停顿，均可发生晕厥。体检心尖区第一心音强度恒定，心律绝对规则。

【心电图检查】

心电图表现为：① 心率150~250次/分，节律规则；② QRS 波群形态与时限均正常，但发生室内差异性传导或原有束支传导阻滞时，QRS 波群形态异常；③ P 波为逆行性（II、III、aVF 导联倒置），常埋藏于 QRS 波群内或位于其终末部分，P 波与 QRS 波群保持固定关系；④ 起始突然，通常由一个房性期前收缩触发，其下传的 PR 间期显著延长，随之引起心动过速发作。

【心电生理检查】

在大多数患者能证实存在房室结双径路。房室结双径路是指：① β（快）路径传导速度快而不应期长；② a（慢）路径传导速度缓慢而不应期短。正常时窦性冲动沿快径路下传，PR 间期正常。最常见的房室结内折返性心动过速类型是通过慢路径下传，快路径逆传。其发生机制如下：当房性

期前收缩发生于适当时间，下传时受阻于快径路(因不应期较长)，遂经慢路径前向传导至心室，由于传导缓慢，使原先处于不应期的快路径获得足够时间恢复兴奋性，冲动经快路径返回心房，产生单次心房回波，若反复折返，便可形成心动过速。由于整个折返回路局限在房室结内，故称为房室结内折返性心动过速。

其他心电生理特征包括：① 心房期前刺激能诱发与终止心动过速；② 心动过速开始几乎一定伴随着房室结传导延缓(PR 或 AH 间期延长)；③ 心房与心室不参与形成折返回路；④ 逆行激动顺序正常，即位于希氏束邻近的电极部位最早记录到经快路径逆传的心房电活动。

【治疗】

(一)急性发作期

应根据患者基础的心脏状况，既往发作的情况以及对心动过速的耐受程度做出适当处理。

如患者心功能与血压正常，可先尝试刺激迷走神经的方法。颈动脉窦按摩(患者取仰卧位，先行右侧，每次5~10秒，切莫双侧同时按摩)、Valsalva 动作(深吸气后屏气、再用力作呼气动作)、诱导恶心、将面部浸没于冰水内等方法可使心动过速终止，但停止刺激后，有时又恢复原来心率。初次尝试失败，在应用药物后再次施行仍有望成功。

1. 腺苷与钙通道阻滞剂首选治疗药物为腺苷(6~12mg 快速静注)，起效迅速，副作用为胸部压迫感、呼吸困难、面部潮红、窦性心动过缓、房室传导阻滞等。由于其半衰期短于6秒，副作用即使发生也很快消失。如腺苷无效可改静注维拉帕米(首次5mg，无效时隔10分钟再注5mg)或地尔硫卓0.25~0.35mg/kg)。上述药物疗效达90%以上。如患者合并心力衰竭、低血压或为宽 QRS 波心动过速，尚未明确室上性心动过速的诊断时，不应选用钙拮抗剂，宜选用腺苷静注。

2. 洋地黄与 β 受体阻滞剂静注(如毛花苷 C 0.4~0.8mg 静注，以后每2~4小时0.2~0.4mg，24小时总量在1.6mg 以内)可终止发作。目前，洋地黄已较少应用，但对伴有心功能不全患者仍作首选。

β 受体阻滞剂也能有效终止心动过速，但应避免用于失代偿的心力衰竭、支气管哮喘患者。并以选用短效 β 受体阻滞剂如艾司洛尔50~200μg/(kg·min)较为合适。

3. 普罗帕酮1~2mg/kg 静脉注射。

4. 其他药物合并低血压者可应用升压药物(如去氧肾上腺素、甲氧明或间羟胺)，通过反射性兴奋迷走神经终止心动过速。但老年患者、高血压、急性心肌梗死等禁忌。

5. 食管心房调搏术常能有效终止发作。

6. 直流电复律当患者出现严重心绞痛、低血压、充血性心力衰竭表现，应立即电复律。急性发作以上治疗无效亦应施行电复律。但应注意，已应用洋地黄者不应接受电复律治疗。

(二)预防复发

是否需要给予患者长期药物预防，取决于发作频繁程度以及发作的严重性。药物的选择可依据临床经验或心内电生理试验结果。洋地黄、长效钙通道阻滞剂或 β 受体阻滞剂可供首先选用。洋地黄制剂(地高辛每日0.125~0.25mg)、长效钙通道阻滞剂(缓释维拉帕米240mg/d，长效地尔硫卓60~120mg，每日2次)、长效 β 受体阻滞剂、普罗帕酮(100~200mg，每日3次)，单独或联合应用。

导管消融技术已十分成熟，安全、有效且能根治心动过速，应优先考虑应用。

【附】利用隐匿性房室旁路的房室折返性心动过速

此类房室折返性心动过速（atrioventricular reentrant tachycardia，AVRT）也是阵发性室上性心动过速的一个较常见的类型。这类患者存在房室旁路（见预激综合征），该旁路仅允许室房逆向传导而不具有房室前传功能，故心电图无预激波形，被称为"隐匿性"旁路。本型心动过速与预激综合征患者常见的房室折返性心动过速（经房室结前向传导，房室旁路逆向传导，称正向房室折返性心动过速），具有相同的心电图特征：QRS 波群正常，逆行 P 波位于 QRS 波群终结后，落在 ST 段或 T 波的起始部分。本型心动过速发作时心室率可超过200次/分，心率过快时可发生晕厥。治疗方法与房室结内折返性心动过速相同。导管消融成功率高，应优先选择。

五、预激综合征

预激综合征（preexcitation syndrome）又称 Wolf-Parkinson-White 综合征（WPW 综合征），是指心电图呈预激表现，临床上有心动过速发作。心电图的预激是指心房冲动提前激动心室的一部分或全体。发生预激的解剖学基础是，在房室特殊传导组织以外，还存在一些由普通工作心肌组成的肌束。连接心房与心室之间者，称为房室旁路（accessory atrioventricular pathways）或 Kent 束，Kent 束可位于房室环的任何部位。除 Kent 束以外，尚有三种较少见的旁路：① 房 – 希氏束（atriohisian tracts）；② 结室纤维（nodoventricular fibers）；③ 分支室纤维（faseietaloventricular fibers）。这些解剖联系构成各自不尽相同的心电图表现。

【病因】

据大规模人群统计，预激综合征的发生率平均为1.5‰。预激综合征患者大多无其他心脏异常征象。可于任何年龄经体检心电图或发作 PSVT 被发现，以男性居多。先天性心血管病如三尖瓣下移畸形、二尖瓣脱垂与心肌病等可并发预激综合征。

【临床表现】

预激本身不引起症状。具有预激心电图表现者，心动过速的发生率为1.8%，并随年龄增长而增加。其中大约80%心动过速发作为房室折返性心动过速，15%~30% 为心房颤动，5%为心房扑动。频率过于快速的心动过速（特别是持续发作心房颤动），可恶化为心室颤动或导致充血性心力衰竭、低血压。

【心电图表现】

房室旁路典型预激表现为：① 窦性心搏的 PR 间期短于0.12秒；② 某些导联之 QRS 波群超过0.12秒，QRS 波群起始部分粗钝（称 delta 波），终末部分正常；③ ST-T 波呈继发性改变，与 QRS 波群主波方向相反。根据心前区导联 QRS 波群的形态，以往将预激综合征分成两型，A 型 QRS 主波均向上，预激发生在左室或右室后底部；B 型在 V1，导联 QRS 波群主波向下，V5、V6导联向上，预激发生在右室前侧壁。

激综合征发作房室折返性心动过速，最常见的类型是通过房室结前向传导，经旁路作逆向传导，称正向房室折返性心动过速。此型心电图表现与利用"隐匿性"房室旁路逆行传导的房室折返性心动过速相同，QRS波群形态与时限正常，但可伴有室内差异传导，而出现宽 QRS 波群。大约5%的患者，折返路径恰巧相反：经旁路前向传导、房室结逆向传导，产生逆向房室折返性心动过速。

发生心动过速时，QRS 波群增宽、畸形，此型极易与室性心动过速混淆，应注意鉴别。预激综合征患者亦可发生心房颤动与心房扑动，若冲动沿旁路下传，由于其不应期短，会产生极快的心室率，甚至演变为心室颤动。

预激综合征患者遇下列情况应接受心电生理检查：① 协助确定诊断；② 确定旁路位置与数目；③ 确定旁路在心动过速发作时，直接参与构成折返回路的一部分或仅作为"旁观者"；④ 了解发作心房颤动或扑动时最高的心室率；⑤ 对药物、导管消融与外科手术等治疗效果做出评价。

【治疗及预防】

若患者从无心动过速发作或偶有发作但症状轻微者，无需给予治疗。如心动过速发作频繁伴有明显症状，应给予治疗。治疗方法包括药物和导管消融术。

预激综合征患者发作正向房室折返性心动过速，可参照房室结内折返性心动过速处理。如迷走神经刺激无效，首选药物为腺苷或维拉帕米静脉注射，也可选普罗帕酮。洋地黄缩短旁路不应期使心室率加快，因此不应单独用于曾经发作心房颤动或扑动的患者。

预激综合征患者发作心房扑动与颤动时伴有晕厥或低血压，应立即电复律。治疗药物宜选择延长房室旁路不应期的药物，如普鲁卡因胺或普罗帕酮。应当注意，静注利多卡因与维拉帕米会加速预激综合征合并心房颤动患者的心室率。假如心房颤动的心室率已很快，静脉注射维拉帕米甚至会诱发心室颤动。

经导管消融旁路作为根治预激综合征室上性心动过速发作应列为首选，其适应症是：① 心动过速发作频繁者；② 心房颤动或扑动经旁路快速前向传导，心室率极快，旁路的前向传导不应期短于250ms 者；③ 药物治疗未能显著减慢心动过速时的心室率者。近年来射频消融治疗本病取得极大成功，而且死亡率很低，提供了一个治愈心动过速的途径。射频消融治疗可考虑在早期应用，可取代大多数药物治疗或手术治疗。

当尚无条件行消融治疗者，为了有效预防心动过速的复发，可选用 β 受体阻滞剂或维拉帕米，普罗帕酮或胺碘酮也可预防心动过速复发。

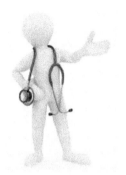

第五章 房性心律失常

一、房性期前收缩

房性期前收缩（atrial premature beats），激动起源于窦房结以外心房的任何部位。正常成人进行24小时心电检测，大约60%有房性期前收缩发生。各种器质性心脏病患者均可发生房性期前收缩，并可能是快速性房性心律失常的先兆。

【心电图检查】

房性期前收缩的P波提前发生，与窦性P波形态不同。如发生在舒张早期，适逢房室结尚未脱离前次搏动的不应期，可产生传导中断，无QRS波发生（被称为阻滞的或未下传的房性期前收缩）或缓慢传导（下传的PR间期延长）现象。发生很早的房性期前收缩的P波可重叠于前面的T波之上，且不能下传心室，易误认为窦性停搏或窦房传导阻滞。此时，仔细检查长间歇前的T波形态，常可发现埋藏在内的P波。房性期前收缩常使窦房结提前发生除极，因而包括期前收缩在内前后两个窦性P波的间期，短于窦性PP间期的两倍，称为不完全性代偿间歇。少数房性期前收缩发生较晚，或窦房结周围组织的不应期长，窦房结的节律未被扰乱，期前收缩前后PP间期恰为窦性者的两倍，称为完全性代偿间歇。房性期前收缩下传的QRS波群形态通常正常，较早发生的房性期前收缩有时亦可出现宽大畸形的QRS波群，称为室内差异性传导。

【治疗】

房性期前收缩通常无需治疗。当有明显症状或因房性期前收缩触发室上性心动过速时，应给予治疗。吸烟、饮酒与咖啡均可诱发房性期前收缩，应劝导患者戒除或减量。治疗药物包括普罗帕酮、莫雷西嗪或 β 受体阻滞剂。

二、房性心动过速

房性心动过速（atrial tachycardia）简称房速。根据发生机制与心电图表现的不同，可分为自律性房性心动过速（automatic atrial tachycardia）、折返性房性心动过速（reentrant atrial tachycardia）与紊乱性房性心动过速（chaotic atrial tactaycardia）三种。自律性与折返性房性心动过速常可伴有房室传导阻滞，被称为伴有房室阻滞的阵发性房性心动过速（paroxysmal atrial tachycardia with AV block，PAT with block）。自律性房性心动过速大多数伴有房室传导阻滞的阵发性房性心动过速因自律性增高引起。心肌梗死、慢性肺部疾病、大量饮酒以及各种代谢障碍均可为致病原因。洋地黄中毒特别在低血清钾时易发生这种心律失常。

【临床表现】

发作呈短暂、间歇或持续发生。当房室传导比率发生变动时，听诊心律不恒定，第一心音强度变化。颈静脉见到 a 波数目超过听诊心搏次数。

【心电图与心电生理检查】

心电图表现包括：① 心房率通常为150~200次/分；② P 波形态与窦性者不同，在 Ⅱ、Ⅲ、aVF 导联通常直立；③ 常出现二度Ⅰ型或Ⅱ型房室传导阻滞，呈现2∶1房室传导者也属常见，但心动过速不受影响；④ P 波之间的等电线仍存在（与心房扑动时等电线消失不同）；⑤ 刺激迷走神经不能终止心动过速，仅加重房室传导阻滞；⑥ 发作开始时心率逐渐加速。

心电生理检查特征为：① 心房程序刺激通常不能诱发心动过速，发作不依赖于房内或房室结传导延缓；② 心房激动顺序与窦性 P 波不同；③ 心动过速的第一个 P 波与随后的 P 波形态一致，这与折返机制引起者不同；④ 心房超速起搏能抑制心动过速，但不能终止发作。

【治疗】

房性心动过速合并房室传导阻滞时，心室率通常不太快，不会招致严重的血流动力学障碍，因而无需紧急处理。假如心室率达140次/分以上、由洋地黄中毒所致，或临床上有严重充血性心力衰竭或休克征象，应进行紧急治疗。其处理方法如下：

1. 洋地黄引起者① 立即停用洋地黄；② 如血清钾不升高，首选氯化钾口服（半小时内服用完5g，如仍未恢复窦性心律，2小时后再口服2.5g）或静脉滴注氯化钾（每小时10~20mmol，总量不超过40mmol），同时进行心电图监测，以避免出现高血钾（T 波高尖）；③ 已有高血钾或不能应用氯化钾者，可选用利多卡因、β 受体阻滞剂。心室率不快者，仅需停用洋地黄。

2. 非洋地黄引起者① 积极寻找病因，针对病因治疗；② 洋地黄、β 受体阻滞剂、非二氢吡啶类钙通道阻滞剂可用于减慢心室率；③ 如未能转复窦性心律，可加用ⅠA、ⅠC或Ⅲ类抗心律失常药；④ 少数持续快速自律性房速药物治疗无效时，也可考虑做射频消融。

折返性房性心动过速

本型较为少见，折返发生于手术瘢痕，解剖缺陷的邻近部位。心电图显示 P 波与窦性者形态不同，PR 间期通常延长。

心电生理检查特征为：① 心房程序电刺激能诱发与终止心动过速；② 心动过速开始前必先发生房内传导延缓；③ 心房激动次序与窦性者不同；④ 刺激迷走神经通常不能终止心动过速发作，但可产生房室传导阻滞。

本型心律失常的处理可参照阵发性室上性心动过速。

紊乱性房性心动过速

本型也称多源性房性心动过速（multifocal atrial tachycardia）。常发生于患慢性阻塞性肺疾病或充血性心力衰竭的老年人，也见于洋地黄中毒与高血钾患者。

心电图表现为：① 通常有3种或以上形态各异的 P 波，PR 间期各不相同；② 心房率100~130次/分；③ 大多数 P 波能下传心室，但部分 P 波因过早发生而受阻，心室率不规则。本型心律失常最终可能发展为心房颤动。

治疗应针对原发疾病。肺部疾病患者应给予充足供氧、控制感染，停用氨茶碱、去甲肾上腺素、异丙肾上腺素、麻黄碱等药物。维拉帕米与胺碘酮可能有效。补充钾盐与镁盐可抑制心动过速发作。心房扑动（atrial flutter）简称房扑。

【病因】

房扑可发生于无器质性心脏病者，也可见于一些心脏病患者，病因包括风湿性心脏病、冠心病、高血压性心脏病、心肌病等。此外，肺栓塞，慢性充血性心力衰竭，二、三尖瓣狭窄与反流导致心房扩大，也可出现房扑。其他病因有甲状腺功能亢进、酒精中毒、心包炎等。

【临床表现】

房扑往往有不稳定的倾向，可恢复窦性心律或进展为心房颤动，但也可持续数月或数年。按摩颈动脉窦能突然成比例减慢房扑的心室率，停止按摩后又恢复至原先心室率水平。令患者运动、施行增加交感神经张力或降低迷走神经张力的方法，可促进房室传导，使房扑的心室率成倍数加速。

心房扑动的心室率不快时，患者无症状。房扑伴有极快的心室率，可诱发心绞痛与充血性心力衰竭。体格检查可见快速的颈静脉扑动。当房室传导比率发生变动时，第一心音强度也随之变化，有时能听到心房音。

【心电图检查】

心电图特征为：① 心房活动呈现规律的锯齿状扑动波称为F波，扑动波之间的等电线消失，在Ⅱ、Ⅲ、aVF或V-导联最为明显。典型房扑的心房率通常为250~300次/分。② 心室率规则或不规则，取决于房室传导比率是否恒定。当心房率为300次/分，未经药物治疗时，心室率通常为150次/分(2∶1房室传导)。使用奎尼丁、普罗帕酮、莫雷西嗪等药物，心房率减慢至200次/分以下，房室传导比率可恢复1∶1，导致心室率显著加速。预激综合征和甲状腺功能亢进并发之房扑，房室传导可达1∶1，产生极快的心室率。不规则的心室率系由于传导比率发生变化，如2∶1与4∶1传导交替所致。③ QRS波群形态正常，当出现室内差异传导、原先有束支传导阻滞或经房室旁路下传时，QRS波群增宽、形态异常。

【治疗】

应针对原发疾病进行治疗。最有效终止房扑的方法是直流电复律。通常应用很低的电能(低于50J)，便可迅速将房扑转复为窦性心律。如电复律无效，或已应用大剂量洋地黄不适宜电复律者，可将电极导管插至食管的心房水平，或经静脉穿刺插入电极导管至右心房处，以超过心房扑动频率起搏心房，此法能使大多数典型心房扑动转复为窦性心律或心室率较慢的心房颤动。

钙通道阻滞剂维拉帕米或地尔硫䓬(硫氮草酮)，能有效减慢房扑之心室率。超短效的β受体阻滞剂艾司洛尔[esmolol，200μg/(kg·min)]，也可减慢房扑时的心室率。

洋地黄制剂(地高辛或毛花苷C)减慢心室率的效果较差，常需较大剂量始能达到目的。若单独应用洋地黄未能奏效，可联合应用β受体阻滞剂或非二氢吡啶类钙通道阻滞剂。

ⅠA(如奎尼丁)或ⅠC(如普罗帕酮)类抗心律失常药能有效转复房扑并预防复发。但应事前以洋地黄、钙通道阻滞剂或β受体阻滞剂减慢心室率，否则，由于奎尼丁有减慢心房率和对抗迷走神经作用，反而使心室率加快。如房扑患者合并冠心病、充血性心力衰竭等时，应用ⅠA、ⅠC类药物容易导致严重室性心律失常。此时，应选用胺碘酮，200mg，每日3次，用1周；减为200mg，每日2次，用1周；再减为200mg每日1次；维持量可减至200mg/日，5~7天/周，对预防房扑复发有效。索他洛尔也可用作房扑预防，但不宜用于心肌缺血或左室功能不全的患者。如房扑持续发作，I类与III类药物均不应持续应用，治疗目标旨在减慢心室率，保持血流动力学稳定。射频消融可根治房扑，因房扑的药物疗效有限，对于症状明显或引起血流动力学不稳定的房扑，应选用射频消融治疗。

心房颤动（atrial fibrillation）简称房颤，是一种十分常见的心律失常。据统计，我国30岁以上人群，房颤患病率为0.77%，并随年龄而增加，男性高于女性（0.9%：0.7%）。

【病因】

房颤的发作呈阵发性或持续性。房颤可见于正常人，可在情绪激动、手术后、运动或大量饮酒时发生。心脏与肺部疾病患者发生急性缺氧、高碳酸血症、代谢或血流动力学紊乱时也可出现房颤。房颤常发生于原有心血管疾病者，常见于风湿性心脏病、冠心病、高血压性心脏病、甲状腺功能亢进、缩窄性心包炎、心肌病、感染性心内膜炎以及慢性肺源性心脏病。房颤发生在无心脏病变的中青年，称为孤立性房颤。老年房颤患者中部分是心动过缓–心动过速综合征的心动过速期表现。

【临床表现】

房颤症状的轻重受心室率快慢的影响。心室率超过150次/分，患者可发生心绞痛与充血性心力衰竭。心室率不快时，患者可无症状。房颤时心房有效收缩消失，心排血量比窦性心律时减少达25%或更多。

房颤并发体循环栓塞的危险性甚大。栓子来自左心房，多在左心耳部，因血流淤滞、心房失去收缩力所致。据统计，非瓣膜性心脏病者合并房颤，发生脑卒中的机会较无房颤者高出5~7倍。二尖瓣狭窄或二尖瓣脱垂合并房颤时，脑栓塞的发生率更高。对于孤立性房颤是否增加脑卒中的发生率，尚无一致见解。

心脏听诊第一心音强度变化不定，心律极不规则。当心室率快时可发生脉短绌，原因是许多心室搏动过弱以致未能开启主动脉瓣，或因动脉血压波太小，未能传导至外周动脉。颈静脉搏动a波消失。

一旦房颤患者的心室律变得规则，应考虑以下的可能性：① 恢复窦性心律；② 转变为房性心动过速；③ 转变为房扑（固定的房室传导比率）；④ 发生房室交界区性心动过速或室性心动过速。如心室律变为慢而规则（30~60次/分），提示可能出现完全性房室传导阻滞。心电图检查有助于确立诊断。房颤患者并发房室交界区性与室性心动过速或完全性房室传导阻滞，最常见原因为洋地黄中毒。

【心电图检查】

心电图表现包括：① P波消失，代之以小而不规则的基线波动，形态与振幅均变化不定，称为f波，频率约350~600次/分。② 心室率极不规则，房颤未接受药物治疗、房室传导正常者，心室率通常在100~160次/分之间，药物（儿茶酚胺类等）、运动、发热、甲状腺功能亢进等均可缩短房室结不应期，使心室率加速；相反，洋地黄延长房室结不应期，减慢心室率；③ QRS波群形态通常正常，当心室率过快，发生室内差异性传导，QRS波群增宽变形。

【治疗】

应积极寻找房颤的原发疾病和诱发因素，做出相应处理。

(一)急性心房颤动

初次发作的房颤且在24~48小时以内，称为急性房颤。通常发作可在短时间内自行终止。对于症状显著者，应迅速给予治疗。

最初治疗的目标是减慢快速的心室率。静脉注射 β 受体阻滞剂或钙通道阻滞剂，洋地黄仍可选用，但已不作为首选用药，使安静时心率保持在60~80次/分，轻微运动后不超过100次/分。必要时，洋地黄与 β 受体阻滞剂或钙通道阻滞剂合用。心力衰竭与低血压者忌用 β 受体阻滞剂与维拉帕米，预激综合征合并房颤禁用洋地黄、β 受体阻滞剂与钙通道阻滞剂。经以上处理后，房颤常在24~48小时内自行转复，仍未能恢复窦性心律者，可应用药物或电击复律。如患者发作开始时已呈现急性心力衰竭或血压下降明显，宜紧急施行电复律。I A (奎尼丁、普鲁卡因胺)、I C (普罗帕酮)或 III 类(胺碘酮)抗心律失常药物均可能转复房颤，成功率60%左右。奎尼丁可诱发致命性室性心律失常，增加死亡率，目前已很少应用。I C类药亦可致室性心律失常，严重器质性心脏病患者不宜使用。胺碘酮致心律失常发生率最低。

(二)慢性心房颤动

根据慢性房颤发生的持续状况，可分为阵发性、持续性与永久性三类。

阵发性房颤常能自行终止，急性发作的处理如上所述。当发作频繁或伴随明显症状，可应用口服普罗帕酮、莫雷西嗪或胺碘酮，减少发作的次数与持续时间。

持续性房颤不能自动转复为窦性心律。复律治疗成功与否与房颤持续时间的长短、左房大小和年龄有关。如选择复律，普罗帕酮、莫雷西嗪、索他洛尔与胺碘酮可供选用。复律后复发机会仍很高，上述药物亦可用作预防复发。选用电复律治疗，应在电复律前几天给予抗心律失常药，预防复律后房颤复发，部分患者也可能在电复律前用药中已恢复窦性心律。低剂量胺碘酮(200mg/d)的疗效与患者的耐受性均较好。近来的研究表明，持续性房颤选择减慢心室率同时注意血栓栓塞的预防，其预后与经复律后维持窦律者并无显著差别，并且更为简便易行，尤其适用于老年患者。

慢性房颤经复律与维持窦性心律治疗无效者，称为永久性房颤。此时，治疗目的应为控制房颤过快的心室率，可选用 β 受体阻滞剂、钙通道阻滞剂或地高辛，但应注意这些药物的禁忌证。

(三)预防栓塞并发症

慢性房颤患者有较高的栓塞发生率。过去有栓塞病史、瓣膜病、高血压、糖尿病、老年患者、左心房扩大、冠心病等使发生栓塞的危险性更大。存在以上任何一种情况，均应接受长期抗凝治疗。口服华法林，使凝血酶原时间国际标准化比值(INR)维持在2.0~3.0之间，能安全而有效预防脑卒中发生。不适宜应用华法林的患者以及无以上危险因素的患者，可改用阿司匹林(每日100~300mg)。施行长期抗凝治疗应考虑个体的不同状况，严密监测药物可能有潜在出血的危险。房颤持续不超过2天，复律前无需作抗凝治疗。否则应在复律前接受3周华法林治疗，待心律转复后继续治疗3~4周。紧急复律治疗可选用静注肝素或皮下注射低分子量肝素抗凝。

房颤发作频繁、心室率很快、药物治疗无效者，可施行房室结阻断消融术，并同时安置心室按需或双腔起搏器。其他治疗方法包括射频消融、外科手术、植入式心房除颤器等。近年来有关房颤消融的方法，标测定位技术及相关器械的性能均有了较大的进展。房颤消融的适应证有扩大趋势，但其成功率仍不理想，复发率也偏高。目前，国际权威指南中仍将消融疗法列为房颤的二线治疗，不推荐作为首选治疗方法。房颤时心室率较慢，患者耐受良好者，除预防栓塞并发症外，通常无需特殊治疗。

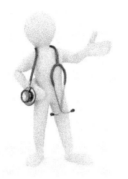

第六章　动脉粥样硬化

　　动脉粥样硬化（atherosclerosis）是一组称为动脉硬化的血管病中最常见、最重要的一种。各种动脉硬化的共同特点是动脉管壁增厚变硬、失去弹性和管腔缩小。动脉粥样硬化的特点是受累动脉的病变从内膜开始，先后有多种病变合并存在，包括局部有脂质和复合糖类积聚、纤维组织增生和钙质沉着形成斑块，并有动脉中层的逐渐退变，继发性病变尚有斑块内出血、斑块破裂及局部血栓形成（称为粥样硬化－血栓形成，atherosclerosis-thrombosis）。现代细胞和分子生物学技术显示动脉粥样硬化病变具有巨噬细胞游移、平滑肌细胞增生；大量胶原纤维、弹力纤维和蛋白多糖等结缔组织基质形成；以及细胞内、外脂质积聚的特点。由于在动脉内膜积聚的脂质外观呈黄色粥样，因此称为动脉粥样硬化。

　　其他常见的动脉硬化类型还有小动脉硬化（arteriolosclerosis）和动脉中层硬化（Monckeberg arteriosclerosis）。前者是小型动脉弥漫性增生性病变，主要发生在高血压患者；后者多累及中型动脉，常见于四肢动脉，尤其是下肢动脉，在管壁中层有广泛钙沉积，除非合并粥样硬化，否则多不产生明显症状，其临床意义不大。

　　鉴于动脉粥样硬化虽仅是动脉硬化的一种类型，但因临床上多见且意义重大，因此习惯上简称的"动脉硬化"多指动脉粥样硬化。

【病因和发病情况】

　　本病病因尚未完全确定，对常见的冠状动脉粥样硬化所进行的广泛而深入的研究表明，本病是多病因的疾病，即多种因素作用于不同环节所致，这些因素称为危险因素（risk factor）。主要的危险因素有：

（一）年龄、性别

　　本病临床上多见于40岁以上的中、老年人，49岁以后进展较快，但在一些青壮年人甚至儿童的尸检中，也曾发现他们的动脉有早期的粥样硬化病变，提示这时病变已开始。近年来，临床发病年龄有年轻化趋势。男性与女性相比，女性发病率较低，但在更年期后发病率增加。年龄和性别属于不可改变的危险因素。

（二）血脂异常

　　脂质代谢异常是动脉粥样硬化最重要的危险因素。总胆固醇（TC）、甘油三酯（TG）、低密度脂蛋白（low density lipoprotein，LDL 即 β 脂蛋白，特别是氧化的低密度脂蛋白）或极低密度脂蛋白（very low density lipoprotein，VLDL 即前 β 脂蛋白）增高，相应的载脂蛋白 B（ApoB）增高；高密度脂蛋白（high density lipoprotein，HDL 即 α 脂蛋白）减低，载脂蛋白 A（apoprotein A，ApoA）降低都被认为是危险因素。此外，脂蛋白 a【Lp（a）】增高也可能是独立的危险因素。在临床实践中，以 TC 及 LDL 增高最受关注。

（三）高血压

血压增高与本病关系密切。60%~70% 的冠状动脉粥样硬化患者有高血压，高血压患者患本病较血压正常者高 3~4 倍。收缩压和舒张压增高都与本病密切相关。

（四）吸烟

吸烟者与不吸烟者比较，本病的发病率和病死率增高 2~6 倍，且与每日吸烟的支数呈正比。被动吸烟也是危险因素。

（五）糖尿病和糖耐量异常

糖尿病患者中不仅本病发病率较非糖尿病者高出数倍，且病变进展迅速。本病患者糖耐量减低者也十分常见。

其他的危险因素尚有：① 肥胖。② 从事体力活动少，脑力活动紧张，经常有工作紧迫感者。③ 西方的饮食方式：常进较高热量、含较多动物性脂肪、胆固醇、糖和盐的食物者。④ 遗传因素：家族中有在年龄小于 50 岁时患本病者，其近亲得病的机会可 5 倍于无这种情况的家族。常染色体显性遗传所致的家族性高脂血症是这些家族成员易患本病的因素。此外，近年已克隆出与人类动脉粥样硬化危险因素相关的易感或突变基因 200 种以上。⑤ 性情急躁、好胜心和竞争性强、不善于劳逸结合的 A 型性格者。

近年提出肥胖与血脂异常、高血压、糖尿病和糖耐量异常同时存在时称为"代谢综合征"，是本病重要的危险因素。

新近发现的危险因素还有：① 血中同型半胱氨酸增高；② 胰岛素抵抗增强；③ 血中纤维蛋白原及一些凝血因子增高；④ 病毒、衣原体感染等。

近年来由于人民卫生事业的发展，许多传染病得到控制，人民平均期望寿命延长，生活水平提高，滋长的不健康的生活方式使本病相对和绝对发生率增高，现已跃居于导致人口死亡的主要原因之列。

【发病机制】

对本病发病机制，曾有多种学说从不同角度来阐述。包括脂质浸润学说、血栓形成学说、平滑肌细胞克隆学说等。近年多数学者支持"内皮损伤反应学说"。认为本病各种主要危险因素最终都损伤动脉内膜，而粥样硬化病变的形成是动脉对内膜损伤做出的炎症－纤维增生性反应的结果。

动脉内膜受损可为功能紊乱或解剖损伤。在长期高脂血症的情况下，增高的脂蛋白中主要是氧化修饰的低密度脂蛋白（ox LDL）和胆固醇对动脉内膜造成功能性损伤，使内皮细胞和白细胞（单核细胞和淋巴细胞）表面特性发生变化，黏附因子表达增加。单核细胞黏附在内皮细胞上的数量增多，并从内皮细胞之间移入内膜下成为巨噬细胞，通过清道夫受体吞噬 oxLDL，转变为泡沫细胞形成最早的粥样硬化病变脂质条纹。巨噬细胞能氧化 LDL，形成过氧化物和超氧化离子，还能合成和分泌至少 6 种细胞因子，在这些细胞因子的作用下，促使脂肪条纹演变为纤维脂肪病变，再发展为纤维斑块。

在血流动力学发生变化的情况下，如血压增高、血管局部狭窄所产生的湍流和切应力变化等，使动脉内膜内皮细胞间的连续性中断，内皮细胞回缩，从而暴露内膜下的组织。此时血小板活化因子（PAF）激活血液中的血小板，使之黏附、聚集于内膜上，形成附壁血栓。血小板可释出许多细胞因子。这些因子进入动脉壁，也对促发粥样硬化病变中平滑肌细胞增生起重要作用。

【病理解剖和病理生理】

动脉粥样硬化的病理变化主要累及体循环系统的大型肌弹力型动脉（如主动脉）和中型肌弹力型动脉（以冠状动脉和脑动脉罹患最多，肢体各动脉、肾动脉和肠系膜动脉次之，下肢多于上肢），而肺循环动脉极少受累。病变分布多为数个组织器官的动脉同时受累。最早出现病变的部位多在主动脉后壁及肋间动脉开口等血管分支处。

正常动脉壁由内膜、中膜和外膜三层构成。动脉粥样硬化时相继出现脂质点和条纹、粥样和纤维粥样斑块、复合病变三类变化。美国心脏病学学会根据其病变发展过程将其细分为六型：

Ⅰ型脂质点。动脉内膜出现小黄点，为小范围的巨噬细胞含脂滴形成泡沫细胞积聚。

Ⅱ滴，有 T 淋巴细胞浸润。

Ⅲ型斑块前期。细胞外出现较多脂滴，在内膜和中膜平滑肌层之间形成脂核，但尚未形成脂质池。

Ⅳ型粥样斑块。脂质积聚多，形成脂质池，内膜结构破坏，动脉壁变形。

Ⅴ型纤维粥样斑块。为动脉粥样硬化最具特征性的病变，呈白色斑块突入动脉腔内引起管腔狭窄。斑块表面内膜被破坏而由增生的纤维膜（纤维帽）覆盖于脂质池之上。病变并可向中膜扩展，破坏管壁，并同时可有纤维结缔组织增生，变性坏死等继发病变。

Ⅵ型复合病变。为严重病变。由纤维斑块发生出血、坏死、溃疡、钙化和附壁血栓所形成。粥样斑块可因内膜表面破溃而形成所谓粥样溃疡。破溃后粥样物质进入血液成为栓子。

近年来由于冠脉造影的普及和冠脉内超声成像技术的进展，对不同的冠心病患者的斑块性状有了更直接和更清晰的认识。从临床的角度来看，动脉粥样硬化的斑块基本上可分为两类：一类是稳定型即纤维帽较厚而脂质池较小的斑块；而另一类是不稳定型（又称为易损型）斑块，其纤维帽较薄，脂质池较大易于破裂。而就是这种斑块的破裂导致了心血管急性事件的发生。导致动脉粥样硬化斑块不稳定的因素包括血流动力学变化、应激、炎症反应等。其中，炎症反应在动脉粥样硬化斑块不稳定和斑块破裂中起着重要作用。动脉粥样硬化斑块不稳定反映其纤维帽的机械强度和损伤强度的失平衡。斑块破裂释放组织因子和血小板活化因子，使血小板迅速黏附聚集形成白色血栓，血栓形成使血管急性闭塞而导致严重的持续的心肌缺血。同时斑块破裂导致大量的炎症因子的释放，可以上调促凝物质的表达，并能促进纤溶酶原激活剂抑制物 –1（PAI-1）的合成，从而加速血栓形成，并演变为红色血栓。

从动脉粥样硬化的慢性经过来看，受累动脉弹性减弱，脆性增加，其管腔逐渐变窄甚至完全闭塞，也可扩张而形成动脉瘤。视受累的动脉和侧支循环建立情况的不同，可引起整个循环系统或个别器官的功能紊乱。

1. 主动脉因粥样硬化而致管壁弹性降低：当心脏收缩时，它暂时膨胀而保留部分心脏排出血液的作用即减弱，使收缩压升高而舒张压降低，脉压增宽。主动脉形成动脉瘤时，管壁为纤维组织所取代，不但失去紧张性而且向外膨隆。这些都足以影响全身血流的调节，加重心脏的负担。

2. 内脏或四肢动脉管腔狭窄或闭塞：在侧支循环不能代偿的情况下使器官和组织的血液供应发生障碍，产生缺血、纤维化或坏死。例如，冠状动脉粥样硬化可引起心绞痛、心肌梗死或心肌纤维化；脑动脉粥样硬化引起脑梗死或脑萎缩；肾动脉粥样硬化引起高血压或肾脏萎缩；下肢动脉粥样硬化引起间歇性跛行或下肢坏疽等。

本病病理变化进展缓慢，除非有不稳定斑块破裂造成意外，明显的病变多见于壮年以后。

现已有不少资料证明，实验动物的动脉粥样硬化病变，在用药物治疗和停止致动脉粥样硬化饲料一段时间后，病变甚至可完全消退。在人体经血管造影或腔内超声检查证实，控制和治疗各危险因素一段时间后，较早期的动脉粥样硬化病变可部分消退。

【分期和分类】

本病发展过程可分为四期，但临床上各期并非严格按序出现，各期还可交替或同时出现。

1. 无症状期或称亚临床期：其过程长短不一，包括从较早的病理变化开始，直到动脉粥样硬化已经形成，但尚无器官或组织受累的临床表现。

2. 缺血期：由于血管狭窄而产生器官缺血的症状。

3. 坏死期：由于血管内急性血栓形成使管腔闭塞而产生器官组织坏死的表现。

4. 纤维化期：长期缺血，器官组织纤维化萎缩而引起症状。

按受累动脉部位的不同，本病有主动脉及其主要分支、冠状动脉、颈动脉、脑动脉、肾动脉、肠系膜动脉和四肢动脉粥样硬化等类别。

【临床表现】

主要是有关器官受累后出现的病象。

(一)一般表现

可能出现脑力与体力衰退。

(二)主动脉粥样硬化

大多数无特异性症状。主动脉广泛粥样硬化病变，可出现主动脉弹性降低的相关表现：收缩期血压升高、脉压增宽、桡动脉触诊可类似促脉等。X线检查可见主动脉结向左上方凸出，有时可见片状或弧状钙质沉着阴影。

主动脉粥样硬化最主要的后果是形成主动脉瘤，以发生在肾动脉开口以下的腹主动脉处为最多见，其次在主动脉弓和降主动脉。腹主动脉瘤多在体检时查见腹部有搏动性肿块而发现，腹壁上相应部位可听到杂音，股动脉搏动可减弱。胸主动脉瘤可引起胸痛、气急、吞咽困难、咯血、声带因喉返神经受压而麻痹，引起声音嘶哑、气管移位或阻塞、上腔静脉或肺动脉受压等表现。X线检查可见主动脉的相应部位增大；主动脉造影可显示梭形或囊样的动脉瘤。二维超声、X线或磁共振显像可显示瘤样主动脉扩张。主动脉瘤一旦破裂，可迅速致命。在动脉粥样硬化的基础上也可发生动脉夹层分离。

（三）冠状动脉粥样硬化

（四）颅脑动脉粥样硬化

颅脑动脉粥样硬化最常侵犯颈内动脉、基底动脉和脊动脉，颈内动脉入脑处为特别好发区，病变多集中在血管分叉处。粥样斑块造成血管狭窄、脑供血不足或局部血栓形成或斑块破裂，碎片脱落造成脑栓塞等脑血管意外（缺血性脑卒中）；长期慢性脑缺血造成脑萎缩时，可发展为血管性痴呆。

（五）肾动脉粥样硬化

可引起顽固性高血压，年龄在55岁以上而突然发生高血压者，应考虑本病的可能。如发生肾动脉血栓形成，可引起肾区疼痛、尿闭和发热等。长期肾脏缺血可致肾萎缩并发展为肾衰竭。

（六）肠系膜动脉粥样硬化

可能引起消化不良、肠道张力减低、便秘和腹痛等症状。血栓形成时，有剧烈腹痛、腹胀和发热。肠壁坏死时，可出现便血、麻痹性肠梗阻和休克等症状。

（七）四肢动脉粥样硬化

以下肢动脉较多见，由于供血障碍而引起下肢发凉、麻木和典型的间歇性跛行，即行走时发生腓肠肌麻木、疼痛以至痉挛，休息后消失，再走时又出现；严重者可持续性疼痛，下肢动脉尤其是足背动脉搏动减弱或消失。如动脉管腔完全闭塞时可产生坏疽。

【实验室检查】

本病尚缺乏敏感而又特异性的早期实验室诊断方法。部分患者有脂质代谢异常，主要表现为血总胆固醇增高、LDL 胆固醇增高、HDL 胆固醇降低、甘油三酯增高、ApoA 降低、ApoB 和 Lp（a）增高。X 线检查除前述主动脉粥样硬化的表现外，选择性或数字减影法动脉造影可显示冠状动脉、脑动脉、肾动脉、肠系膜动脉和四肢动脉粥样硬化所造成的管腔狭窄或动脉瘤病变以及病变的所在部位、范围和程度，有助于确定介入或外科治疗的适应证和选择施行手术的方式。多普勒超声检查有助于判断颈动脉、四肢动脉和肾动脉的血流情况、血管病变。脑电阻抗图、脑电图、X 线、电子计算机断层显像（CT）或磁共振显像有助于判断脑动脉的功能情况以及脑组织的病变情况。放射性核素心脏检查、超声心动图检查、心电图检查和它们的负荷试验所示的特征性变化有助于诊断冠状动脉粥样硬化性心脏病，血管造影包括冠状动脉造影在内是诊断动脉粥样硬化最直接的方法。血管内超声显像和血管镜检查是辅助血管内介入治疗的新的检查方法。

【诊断和鉴别诊断】

本病发展到相当程度，尤其是有器官明显病变时，诊断并不困难，但早期诊断很不容易。年长患者如检查发现血脂异常，X 线、超声及动脉造影发现血管狭窄性或扩张性病变，应首先考虑诊断本病。

主动脉粥样硬化引起的主动脉变化和主动脉瘤，需与梅毒性主动脉炎和主动脉瘤以及纵隔肿瘤相鉴别；冠状动脉粥样硬化引起的心绞痛和心肌梗死，需与冠状动脉其他病变所引起者相鉴别；心肌纤维化需与其他心脏病特别是原发性扩张型心肌病相鉴别；脑动脉粥样硬化所引起的脑血管意外，需与其他原因引起的脑血管意外相鉴别；肾动脉粥样硬化所引起的高血压，需与其他原因的高血压相鉴别；肾动脉血栓形成需与肾结石相鉴别；四肢动脉粥样硬化所产生的症状需与其他病因的动脉病变所引起者鉴别。

【预后】

本病预后随病变部位、程度、血管狭窄发展速度、受累器官受损情况和有无并发症而不同。病变涉及心、脑、肾等重要脏器动脉，预后不良。

【防治】

首先应积极预防动脉粥样硬化的发生。如已发生，应积极治疗，防止病变发展并争取逆转。已发生并发症者，及时治疗，防止其恶化，延长患者寿命。

(一)一般防治措施

1. 发挥患者的主观能动性配合治疗。已有客观根据证明：经过合理防治可以延缓和阻止病变进展，甚至可使之逆转消退，患者可维持一定的生活和工作能力。此外，缓慢进展的病变本身又可以促使动脉侧支循环的形成，使病情得到改善。因此说服患者耐心接受长期的防治措施至关重要。

2. 合理的膳食。

(1)控制膳食总热量，以维持正常体重为度，40岁以上者尤应预防发胖。正常体重的简单计算法为：体重指数 BMI= 体重（kg）/ 身高（m）^{2}，一般以20~24为正常范围，或以腰围为标准，一般以女性≥80cm、男性≥85cm 为超标。

(2)超过正常标准体重者，应减少每日进食的总热量，食用低脂(脂肪摄入量不超过总热量的30%，其中动物性脂肪不超过10%)、低胆固醇(每日不超过200mg)膳食，并限制酒和蔗糖及含糖食物的摄入。提倡饮食清淡，多食富含维生素 C (如新鲜蔬菜、瓜果)和植物蛋白(如豆类及其制品)的食物。尽量以花生油、豆油、菜籽油等植物油为食用油。

(3)年过40岁者即使血脂无异常，也应避免经常食用过多的动物性脂肪和含胆固醇较高的食物，如肥肉、肝、脑、肾、肺等内脏、猪油、蛋黄、蟹黄、鱼子、奶油及其制品、椰子油、可可油等。以食用低胆固醇、低动物性脂肪食物，如鱼、禽肉、各种瘦肉、蛋白、豆制品等为宜。

(4)已确诊有冠状动脉粥样硬化者，严禁暴饮暴食，以免诱发心绞痛或心肌梗死。合并有高血压或心力衰竭者，应同时限制食盐。

3. 适当的体力劳动和体育活动。参加一定的体力劳动和体育活动，对预防肥胖，锻炼循环系统的功能和调整血脂代谢均有裨益，是预防本病的一项积极措施。体力活动量应根据原来身体情况、体力活动习惯和心脏功能状态而定，以不过多增加心脏负担和不引起不适感觉为原则。体育活动要循序渐进，不宜勉强做剧烈活动，对老年人提倡散步(每日1小时，可分次进行)，做保健体操，打太极拳等。

4. 合理安排工作和生活。生活要有规律、保持乐观、愉快的情绪，避免过度劳累和情绪激动，注意劳逸结合，保证充分睡眠。

5. 提倡不吸烟，不饮烈性酒。虽然少量低浓度酒能提高血 HDL，但长期饮用会引起其他问题，因此不宜提倡。

6. 积极控制与本病有关的一些危险因素，包括高血压、糖尿病、高脂血症、肥胖症等。

不少学者认为，本病的预防措施应从儿童期开始，即儿童也不宜进食高胆固醇、高动物性脂肪的饮食，亦宜避免摄食过量，防止发胖。

(二)药物治疗

1.调整血脂药物血脂异常的患者,经上述饮食调节和注意进行体力活动3个月后,未达到目标水平者,应选用以他汀类降低TC和LDL-C为主的调脂药,其他如贝特类、烟酸类、胆酸隔置剂、不饱和脂肪酸等。

2.抗血小板药物抗血小板黏附和聚集的药物,可防止血栓形成,可能有助于防止血管阻塞性病变病情发展,用于预防冠状动脉和脑动脉血栓栓塞。最常用者为阿司匹林,其他尚有氯吡格雷、阿昔单抗、埃替巴肽、替若非班等药。

3.溶血栓和抗凝药物对动脉内形成血栓导致管腔狭窄或阻塞者,可用溶解血栓制剂,继而用抗凝药。

4.针对缺血症状的相应治疗,如心绞痛时应用血管扩张剂及 β 受体阻滞剂等。

(三)介入和外科手术治疗

包括对狭窄或闭塞的血管,特别是冠状动脉、肾动脉和四肢动脉施行再通或重建或旁路移植等外科手术,以恢复动脉的供血。用带球囊的导管进行经皮腔内血管成形术,将突入动脉管腔的粥样物质压向动脉壁而使血管畅通;在此基础上发展了经皮腔内血管旋切术、旋磨术、激光成形术等多种介入治疗,将粥样物质切下、磨碎、气化吸出而使血管再通。目前,应用最多的还是经皮腔内血管成形术和支架(STent)包括药物洗脱支架植入术。

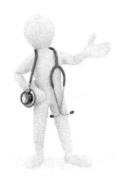

第七章　冠状动脉粥样硬化性心脏病

　　冠状动脉粥样硬化性心脏病（coronary atherosclerotic heart disease）指冠状动脉粥样硬化使血管腔狭窄或阻塞，或（和）因冠状动脉功能性改变（痉挛）导致心肌缺血缺氧或坏死而引起的心脏病，统称冠状动脉性心脏病（coronary heart disease），简称冠心病，也称缺血性心脏病（ischemic heart disease）。

　　冠状动脉粥样硬化性心脏病是动脉粥样硬化导致器官病变的最常见类型，也是严重危害人类健康的常见病。本病出现症状或致残、致死后果多发生在40岁以后，男性发病早于女性。

　　在欧美发达国家本病常见，美国约有700万人患本病，每年约50余万人死于本病，占人口死亡数的1/3~1/2，占心脏病死亡数的50%~75%。在我国，本病不如欧美多见，但近年来呈增长趋势。20世纪70年代，北京、上海、广州本病的人口死亡率分别为21.7/10万、15.7/10万和4.1/10万；20世纪80年代分别增至62.0/10万、37.4/10万和19.8/10万；20世纪90年代，我国城市男性本病死亡率为49.2/10万，女性为32.2/10万。此外，在住院心脏病患者中，本病所占比例也随年代不断增加，以我国上海两所大型综合性医院的资料为例，20世纪50年代为6.78%，60年代为15.71%，70年代为26.03%，80年代为26.80%，90年代为39.18%。

【分型】

　　由于病理解剖和病理生理变化的不同，本病有不同的临床表型。1979年，世界卫生组织曾将其分为五型。近年临床医学家趋于将本病分为急性冠脉综合征（acute coronary syndrome，ACS）和慢性冠脉病（chronic coronary artery disease，CAD 或称慢性缺血综合征 chronic ischemic syndrome，CIS）两大类。前者包括不稳定型心绞痛（unSTable angina，UA）、非 ST 段抬高性心肌梗死（non-ST-segment elevation myocardial infarction，NSTEMI）和 ST 段抬高性心肌梗死（ST-segment elevation myocardial infarction，STEMI），也有将冠心病猝死包括在内；后者包括稳定型心绞痛、冠脉正常的心绞痛（如 X 综合征）、无症状性心肌缺血和缺血性心力衰竭（缺血性心肌病）。

一、心绞痛

稳定型心绞痛

　　稳定型心绞痛（STable angina pectoris）也称稳定型劳力性心绞痛，是在冠状动脉固定性严重狭窄的基础上，由于心肌负荷的增加引起心肌急剧、暂时缺血与缺氧的临床综合征。其特点为阵发性的前胸压榨性疼痛或憋闷感觉，主要位于胸骨后部，可放射至心前区和左上肢尺侧，常发生于劳力负荷增加时，持续数分钟，休息或用硝酸酯制剂后消失。

本症患者男性多于女性，多数患者年龄在40岁以上，劳累、情绪激动、饱食、受寒、急性循环衰竭等为常见的诱因。

【发病机制】

当冠状动脉的供血与心肌的需血之间发生矛盾，冠状动脉血流量不能满足心肌代谢的需要，引起心肌急剧、暂时的缺血缺氧时，即可发生心绞痛。

心肌氧耗的多少主要由心肌张力、心肌收缩强度和心率所决定，故常用"心率收缩压"(即二重乘积)作为估计心肌氧耗的指标。心肌能量的产生要求大量的氧供，心肌细胞摄取血液氧含量的65%~75%，而身体其他组织则仅摄取10%~25%。因此，心肌平时对血液中氧的吸取已接近于最大量，氧供需再增加时已难从血液中更多地摄取氧，只能依靠增加冠状动脉的血流量来提供。在正常情况下，冠状循环有很大的储备力量，其血流量可随身体的生理情况而有显著的变化：在剧烈体力活动时，冠状动脉适当地扩张，血流量可增加到休息时的6~7倍；缺氧时，冠状动脉也扩张，能使血流量增加4~5倍。动脉粥样硬化而致冠状动脉狭窄或部分分支闭塞时，其扩张性减弱，血流量减少，且对心肌的供血量相对地比较固定。心肌的血液供应如减低到尚能应付心脏平时的需要，则休息时可无症状。一旦心脏负荷突然增加，如劳累、激动、左心衰竭等，使心肌张力增加、心肌收缩力增加和心率增快等而致心肌氧耗量增加时，心肌对血液的需求增加，而冠脉的供血已不能相应增加，即可引起心绞痛。

在多数情况下，劳力诱发的心绞痛常在同一"心率收缩压"的水平上发生。

产生疼痛感觉的直接因素，可能是在缺血缺氧的情况下，心肌内积聚过多的代谢产物，如乳酸、丙酮酸、磷酸等酸性物质，或类似激肽的多肽类物质，刺激心脏内自主神经的传入纤维末梢，经1~5胸交感神经节和相应的脊髓段，传至大脑，产生疼痛感觉。这种痛觉反映在与自主神经进入水平相同脊髓段的脊神经所分布的区域，即胸骨后及两臂的前内侧与小指，尤其是在左侧，而多不在心脏部位。有人认为，在缺血区内富有神经供应的冠状血管的异常牵拉或收缩，可以直接产生疼痛冲动。

【病理解剖和病理生理】

冠状动脉造影显示稳定型心绞痛的患者，有1、2或3支动脉直径减少大于70%的病变者分别各有25%左右，5%~10%有左冠状动脉主干狭窄，其余约15%患者无显著狭窄。后者提示患者的心肌血供和氧供不足，可能是冠状动脉痉挛、冠状循环的小动脉病变、血红蛋白和氧的离解异常、交感神经过度活动、儿茶酚胺分泌过多或心肌代谢异常等所致。

患者在心绞痛发作之前，常有血压增高、心率增快、肺动脉压和肺毛细血管压增高的变化，反映心脏和肺的顺应性减低。发作时可有左心室收缩力和收缩速度降低、射血速度减慢、左心室收缩压下降、心搏量和心排血量降低、左心室舒张末期压和血容量增加等左心室收缩和舒张功能障碍的病理生理变化。左心室壁可呈收缩不协调或部分心室壁有收缩减弱的现象。

【临床表现】

(一)症状

心绞痛以发作性胸痛为主要临床表现，疼痛的特点为：

1. 部位。主要在胸骨体中段或上段之后可波及心前区，有手掌大小范围，甚至横贯前胸，界限不很清楚。常放射至左肩、左臂内侧达无名指和小指，或至颈、咽或下颌部。

2. 性质。胸痛常为压迫、发闷或紧缩性，也可有烧灼感，但不像针刺或刀扎样锐性痛，偶伴有濒死的恐惧感觉。有些患者仅觉胸闷不适不认为有痛。发作时，患者往往被迫停止正在进行的活动，直至症状缓解。

3. 诱因。发作常由体力劳动或情绪激动（如愤怒、焦急、过度兴奋等）所诱发，饱食、寒冷、吸烟、心动过速、休克等也可诱发。疼痛多发生于劳力或激动的当时，而不是在一天劳累之后。典型的心绞痛常在相似的条件下重复发生，但有时同样的劳力只在早晨而不在下午引起心绞痛，提示与晨间交感神经兴奋性增高等昼夜节律变化有关。

4. 持续时间。疼痛出现后常逐步加重，然后在3~5分钟内渐消失，可数天或数星期发作一次，也可一日内多次发作。

5. 缓解方式。一般在停止原来诱发症状的活动后即可缓解；舌下含用硝酸甘油也能在几分钟内使之缓解。

(二)体征

平时一般无异常体征。心绞痛发作时常见心率增快、血压升高、表情焦虑、皮肤发冷或出汗，有时出现第四或第三心音奔马律。可有暂时性心尖部收缩期杂音，是乳头肌缺血以致功能失调引起二尖瓣关闭不全所致。

【实验室和其他检查】

因心绞痛发作时间短暂，以下大多数检查均应在发作间期进行，可直接或间接反映心肌缺血。

(一)心脏 X 线检查

可无异常发现，如已伴发缺血性心肌病可见心影增大、肺充血等。

(二)心电图检查

是发现心肌缺血、诊断心绞痛最常用的检查方法。

1. 静息时心电图约半数患者在正常范围，也可能有陈旧性心肌梗死的改变或非特异性 ST 段和 T 波异常，有时出现房室或束支传导阻滞或室性、房性期前收缩等心律失常。

2. 心绞痛发作时绝大多数患者心电图可出现暂时性心肌缺血引起的 ST 段移位。因心内膜下心肌更容易缺血，故常见反映心内膜下心肌缺血的 ST 段压低（≥0.1mV），发作缓解后恢复。有时出现 T 波倒置。在平时有 T 波持续倒置的患者，发作时可变为直立（"假性正常化"）。T 波改变虽然对反映心肌缺血的特异性不如 ST 段，但如与平时心电图比较有明显差别，也有助于诊断。

3. 心电图负荷试验最常用的是运动负荷试验，运动可增加心脏负荷以激发心肌缺血。运动方式主要为分级活动平板或踏车，其运动强度可逐步分期升级，以前者较为常用，让受检查者迎着转动的平板就地踏步。目前，国内外常用的是按年龄预计可达到最大心率（HRmax）或亚极量心率（85%~90%的最大心率）为负荷目标，前者称为极量运动试验，后者称为亚极量运动试验。运动中应持续监测心电改变，运动前、运动中每当运动负荷量增加一次均应记录心电图，运动终止后即刻及此后每2分钟均应重复心电图记录，直至心率恢复至运动前水平。进行心电图记录时应同步测定血压。运动中出现典型心绞痛，心电图改变主要以 ST 段水平型或下斜型压低≥0.1mV（J 点后60~80ms）持续2分钟为运动试验阳性标准。运动中出现心绞痛、步态不稳，出现室性心动过速(接连3个以上室性期前收缩)或血压下降时，应立即停止运动。心肌梗死急性期，有不稳定型心绞痛，明显心力衰竭，严重心律失常或急性疾病者禁作运动试验。本试验有一定比例的假阳性和假阴性，单纯运动心电图阳性或阴性结果不能作为诊断或排除冠心病的依据。

4.心电图连续动态监测　常用方法是让患者在正常活动状态下，携带慢速转动的记录装置，以双极胸导联(现已可同步12导联)连续记录并自动分析24小时心电图(又称 Holter 心电监测)，然后在荧光屏上快速回放并可进行人机对话选段记录，最后打印出综合报告。可从中发现心电图 ST-T 改变和各种心律失常，出现时间可与患者的活动和症状相对照。胸痛发作时相应时间的缺血性 ST-T 改变有助于确定心绞痛的诊断。

(三)放射性核素检查

1.201Tl- 心肌显像或兼做负荷试验　201Tl (铊)随冠状血流很快被正常心肌细胞所摄取。静息时铊显像所示灌注缺损主要见于心肌梗死后瘢痕部位。在冠状动脉供血不足时，则明显的灌注缺损仅见于运动后心肌缺血区。不能运动的患者可作双嘧达莫试验，静脉注射双嘧达莫使正常或较正常的冠状动脉扩张，引起"冠状动脉窃血"，使狭窄冠脉供血区局部心肌缺血更为明显，可取得与运动试验相似的效果。近年还用腺苷或多巴酚丁胺做负荷试验。变异型心绞痛发作时，心肌急性缺血区常显示特别明显的灌注缺损。近年来有用99mTc-MIBI 取代 201Tl 做心肌显像，可取得与之相似的良好效果，更便于临床推广应用。

2.放射性核素心腔造影　应用99mTc 进行体内红细胞标记，可得到心腔内血池显影。通过对心动周期中不同时相的显影图像分析，可测定左心室射血分数及显示心肌缺血区室壁局部运动障碍。

3.正电子发射断层心肌显像(PET)。利用发射正电子的核素示踪剂如析可准确评估心肌的活力。

(四)冠状动脉造影

(五)其他检查

二维超声心动图可探测到缺血区心室壁的运动异常，心肌超声造影可了解心肌血流灌注。电子束或多层螺旋 X 线计算机断层显像(EBCT 或 MDCT)冠状动脉造影二维或三维重建，磁共振显像(MRI)冠状动脉造影等，已用于冠状动脉的显像。血管镜检查、冠状动脉内超声显像及多普勒检查有助于指导冠心病介入治疗时采取更恰当的治疗措施。

【诊断和鉴别诊断】

根据典型心绞痛的发作特点和体征，含用硝酸甘油后缓解，结合年龄和存在冠心病危险因素，除外其他原因所致的心绞痛，一般即可建立诊断。发作时心电图检查可见以 R 波为主的导联中，ST 段压低、T 波平坦或倒置，发作过后数分钟内逐渐恢复。心电图无改变的患者可考虑做心电图负荷试验。发作不典型者，诊断要依靠观察硝酸甘油的疗效和发作时心电图的改变，或做24小时的动态心电图连续监测。诊断有困难者可行放射性核素心肌显像、MDCT 或 MRI 冠脉造影，如确有必要可考虑行选择性冠状动脉造影。

鉴别诊断要考虑下列各种情况:

1.急性心肌梗死:疼痛部位与心绞痛相仿，但性质更剧烈，持续时间多超过30分钟，可长达数小时，可伴有心律失常、心力衰竭或(和)休克，含用硝酸甘油多不能使之缓解。心电图中面向梗死部位的导联 ST 段抬高，或同时有异常 Q 波（非 ST 段抬高性心肌梗死则多表现为 ST 段下移及或 T 波改变）。18F、11C、13N 等进行心肌显像。除可判断心肌的血流灌注情况外，尚可了解心肌的代谢情况。通过对心肌血流灌注和代谢显像匹配分实验室检查示白细胞计数增高、红细胞沉降率增快，心肌坏死标记物（肌红蛋白、肌钙蛋白 I 或 T、CK-MB 等）增高。

2. 其他疾病引起的心绞痛：包括严重的主动脉瓣狭窄或关闭不全、风湿性冠状动脉炎、梅毒性主动脉炎引起冠状动脉口狭窄或闭塞、肥厚型心肌病、X 综合征（Kemp 1973 年）、心肌桥等病均可引起心绞痛，要根据其他临床表现来进行鉴别。其中 X 综合征多见于女性，心电图负荷试验常阳性，但冠状动脉造影则阴性且无冠状动脉痉挛，预后良好，被认为是冠状动脉系统毛细血管舒张功能不良所致。心肌桥则指通常行走于心外膜下结缔组织中的冠状动脉，如有一段行走于心肌内，其上的一束心肌纤维即称为心肌桥。当心脏收缩时，心肌桥可挤压该动脉段足以引起远端血供减少而导致心肌缺血，加之近端血管常有粥样硬化斑块形成，遂可引起心绞痛。冠状动脉造影或冠脉内超声检查可确诊。

3. 肋间神经痛和肋软骨炎：前者疼痛常累及 1~2 个肋间，但并不一定局限在胸前，为刺痛或灼痛，多为持续性而非发作性，咳嗽、用力呼吸和身体转动可使疼痛加剧，沿神经行径处有压痛，手臂上举活动时局部有牵拉疼痛；后者则在肋软骨处有压痛。故与心绞痛不同。

4. 心脏神经症：患者常诉胸痛，但为短暂（几秒钟）的刺痛或持久（几小时）的隐痛，患者常喜欢不时地吸一大口气或作叹息性呼吸。胸痛部位多在左胸乳房下心尖部附近，或经常变动。症状多在疲劳之后出现，而不在疲劳的当时，作轻度体力活动反觉舒适，有时可耐受较重的体力活动而不发生胸痛或胸闷。含用硝酸甘油无效或在 10 多分钟后才"见效"，常伴有心悸、疲乏、头昏、失眠及其他神经症的症状。

5. 不典型疼痛还需与反流性食管炎等食管疾病、膈疝、消化性溃疡、肠道疾病、颈椎病等相鉴别。心绞痛严重度的分级：根据加拿大心血管病学会（CCS）分级分为四级。

Ⅰ级：一般体力活动（如步行和登楼）不受限，仅在强、快或持续用力时发生心绞痛。

Ⅱ级：一般体力活动轻度受限。快步、饭后、寒冷或刮风中、精神应激或醒后数小时内发作心绞痛。一般情况下平地步行 200m 以上或登楼一层以上受限。

Ⅲ级：一般体力活动明显受限，一般情况下平地步行 200m，或登楼一层引起心绞痛。

Ⅳ级：轻微活动或休息时即可发生心绞痛。

【预后】

稳定型心绞痛患者大多数能生存很多年，但有发生急性心肌梗死或猝死的危险。有室性心律失常或传导阻滞者预后较差，合并有糖尿病者预后明显差于无糖尿病者，但决定预后的主要因素为冠状动脉病变范围和心功能。左冠状动脉主干病变最为严重，据国外统计，年病死率可高达 30% 左右，此后依次为三支、二支与一支病变。左前降支病变一般较其他两大支严重。据左心室造影、超声心动图检查或放射性核素心室腔显影所示射血分数降低和室壁运动障碍也有预后意义。

心电图运动试验中 ST 段压低 ≥ 3mm 而发生于低运动量和心率每分钟不到 120 次时，或伴有血压下降者，常提示三支或左主干病变引起的严重心肌缺血。

【防治】

预防主要在预防动脉粥样硬化的发生和治疗已存在的动脉粥样硬化。针对心绞痛的治疗原则是改善冠状动脉的血供和降低心肌的耗氧，同时治疗动脉粥样硬化。长期服用阿司匹林75~100mg/d和给予有效的降血脂治疗可促使粥样斑块稳定，减少血栓形成，降低不稳定型心绞痛和心肌梗死的发生率。

(一)发作时的治疗

1.休息：发作时立刻休息，一般患者在停止活动后症状即可消除。

2.药物：治疗较重的发作，可使用作用较快的硝酸酯制剂。这类药物除扩张冠状动脉，降低阻力，增加冠状循环的血流量外，还通过对周围血管的扩张作用，减少静脉回流心脏的血量，降低心室容量、心腔内压、心排向量和血压，减低心脏前后负荷和心肌的需氧，从而缓解心绞痛。

(1)硝酸甘油(nitroglycerin)：可用0.3~0.6mg，置于舌下含化，迅速为唾液所溶解而吸收，1~2分钟即开始起作用，约半小时后作用消失。对约92%的患者有效，其中76%在3分钟内见效。延迟见效或完全无效时提示患者并非患冠心病或为严重的冠心病，也可能所含的药物已失效或未溶解，如属后者可嘱患者轻轻嚼碎后继续含化。长时间反复应用可由于产生耐受性而效力减低，停用10小时以上，即可恢复有效。与各种硝酸酯一样副作用有头晕、头胀痛、头部跳动感、面红、心悸等，偶有血压下降。因此第一次用药时，患者宜平卧片刻。

(2)硝酸异山梨酯(isosorbide dinitrate)：可用5~10mg，舌下含化，2~5分钟见效，作用维持2~3小时。还有供喷雾吸入用的制剂。

在应用上述药物的同时，可考虑用镇静药。

(二)缓解期的治疗

宜尽量避免各种确知足以诱致发作的因素。调节饮食，特别是一次进食不应过饱；禁绝烟酒；调整日常生活与工作量；减轻精神负担；保持适当的体力活动，但以不致发生疼痛症状为度；一般不需卧床休息。

1.药物治疗。使用作用持久的抗心绞痛药物，以防心绞痛发作，可单独应用、交替应用或联合应用下列被认为作用持久的药物。

(1) β 受体阻滞剂：阻断拟交感胺类对心率和心收缩力受体的刺激作用，减慢心率、降低血压，减低心肌收缩力和氧耗量，从而减少心绞痛的发作。此外，还减低运动时血流动力的反应，使在同一运动量水平上心肌氧耗量减少；使不缺血的心肌区小动脉(阻力血管)缩小，从而使更多的血液通过极度扩张的侧支循环(输送血管)流入缺血区。用量要大。负性作用有心室射血时间延长和心脏容积增加，这虽可能使心肌缺血加重或引起心肌收缩力降低，但其使心肌氧耗量减少的良性作用远超过其负性作用。目前，常用对心脏有选择性的制剂是美托洛尔(metoprolol)25~100mg，2次/日，缓释片95~190mg，1次/日；阿替洛尔(atenolol)12.5~25mg，1次/日；比索洛尔(bisoprolol，康忻)2.5~5mg，1次/日；也可用纳多洛尔(nadolol，康加尔多)40~80mg，1次/日；塞利洛尔(celiprolol，塞利心安)200~300mg，1次/日，或用兼有 α 受体阻滞作用的卡维地洛(carvedilol)25mg，2次/日；阿罗洛尔(arotinolol，阿尔马尔)10mg，2次/日等。

使用本药要注意：① 本药与硝酸酯类合用有协同作用，因而用量应偏小，开始剂量尤其要注意减小，以免引起直立性低血压等副作用；② 停用本药时应逐步减量，如突然停用有诱发心肌梗死的可能；③ 低血压、支气管哮喘以及心动过缓、二度或以上房室传导阻滞者不宜应用。

(2) 硝酸酯制剂：

① 硝酸异山梨酯：硝酸异山梨酯片剂或胶囊口服，3次/日，每次5~20mg，服后半小时起作用，持续3~5小时；缓释制剂药效可维持12小时，可用20mg，2次/日。

② 5-单硝酸异山梨酯（isosorbide 5-mononitrate）：是长效硝酸酯类药物，无肝脏首过效应，生物利用度几乎100%。2次/日，每次20~40mg。

③ 长效硝酸甘油制剂：服用长效片剂，硝酸甘油持续而缓缓释放，口服后半小时起作用，持续可达8~12小时，可每8小时服1次，每次2.5mg。用2%硝酸甘油油膏或橡皮膏贴片（含5~10mg）涂或贴在胸前或上臂皮肤而缓慢吸收，适于预防夜间心绞痛发作。

(3) 钙通道阻滞剂：本类药物抑制钙离子进入细胞内，也抑制心肌细胞兴奋-收缩偶联中钙离子的利用。因而抑制心肌收缩，减少心肌氧耗；扩张冠状动脉，解除冠状动脉痉挛，改善心内膜下心肌的供血；扩张周围血管，降低动脉压，减轻心脏负荷；还降低血黏度，抗血小板聚集，改善心肌的微循环。更适用于同时患有高血压的患者。常用制剂有：① 维拉帕米（verapamil）40~80mg，3次/日或缓释剂240mg/日，副作用有头晕、恶心、呕吐、便秘、心动过缓、PR间期延长、血压下降等。② 硝苯地平（nifedipine），其缓释制剂20~40mg，2次/日，副作用有头痛、头晕、乏力、血压下降、心率增快、水肿等，控释剂（拜新同）30mg，每日1次，副作用较少；同类制剂有尼索地平（nisoldipine）10~40mg，1次/日；氨氯地平（amlodipine）5~10mg，1次/日等。③ 地尔硫草（diltiazem，硫氮革酮）30~60mg，3次/日，其缓释制剂90mg，1次/日，副作用有头痛、头晕、失眠等。

(4) 曲美他嗪（trimetazidine）：通过抑制脂肪酸氧化和增加葡萄糖代谢，改善心肌氧的供需平衡而治疗心肌缺血，20mg，3次/日，饭后服。

(5) 中医中药治疗：目前以"活血化瘀""芳香温通"和"祛痰通络"法最为常用。此外，针刺或穴位按摩治疗也可能有一定疗效。

(6) 其他治疗：增强型体外反搏治疗可能增加冠状动脉的供血，也可考虑应用。兼有早期心力衰竭或因心力衰竭而诱发心绞痛者，宜用快速作用的洋地黄类制剂。

2. 介入治疗 。

3. 外科手术治疗。主要是在体外循环下施行主动脉-冠状动脉旁路移植手术，取患者自身的大隐静脉作为旁路移植材料，一端吻合在主动脉，另一端吻合在有病变的冠状动脉段的远端；或游离内乳动脉与病变冠状动脉远端吻合，引主动脉的血流以改善病变冠状动脉所供血心肌的血流供应。

本手术主要适应于：① 左冠状动脉主干病变狭窄＞50%；② 左前降支和回旋支近端狭窄≥70%；③ 冠状动脉3支病变伴左心室射血分数＜50%；④ 稳定型心绞痛对内科药物治疗反应不佳，影响工作和生活；⑤ 有严重室性心律失常伴左主干或3支病变；⑥ 介入治疗失败仍有心绞痛或血流动力异常。

术后心绞痛症状改善者可达80%~90%，且65%~85%患者生活质量提高。这种手术创伤较大有一定的风险，虽然由于手术技能及器械等方面的改进，手术成功率已大大提高，但仍有1%~4%围手术期死亡率，死亡率与患者术前冠脉病变、心功能状态及有无其他合并症有关。此外，术后移植的血管还可能闭塞，因此应个体化权衡利弊，慎重选择手术适应证。

4.运动锻炼疗法。谨慎安排进度适宜的运动锻炼有助于促进侧支循环的形成，提高体力活动的耐受量而改善症状。

【预防】

对冠心病稳定型心绞痛除用药物防止心绞痛再次发作外，应从阻止或逆转粥样硬化病情进展、预防心肌梗死等方面综合考虑以改善预后，具体内容请参考心肌梗死项下的预防措施。

不稳定型心绞痛

冠心病中除上述典型的稳定型劳力性心绞痛之外，心肌缺血所引起的缺血性胸痛尚有各种不同的表现类型，有关心绞痛的分型命名不下十余种，但其中除变异型心绞痛（Prinzmeta1'svariant angina）具有短暂 ST 段抬高的特异的心电图变化而仍为临床所保留外，其他如恶化型心绞痛、卧位型心绞痛、静息心绞痛、梗死后心绞痛、混合性心绞痛等，目前已趋向于统称之为不稳定型心绞痛（unSTable angina，UA）。这不仅是基于对不稳定的粥样斑块的深入认识，也表明了这类心绞痛患者临床上的不稳定性，有进展至心肌梗死的高度危险性，必须予以足够的重视。

【发病机制】

与稳定型劳力性心绞痛的差别主要在于冠脉内不稳定的粥样斑块继发病理改变，使局部心肌血流量明显下降，如斑块内出血、斑块纤维帽出现裂隙、表面上有血小板聚集及(或)刺激冠状动脉痉挛，导致缺血加重。虽然也可因劳力负荷诱发但劳力负荷中止后胸痛并不能缓解。

【临床表现】

胸痛的部位、性质与稳定型心绞痛相似，但具有以下特点之一：

1.原为稳定型心绞痛，在1个月内疼痛发作的频率增加，程度加重、时限延长、诱发因素变化，硝酸类药物缓解作用减弱；

2.1个月之内新发生的心绞痛，并因较轻的负荷所诱发；

3.休息状态下发作心绞痛或较轻微活动即可诱发，发作时表现有 ST 段抬高的变异型心绞痛也属此列。

此外，由于贫血、感染、甲亢、心律失常等原因诱发的心绞痛称之为继发性不稳定型心绞痛。

UA 与 NSTEMI 同属非 ST 段抬高性急性冠脉综合征（ACS），两者的区别主要是根据血中心肌坏死标记物的测定，因此对非 ST 段抬高性 ACS 必须检测心肌坏死标记物并确定未超过正常范围时方能诊断 UA。

由于 UA 患者的严重程度不同，其处理和预后也有很大的差别，在临床分为低危组、中危组和高危组。低危组指新发的或是原有劳力性心绞痛恶化加重，达 CCS Ⅲ 级或Ⅳ级，发作时 ST 段下移 ≤1mm，持续时间 <20分钟，胸痛间期心电图正常或无变化；中危组就诊前一个月内(但48小时内未发)发作1次或数次，静息心绞痛及梗死后心绞痛，持续时间 <20分钟，心电图可见 T 波倒置 > 0.2mV，或有病理性 Q 波；高危组就诊前48小时内反复发作，静息心绞痛伴一过性 ST 段改变(> 0.05mV)新出现束支传导阻滞或持续性室速，持续时间 >20分钟。

【防治】

不稳定型心绞痛病情发展常难以预料，应使患者处于医生的监控之下，疼痛发作频繁或持续不缓解及高危组的患者应立即住院。

（一）一般处理

卧床休息1~3天，床边24小时心电监测。有呼吸困难、发绀者应给氧吸入，维持血氧饱和度达到90%以上，烦躁不安、剧烈疼痛者可给以吗啡5~10mg，皮下注射。如有必要应重复检测心肌坏死标记物。如患者未使用他汀类药物，无论血脂是否增高均应及早使用他汀类药物。

（二）缓解疼痛

本型心绞痛单次含化或喷雾吸入硝酸酯类制剂往往不能缓解症状，一般建议每隔5分钟1次，共用3次，后再用硝酸甘油或硝酸异山梨酯持续静脉滴注或微泵输注，以10μg/min开始，每3~5分钟增加10μg/min，直至症状缓解或出现血压下降。

硝酸酯类制剂静脉滴注疗效不佳，而无低血压等禁忌证者，应及早开始用β受体阻滞剂，口服β受体阻滞剂的剂量应个体化。少数情况下，如伴有血压明显升高，心率增快者可静脉滴注艾司洛尔250μg/（kg·min），停药后20分钟内作用消失。也可用非二氢吡啶类钙拮抗剂，如硫氮草酮1~5μg/（kg·min）持续静脉滴注，常可控制发作。

治疗变异型心绞痛以钙通道阻滞剂的疗效最好。本类药也可与硝酸酯同服，其中硝苯地平尚可与β受体阻滞剂同服。停用这些药时宜逐渐减量然后停服，以免诱发冠状动脉痉挛。

（三）抗凝（抗栓）

阿司匹林、氯吡格雷和肝素（包括低分子量肝素）是UA中的重要治疗措施，其目的在于防止血栓形成，阻止病情向心肌梗死方向发展。溶栓药物有促发心肌梗死的危险，不推荐应用。

（四）其他

对于个别病情极严重者，保守治疗效果不佳，心绞痛发作时ST段压低＞1mm，持续时间＞20min，或血肌钙蛋白升高者，在有条件的医院可行急诊冠脉造影，考虑PCI治疗。

UA经治疗病情稳定，出院后应继续强调抗凝和调脂治疗，特别是他汀类药物的应用以促使斑块稳定。缓解期的进一步检查及长期治疗方案与稳定型劳力性心绞痛相同。

二、心肌梗死

心肌梗死（myocardial infarction，MI）是心肌缺血性坏死。为在冠状动脉病变的基础上，发生冠状动脉血供急剧减少或中断，使相应的心肌严重而持久地急性缺血导致心肌坏死。急性心肌梗死（AMI）临床表现有持久的胸骨后剧烈疼痛、发热、白细胞计数和血清心肌坏死标记物增高以及心电图进行性改变；可发生心律失常、休克或心力衰竭，属急性冠脉综合征（ACS）的严重类型。

本病在欧美常见，世界卫生组织报告1986—1988年35个国家每10万人口本病年死亡率以瑞典和爱尔兰最高，男性分别为253.4和236.2，女性分别为154.7和143.6；我国和韩国居末，男性分别为15.0和5.3，女性分别为11.7和3.4。美国每年约有80万人发生心肌梗死，45万人再梗死。在我国本病远不如欧美多见，20世纪七八十年代，北京、河北、哈尔滨、黑龙江、上海、广州等省市年发病率仅0.2‰~0.6‰，其中以华北地区最高。20世纪80年代，北京急性心肌梗死（AMI）发病率为

64.01/10万人口，90年代增至男性169/10万人口，女性96/10万人口。北京16所(后增至28所)医院年收住院的AMI病例数，1991年为1972年的2.47倍；上海10所医院的病例数1989年为1970年的3.84倍，显示本病在国内也在增多。

【病因和发病机制】

基本病因是冠状动脉粥样硬化(偶为冠状动脉栓塞、炎症、先天性畸形、痉挛和冠状动脉口阻塞所致)，造成一支或多支血管管腔狭窄和心肌血供不足，而侧支循环未充分建立。在此基础上，一旦血供急剧减少或中断，使心肌严重而持久地急性缺血达20~30分钟以上，即可发生AMI。

大量的研究已证明，绝大多数的AMI是由于不稳定的粥样斑块溃破，继而出血和管腔内血栓形成，而使管腔闭塞。少数情况下粥样斑块内或其下发生出血或血管持续痉挛，也可使冠状动脉完全闭塞。

促使斑块破裂出血及血栓形成的诱因有：

1. 晨起6~12时交感神经活动增加，机体应激反应增强，心肌收缩力、心率、血压增高，冠状动脉张力增高。

2. 在饱餐特别是进食多量脂肪后，血脂增高，血黏稠度增高。

3. 重体力活动、情绪过分激动、血压剧升或用力大便时，致左心室负荷明显加重。

4. 休克、脱水、出血、外科手术或严重心律失常，致心排血量骤降，冠状动脉灌流量锐减。

AMI可发生在频发心绞痛的患者，也可发生在原来从无症状者中。AMI后发生的严重心律失常、休克或心力衰竭，均可使冠状动脉灌流量进一步降低，心肌坏死范围扩大。

【病理】

(一)冠状动脉病变

绝大多数AMI患者冠脉内可见在粥样斑块的基础上有血栓形成使管腔闭塞，但是由冠状动脉痉挛引起管腔闭塞者中，个别可无严重粥样硬化病变。此外，梗死的发生与原来冠状动脉受粥样硬化病变累及的支数及其所造成管腔狭窄程度之间未必呈平行关系。

1. 左冠状动脉前降支闭塞，引起左心室前壁、心尖部、下侧壁、前间隔和二尖瓣前乳头肌梗死。

2. 右冠状动脉闭塞，引起左心室膈面(右冠状动脉占优势时)、后间隔和右心室梗死，并可累及窦房结和房室结。

3. 左冠状动脉回旋支闭塞，引起左心室高侧壁、膈面(左冠状动脉占优势时)和左心房梗死，可能累及房室结。

4. 左冠状动脉主干闭塞，引起左心室广泛梗死。

右心室和左、右心房梗死较少见。

(二)心肌病变

冠状动脉闭塞后20~30分钟，受其供血的心肌即有少数坏死，开始了AMI的病理过程。1~2小时之间绝大部分心肌呈凝固性坏死，心肌间质充血、水肿，伴有大量炎症细胞浸润。以后，坏死的心肌纤维逐渐溶解，形成肌溶灶，随后渐有肉芽组织形成。大块的梗死累及心室壁的全层或大部分者常见，心电图上相继出现ST段抬高和T波倒置、Q波，称为Q波性MI，或称为透壁性心梗，是临床上常见的典型 AMI。它可波及心包引起心包炎症；波及心内膜诱致心室腔内附壁血栓形成。当冠状动脉闭塞不完全或自行再通形成小范围心肌梗死呈灶性分布，急性期心电图上仍有 ST 段抬高，但不出现 Q 波的称为非 Q 波性 MI，较少见。血坏死仅累及心室壁的内层，不到心室壁厚度的一半，伴有 ST 段压低或 T 波变化，心肌坏死标记物增高者过去称为心内膜下心肌梗死，现已归类为 NSTEMI。

如上所述，过去将 AMI 分为 Q 波性 MI 和非 Q 波性 MI 是一种回顾性分类，已不适合临床工作的需要，目前强调以 ST 段是否抬高进行分类。因心电图上 Q 波形成已是心肌坏死的表现。而从心肌急性缺血到坏死其中有一个发展过程。实际上当心肌缺血心电图上出现相应区域 ST 段抬高时，除变异性心绞痛外，已表明此时相应的冠脉已经闭塞而导致心肌全层损伤，伴有心肌坏死标记物升高，临床上诊断为 ST 段抬高性 MI（STEMI）。此类患者绝大多数进展为较大面积 Q 波性 MI。如果处理非常及时，在心肌坏死以前充分开通闭塞血管，可使 Q 波不致出现。胸痛如不伴有 ST 段抬高，常提示相应的冠状动脉尚未完全闭塞，心肌缺血损伤尚未波及心肌全层，心电图可表现为 ST 段下移及（或）T 波倒置等。此类患者如同时有血中心肌标记物或心肌酶升高，说明有尚未波及心肌全层的小范围坏死，临床上列为非 ST 段抬高性 MI（NSTEMI）。此类 MI 如果处置不当，也可进展为 STEMI。为了将透壁性 MI 的干预性再灌注治疗得以尽早实施，以争取更多的心肌存活；也为了防止非透壁性 MI 进一步恶化；目前在临床上一般视 ST 段抬高性 MI 等同于 Q 波性 MI，而无 ST 段抬高者因处理方案上不同于 Q 波性 MI，而类似于不稳定型心绞痛并专列为 NSTEMI。目前，国内外相关指南均将 UA 及 NSTEMI 的诊断治疗合并进行讨论。继发性病理变化有：在心腔内压力的作用下，坏死心壁向外膨出，可产生心脏破裂(心室游离壁破裂、心室间隔穿孔或乳头肌断裂)或逐渐形成心室壁瘤。坏死组织1~2周后开始吸收，并逐渐纤维化，在6~8周形成瘢痕愈合，称为陈旧性或愈合性心肌梗死（OMI 或 HMI）。

【病理生理】

主要出现左心室舒张和收缩功能障碍的一些血流动力学变化，其严重度和持续时间取决于梗死的部位、程度和范围。心脏收缩力减弱、顺应性减低、心肌收缩不协调，左心室压力曲线最大上升速度（dp/dt）减低，左心室舒张末期压增高、舒张和收缩末期容量增多。射血分数减低，心搏量和心排血量下降，心率增快或有心律失常，血压下降，病情严重者，动脉血氧含量降低。急性大面积心肌梗死者，可发生泵衰竭——心源性休克或急性肺水肿。右心室梗死在 MI 患者中少见，其主要病理生理改变是急性右心衰竭的血流动力学变化，右心房压力增高，高于左心室舒张末期压，心排血量减低，血压下降。

AMI 引起的心力衰竭称为泵衰竭，按 Killip 分级法可分为：

Ⅰ级 尚无明显心力衰竭；

Ⅱ级 有左心衰竭，肺部啰音＜50%肺野；

Ⅲ级 有急性肺水肿，全肺大、小、干、湿啰音；

Ⅳ级 有心源性休克等不同程度或阶段的血流动力学变化。

心源性休克是泵衰竭的严重阶段。但如兼有肺水肿和心源性休克则情况最严重。

心室重塑（remodeling）作为 MI 的后续改变，左心室体积增大、形状改变及梗死节段心肌变薄和非梗死节段心肌增厚,对心室的收缩效应及电活动均有持续不断的影响,在 MI 急性期后的治疗中要注意对心室重塑的干预。

【临床表现】

与梗死的大小、部位、侧支循环情况密切有关。

(一)先兆

50%~81.2% 患者在发病前数日有乏力,胸部不适,活动时心悸、气急、烦躁、心绞痛等前驱症状,其中以新发生心绞痛(初发型心绞痛)或原有心绞痛加重(恶化型心绞痛)为最突出。心绞痛发作较以往频繁、程度较剧、持续较久、硝酸甘油疗效差、诱发因素不明显。同时,心电图示 ST 段一时性明显抬高(变异型心绞痛)或压低,T 波倒置或增高("假性正常化")即前述不稳定型心绞痛情况,如及时住院处理,可使部分患者避免发生 MI。

(二)症状

1. 疼痛:最先出现的症状,多发生于清晨,疼痛部位和性质与心绞痛相同,但诱因多不明显,且常发生于安静时,程度较重,持续时间较长,可达数小时或更长,休息和含用硝酸甘油片多不能缓解。患者常烦躁不安、出汗、恐惧,胸闷或有濒死感。少数患者无疼痛,一开始即表现为休克或急性心力衰竭。部分患者疼痛位于上腹部,被误认为胃穿孔、急性胰腺炎等急腹症;部分患者疼痛放射至下颌、颈部、背部上方,被误认为骨关节痛。

2. 全身症状:有发热、心动过速、白细胞增高和红细胞沉降率增快等,由坏死物质被吸收所引起。一般在疼痛发生后24~48小时出现,程度与梗死范围常呈正相关,体温一般在38℃左右,很少达到39℃,持续约一周。

3. 胃肠道症状:疼痛剧烈时常伴有频繁的恶心、呕吐和上腹胀痛,与迷走神经受坏死心肌刺激和心排血量降低组织灌注不足等有关。肠胀气也不少见。重症者可发生呃逆。

4. 心律失常:见于75%~95%的患者,多发生在起病1~2天,而以24小时内最多见,可伴有乏力、头晕、晕厥等症状。各种心律失常中以室性心律失常最多,尤其是室性期前收缩,如室性期前收缩频发(每分钟5次以上),成对出现或呈短阵室性心动过速,多源性或落在前一心搏的易损期时(R 在 T 波上),常为心室颤动的先兆。室颤是 AMI 早期,特别是入院前主要的死因。房室传导阻滞和束支传导阻滞也较多见,室上性心律失常则较少,多发生在心力衰竭者中。前壁 MI 如发生房室传导阻滞表明梗死范围广泛,情况严重。

5. 低血压和休克:疼痛期中血压下降常见,未必是休克。如疼痛缓解而收缩压仍低于80mmHg,有烦躁不安、面色苍白、皮肤湿冷、脉细而快、大汗淋漓、尿量减少(＜20ml/h),神志迟钝,甚至晕厥者,则为休克表现。休克多在起病后数小时至数日内发生,见于约20%的患者,主要是心源性,为心肌广泛(40%以上)坏死,心排血量急剧下降所致,神经反射引起的周围血管扩张属次要,有些患者尚有血容量不足的因素参与。

6. 心力衰竭:主要是急性左心衰竭,可在起病最初几天内发生,或在疼痛、休克好转阶段出现,为梗死后心脏舒缩力显著减弱或不协调所致,发生率约为32%~48%。出现呼吸困难、咳嗽、发绀、烦躁等症状,严重者可发生肺水肿,随后可有颈静脉怒张、肝大、水肿等右心衰竭表现。右心室 MI 者可一开始即出现右心衰竭表现,伴有血压下降。

(三)体征

1.心脏体征：心脏浊音界可正常也可轻度至中度增大；心率多增快，少数也可减慢；心尖区第一心音减弱；可出现第四心音(心房性)奔马律，少数有第三心音(心室性)奔马律；10%~20%患者在起病第2~3天出现心包摩擦音，为反应性纤维性心包炎所致；心尖区可出现粗糙的收缩期杂音或伴有收缩中晚期喀喇音，为二尖瓣乳头肌功能失调或断裂所致；可有各种心律失常。

2.血压：除极早期血压可增高外，几乎所有患者都有血压降低。起病前有高血压者，血压可降至正常，且可能不再恢复到起病前的水平。

3.其他：可有与心律失常、休克或心力衰竭相关的其他体征。

【实验室和其他检查】

心电图常有进行性的改变。对 MI 的诊断、定位、定范围、估计病情演变和预后都有帮助。

(一)心电图

1.特征性改变 ST 段抬高性 MI 者其心电图表现特点为：

(1) ST 段抬高呈弓背向上型，在面向坏死区周围心肌损伤区的导联上出现；

(2)宽而深的 Q 波(病理性 Q 波)，在面向透壁心肌坏死区的导联上出现；

(3) T 波倒置，在面向损伤区周围心肌缺血区的导联上出现。

在背向 MI 区的导联则出现相反的改变，即 R 波增高、ST 段压低和 T 波直立并增高。

非 ST 段抬高性 MI 者心电图有2种类型：① 无病理性 Q 波，有普遍性 ST 段压低≥0.1mV，但 aVR 导联(有时还有 V1 导联)ST 段抬高，或有对称性 T 波倒置为心内膜下 MI 所致。② 无病理性 Q 波，也无 ST 段变化，仅有 T 波倒置改变。

2.动态性改变 ST 段抬高性 MI：

(1)起病数小时内，可尚无异常或出现异常高大两肢不对称的 T 波，为超急性期改变。

(2)数小时后，ST 段明显抬高，弓背向上，与直立的 T 波连接，形成单相曲线。数小时至2日内出现病理性 Q 波，同时 R 波减低，视为急性期改变。Q 波在3~4天内稳定不变，以后70%~80%永久存在。

(3)在早期如不进行治疗干预，ST 段抬高持续数日至两周左右，逐渐回到基线水平，T 波则变为平坦或倒置，是为亚急性期改变。

(4)数周至数月后，T 波呈"V"形倒置，两肢对称，波谷尖锐，是为慢性期改变。T 波倒置可永久存在，也可在数月至数年内逐渐恢复。

非 ST 抬高性 MI：上述的类型① 先是 ST 段普遍压低(除 aVR，有时 V1 导联外)，继而 T 波倒置加深呈对称型。ST 段和 T 波的改变持续数日或数周后恢复。类型② T 波改变在1~6个月内恢复。

3.定位和定范围：ST 抬高性 MI 的定位和定范围可根据出现特征性改变的导联数来判断。

(二)放射性核素检查

利用坏死心肌细胞中的钙离子能结合放射性锝焦磷酸盐或坏死心肌细胞的肌凝蛋白可与其特异抗体结合的特点，静脉注射99mTc- 焦磷酸盐或111In- 抗肌凝蛋白单克隆抗体，进行"热点"扫描或照相；利用坏死心肌血供断绝和瘢痕组织中无血管以致201Tl 或99mTc-MIBI 不能进入细胞的特点，静脉注射这种放射性核素进行"冷点"扫描或照相；均可显示 MI 的部位和范围。前者主要用于急性期，后者用于慢性期或陈旧性 MI。目前，临床上已很少应用。用门电路 γ 闪烁照相法进行放射性核素心腔造影(常用 99mTc- 标记的红细胞或白蛋白)，可观察心室壁的运动和左心室的射血分数，有助于判断心室功能、诊断梗死后造成的室壁运动失调和心室壁瘤。目前，多用单光子发射计算机化体层显像(SPECT)来检查，新的方法正电子发射体层显像(PET)可观察心肌的代谢变化，判断心肌的死活可能效果更好。

(三)超声心动图

二维和 M 型超声心动图也有助于了解心室壁的运动和左心室功能，诊断室壁瘤和乳头肌功能失调等。

(四)实验室检查

1. 起病24~48小时后白细胞可增至(10 ~ 20)109/L，中性粒细胞增多，嗜酸性粒细胞减少或消失；红细胞沉降率增快；C 反应蛋白(CRP)增高均可持续 1~3周。起病数小时至 2日内血中游离脂肪酸增高。

2. 血心肌坏死标记物增高其所长。心肌损伤标记物增高水平与心肌梗死范围及预后明显相关。① 肌红蛋白起病后 2 小时内升高，12 小时内达高峰；24~48 小时内恢复正常。② 肌钙蛋白 I (cTnI) 或 T (cTnT)起病3~4 小时后升高，cTnI 于 11~24 小时达高峰，7~10 天降至正常，cTnT 于 24~48 小时达高峰，10~14 天降至正常。这些心肌结构蛋白含量的增高是诊断心肌梗死的敏感指标。③ 肌酸激酶同工酶 CK-MB 升高。在起病后 4 小时内增高，16~24 小时达高峰，3~4 天恢复正常，其增高的程度能较准确地反映梗死的范围，其高峰出现时间是否提前有助于判断溶栓治疗是否成功。

对心肌坏死标记物的测定应进行综合评价，如肌红蛋白在 AMI 后出现最早，也十分敏感，但特异性不很强；cTnT 和 cTnI 出现稍延迟，而特异性很高，在症状出现后 6 小时内测定为阴性则 6 小时后应再复查，其缺点是持续时间可长达 10~14 天，对在此期间出现胸痛，判断是否有新的梗死不利。CK-MB 虽不如 cTnT、cTnI 敏感，但对早期(＜4 小时) AMI 的诊断有较重要价值。

以往沿用多年的 AMI 心肌酶测定，包括肌酶激酶(CK)、天门冬酸氨基转移酶(AST)以及乳酸脱氢酶(LDH)，其特异性及敏感性均远不如上述心肌坏死标记物，但仍有参考价值。三者在 AMI 发病后 6~10 小时开始升高；按序分别于 12 小时、24 小时及 2 ~ 3 天内达高峰；又分别于 3 ~ 4 天、3~6 天及 1~2 周内回降至正常。

【诊断和鉴别诊断】

根据典型的临床表现，特征性的心电图改变以及实验室检查发现，诊断本病并不困难。对老年患者，突然发生严重心律失常、休克、心力衰竭而原因未明，或突然发生较重而持久的胸闷或胸痛者，都应考虑本病的可能。宜先按 AMI 来处理，并短期内进行心电图、血清心肌酶测定和肌钙蛋白测定等的动态观察以确定诊断。对非 ST 段抬高性 MI，血清肌钙蛋白测定的诊断价值更大。鉴别诊断时要考虑以下一些疾病：

(一)心绞痛

(二)主动脉夹层

胸痛一开始即达高峰，常放射到背、肋、腹、腰和下肢，两上肢的血压和脉搏可有明显差别，可有主动脉瓣关闭不全的表现，偶有意识模糊和偏瘫等神经系统受损症状。但无血清心肌坏死标记物升高等可资鉴别。二维超声心动图检查、X线或磁共振体层显像有助于诊断。

(三)急性肺动脉栓塞

可发生胸痛、咯血、呼吸困难和休克。但有右心负荷急剧增加的表现如发绀、肺动脉瓣区第二心音亢进、颈静脉充盈、肝大、下肢水肿等。心电图示工Ⅰ导联S波加深，Ⅲ导联Q波显著T波倒置，胸导联过度区左移，右胸导联T波倒置等改变，可资鉴别。

(四)急腹症

急性胰腺炎、消化性溃疡穿孔、急性胆囊炎、胆石症等，均有上腹部疼痛，可能伴有休克。仔细询问病史、作体格检查、心电图检查、血清心肌酶和肌钙蛋白测定可协助鉴别。

(五)急性心包炎

尤其是急性非特异性心包炎可有较剧烈而持久的心前区疼痛。但心包炎的疼痛与发热同时出现，呼吸和咳嗽时加重，早期即有心包摩擦音，后者和疼痛在心包腔出现渗液时均消失；全身症状一般不如MI严重；心电图除aVR外，其余导联均有ST段弓背向下的抬高，T波倒置，无异常Q波出现。

【并发症】

(一)乳头肌功能失调或断裂（dysfltaction or rupture of papillary muscle）

总发生率可高达50%。二尖瓣乳头肌因缺血、坏死等使收缩功能发生障碍，造成不同程度的二尖瓣脱垂并关闭不全，心尖区出现收缩中晚期喀喇音和吹风样收缩期杂音，第一心音可不减弱，可引起心力衰竭。轻症者，可以恢复，其杂音可消失。乳头肌整体断裂极少见，多发生在二尖瓣后乳头肌，见于下壁MI，心力衰竭明显，可迅速发生肺水肿在数日内死亡。

(二)心脏破裂（rupture of the heart）

常在起病1周内出现，多为心室游离壁破裂，造成心包积血引起急性心脏压塞而猝死。偶为心室间隔破裂造成穿孔，在胸骨左缘第3~4肋间出现响亮的收缩期杂音，常伴有震颤，可引起心力衰竭和休克而在数日内死亡。心脏破裂也可为亚急性，患者能存活数月。

(三)栓塞（embolism）

发生率1%~6%，见于起病后1~2周，可为左心室附壁血栓脱落所致，引起脑、肾、脾或四肢等动脉栓塞。也可因下肢静脉血栓形成部分脱落所致，则产生肺动脉栓塞。

(四)心室壁瘤（cardiac aneurysm）

或称室壁瘤，主要见于左心室，发生率5%~20%。体格检查可见左侧心界扩大，心脏搏动范围较广，可有收缩期杂音。瘤内发生附壁血栓时，心音减弱。心电图ST段持续抬高。X线透视、摄影、超声心动图、放射性核素心脏血池显像以及左心室造影可见局部心缘突出，搏动减弱或有反常搏动。

(五)心肌梗死后综合征（postinfarction syndrome）

发生率约10%。于MI后数周至数月内出现，可反复发作，表现为心包炎、胸膜炎或肺炎，有发热、胸痛等症状，可能为机体对坏死物质的过敏反应。

【治疗】

对ST段抬高的AMI，强调及早发现，及早住院，并加强住院前的就地处理。治疗原则是尽快恢复心肌的血液灌注(到达医院后30分钟内开始溶栓或90分钟内开始介入治疗)以挽救濒死的心肌、防止梗死扩大或缩小心肌缺血范围，保护和维持心脏功能，及时处理严重心律失常、泵衰竭和各种并发症，防止猝死，使患者不但能渡过急性期，且康复后还能保持尽可能多的有功能的心肌。

(一)监护和一般治疗

1. 休息：急性期卧床休息，保持环境安静。减少探视，防止不良刺激，解除焦虑。

2. 监测：在冠心病监护室进行心电图、血压和呼吸的监测，除颤仪应随时处于备用状态。对于严重泵衰者还监测肺毛细血管压和静脉压。密切观察心律、心率、血压和心功能的变化，为适时作出治疗措施，避免猝死提供客观资料。监测人员必须极端负责，既不放过任何有意义的变化，又保证患者的安静和休息。

3. 吸氧：对有呼吸困难和血氧饱和度降低者，最初几日间断或持续通过鼻管面罩吸氧。

4. 护理：急性期12小时卧床休息，若无并发症，24小时内应鼓励患者在床上行肢体活动，若无低血压，第3天就可在病房内走动；梗死后第4~5天，逐步增加活动直至每天3次步行100~150m。

5. 建立静脉通道：保持给药途径畅通。

6. 阿司匹林：无禁忌证者即服水溶性阿司匹林或嚼服肠溶阿司匹林150~300mg，然后每日1次，3日后改为75~150mg，每日1次，长期服用。

(二)解除疼痛

选用下列药物尽快解除疼痛：① 哌替啶50~100mg肌内注射或吗啡5~10mg皮下注射，必要时1~2小时后再注射一次，以后每4~6小时可重复应用，注意防止对呼吸功能的抑制。② 痛较轻者可用可待因或罂粟碱0.03~0.06g肌内注射或口服。③ 或再试用硝酸甘油0.3mg或硝酸异山梨酯5~10mg舌下含用或静脉滴注，要注意心率增快和血压降低。

心肌再灌注疗法可极有效地解除疼痛。

(三)再灌注心肌

起病3~6小时最多在12小时内，使闭塞的冠状动脉再通，心肌得到再灌注，濒临坏死的心肌可能得以存活或使坏死范围缩小，减轻梗死后心肌重塑，预后改善，是一种积极的治疗措施。

1. 介入治疗(percutaneous coronary intervention，PCI)：具备施行介入治疗条件的医院(① 能在患者住院90分钟内施行PCI；② 心导管室每年施行PCI > 100例并有心外科待命的条件；③ 施术者每年独立施行PCI > 30例；④ AMI 直接PT'CA成功率在90%以上；⑤ 在所有送到心导管室的患者中，能完成PCI者达85%以上)在患者抵达急诊室明确诊断之后，对需施行直接PCI者边给予常规治疗和作术前准备，边将患者送到心导管室。

(1)直接PCI：适应证为：① ST 段抬高和新出现左束支传导阻滞(影响ST 段的分析)的MI；② ST 段抬高性MI 并发心源性休克；③ 适合再灌注治疗而有溶栓治疗禁忌证者；④ 非ST 段抬高性MI，但梗死相关动脉严重狭窄，血流 ≤ TIMI Ⅱ级。应注意：① 发病12小时以上不宜施行PCI；② 不宜对非梗死相关的动脉施行PCI；③ 要由有经验者施术，以避免延误时机。有心源性休克者宜先行主动脉内球囊反搏术，待血压稳定后再施术。

(2)补救性PCI：溶栓治疗后仍有明显胸痛，抬高的ST 段无明显降低者，应尽快进行冠状动脉造影，如显示TIMI Ⅱ级血流，说明相关动脉未再通，宜立即施行补救性PCI。

(3)溶栓治疗再通者的PCI：溶栓治疗成功的患者，如无缺血复发表现，可在7～10天后行冠状动脉造影，如残留的狭窄病变适宜于PCI可行PCI治疗。

2.溶栓疗法：无条件施行介入治疗或因患者就诊延误、转送患者到可施行介入治疗的单位将会错过再灌注时机，如无禁忌证应立即(接诊患者后30分钟内)行本法治疗。

(1)适应证：① 两个或两个以上相邻导联ST段抬高(胸导联≥0.2mV，肢导联≥0.1mV)，或病史提示AMI伴左束支传导阻滞，起病时间＜12小时，患者年龄＜75岁；② ST段显著抬高的MI患者年龄＞75岁，经慎重权衡利弊仍可考虑；③ ST段抬高性MI，发病时间已达12～24小时，但如仍有进行性缺血性胸痛，广泛ST段抬高者也可考虑。

(2)禁忌证：① 既往发生过出血性脑卒中，1年内发生过缺血性脑卒中或脑血管事件；② 颅内肿瘤；③ 近期(2~4周)有活动性内脏出血；④ 未排除主动脉夹层；⑤ 入院时严重且未控制的高血压(＞180/110mmHg)或慢性严重高血压病史；⑥ 目前正在使用治疗剂量的抗凝药或已知有出血倾向；⑦ 近期(2~4周)创伤史，包括头部外伤、创伤性心肺复苏或较长时间(＞10分钟)的心肺复苏；⑧ 近期(＜3周)外科大手术；⑨ 近期(＜2周)曾有在不能压迫部位的大血管行穿刺术。

(3)溶栓药物的应用：以纤维蛋白溶酶原激活剂激活血栓中纤维蛋白溶酶原，使转变为纤维蛋白溶酶而溶解冠状动脉内的血栓。国内常用：

尿激酶(urokinase，UK)30分钟内静脉滴注150万～200万U。

链激酶(streptokinase，SK)或重组链激酶(rSK)以150万U静脉滴注，在60分钟内滴完。

重组组织型纤维蛋白溶酶原激活剂(recombinant tissue-type plasminogen activator，rt-PA)100mg在90分钟内静脉给予：先静脉注入15mg，继而30分钟内静脉滴注50mg，其后60分钟内再滴注35mg(国内有报告用上述剂量的一半也能奏效)。用rt-PA前先用肝素5000u静脉注射，用药后继续以肝素每小时700~1000U持续静脉滴注共48小时，以后改为皮下注射7500U每12小时一次，连用3~5天(也可用低分子量肝素)。用链激酶时，应注意寒战、发热等过敏反应。根据冠状动脉造影直接判断，或根据：① 心电图抬高的ST段于2小时内回降＞50%；② 胸痛2小时内基本消失；③ 2小时内出现再灌注性心律失常；④ 血清cK_MB酶峰值提前出现(14小时内)等间接判断血栓是否溶解。

3.紧急主动脉-冠状动脉旁路移植术：介入治疗失败或溶栓治疗无效有手术指征者，宜争取6~8小时内施行主动脉-冠状动脉旁路移植术。

再灌注损伤：急性缺血心肌再灌注时，可出现再灌注损伤，常表现为再灌注性心律失常。各种快速、缓慢性心律失常均可出现，应做好相应的抢救准备。但出现严重心律失常的情况少见，最常见的为一过性非阵发性室性心动过速，对此不必行特殊处理。

(四)消除心律失常

心律失常必须及时消除，以免演变为严重心律失常甚至猝死。

1.发生心室颤动或持续多形性室性心动过速时，尽快采用非同步直流电除颤或同步直流电复律。单形性室性心动过速药物疗效不满意时也应及早用同步直流电复律。

2.一旦发现室性期前收缩或室性心动过速，立即用利多卡因50~100mg静脉注射，每5~10分钟重复1次，至期前收缩消失或总量已达300mg，继以1~3mg/min的速度静脉滴注维持(100mg加入5%

葡萄糖液100ml，滴注1~3ml/min）。如室性心律失常反复可用胺碘酮治疗。

3.对缓慢性心律失常可用阿托品0.5~1mg肌内或静脉注射。

4.房室传导阻滞发展到第二度或第三度，伴有血流动力学障碍者宜用人工心脏起搏器做临时的经静脉心内膜右心室起搏治疗，待传导阻滞消失后撤除。

5.室上性快速心律失常选用维拉帕米、地尔硫卓、美托洛尔、洋地黄制剂或胺碘酮等药物治疗。不能控制时，可考虑用同步直流电复律治疗。

(五)控制休克

根据休克纯属心源性，抑或尚有周围血管舒缩障碍或血容量不足等因素存在，而分别处理。

1.补充血容量：估计有血容量不足，或中心静脉压和肺动脉楔压低者，用右旋糖酐40或5%~10%葡萄糖液静脉滴注，输液后如中心静脉压上升 > 18cmH2O，肺小动脉楔压 > 15 ~ 18mmHg，则应停止。右心室梗死时，中心静脉压的升高则未必是补充血容量的禁忌。

2.应用升压药：补充血容量后血压仍不升，而肺小动脉楔压和心排血量正常时，提示周围血管张力不足，可用多巴胺[起始剂量3~5μg/（kg·min）]，或去甲肾上腺素2~8μg/min，也可选用多巴酚丁胺[起始剂量3~10μg/（kg·min）]静脉滴注。

3.应用血管扩张剂：经上述处理血压仍不升，而肺动脉楔压（PCWP）增高，心排血量低或周围血管显著收缩以致四肢厥冷并有发绀时，硝普钠15μg/min开始静脉滴注，每5分钟逐渐增量至PCWP降至15 ~ 18mmHg；硝酸甘油10 ~ 20μg/min开始静脉滴注，每5~10分钟增加5~10μg/min直至左室充盈压下降。

4.其他：治疗休克的其他措施包括纠正酸中毒、避免脑缺血、保护肾功能，必要时应用洋地黄制剂等。为了降低心源性休克的病死率，有条件的医院考虑用主动脉内球囊反搏术进行辅助循环，然后作选择性冠状动脉造影，随即施行介入治疗或主动脉-冠状动脉旁路移植手术，可挽救一些患者的生命。

(六)治疗心力衰竭

主要是治疗急性左心衰竭，以应用吗啡（或哌替啶）和利尿剂为主，也可选用血管扩张剂减轻左心室的负荷，或用多巴酚丁胺10μg/（kg·min）静脉滴注或用短效血管紧张素转换酶抑制剂从小剂量开始等治疗。洋地黄制剂可能引起室性心律失常宜慎用。由于最早期出现的心力衰竭主要是坏死心肌间质充血、水肿引起顺应性下降所致，而左心室舒张末期容量尚不增大，因此在梗死发生后24小时内宜尽量避免使用洋地黄制剂。有右心室梗死的患者应慎用利尿剂。

(七)其他治疗

下列疗法可能有助于挽救濒死心肌，防止梗死扩大，缩小缺血范围，加快愈合的作用，有些尚未完全成熟或疗效尚有争论，可根据患者具体情况考虑选用。

1.β受体阻滞剂和钙通道阻滞剂：在起病的早期，如无禁忌证可尽早使用美托洛尔、阿替洛尔或卡维地洛等β受体阻滞剂，尤其是前壁MI伴有交感神经功能亢进者，可能防止梗死范围的扩大，改善急、慢性期的预后，但应注意其对心脏收缩功能的抑制。钙通道阻滞剂中的地尔硫卓可能有类似效果，如有口受体阻滞剂禁忌者可考虑应用。

2.血管紧张素转换酶抑制剂和血管紧张素受体阻滞剂：在起病早期应用，从低剂量开始，如卡托普利(起始6.25mg，然后12.5~25mg，2次/日)、依那普利(2.5mg，2次/日)、雷米普利(5~10mg，1次/日)、福辛普利(10mg，1次/日)等，有助于改善恢复期心肌的重塑，降低心力衰竭的发生率，从而降低病死率。如不能耐受血管紧张素转换酶抑制剂者可选用血管紧张素Ⅱ受体阻滞剂氯沙坦或缬沙坦等。

3. 极化液疗法：氯化钾1.5G、胰岛素10U加入10%葡萄糖液500ml中，静脉滴注，1~2次/日，7~14天为一疗程。可促进心肌摄取和代谢葡萄糖，使钾离子进入细胞内，恢复细胞膜的极化状态，以利心脏的正常收缩、减少心律失常，并促使心电图上抬高的ST段回到等电位线。

4. 抗凝疗法：目前多用在溶解血栓疗法之后，单独应用者少。在梗死范围较广、复发性梗死或有梗死先兆者可考虑应用。有出血、出血倾向或出血既往史、严重肝肾功能不全、活动性消化性溃疡、血压过高、新近手术而创口未愈者禁用。先用肝素或低分子量肝素维持凝血时间在正常的两倍左右(试管法20~30分钟，APTT法60~80秒，ACT法300秒左右)，继而口服氯吡格雷或阿司匹林。

(八)恢复期的处理

如病情稳定，体力增进，可考虑出院。近年主张出院前作症状限制性运动负荷心电图、放射性核素和(或)超声显像检查，如显示心肌缺血或心功能较差，宜行冠状动脉造影检查考虑进一步处理。心室晚电位检查有助于预测发生严重室性心律失常的可能性。近年又提倡AMI恢复后，进行康复治疗，逐步作适当的体育锻炼，有利于体力和工作能力的增进。经2~4个月的体力活动锻炼后，酌情恢复部分或轻工作，以后部分患者可恢复全天工作，但应避免过重体力劳动或精神过度紧张。

(九)并发症的处理

并发栓塞时，用溶解血栓和(或)抗凝疗法。心室壁瘤如影响心功能或引起严重心律失常，宜手术切除或同时做主动脉-冠状动脉旁路移植手术。心脏破裂和乳头肌功能严重失调都可考虑手术治疗，但手术死亡率高。心肌梗死后综合征可用糖皮质激素或阿司匹林、吲哚美辛等治疗。

(十)右心室心肌梗死的处理

治疗措施与左心室梗死略有不同。右心室心肌梗死引起右心衰竭伴低血压，而无左心衰竭的表现时，宜扩张血容量。在血流动力学监测下静脉滴注输液，直到低血压得到纠治或肺毛细血管压达15~18mmHg。如输液1~2L低血压未能纠正可用正性肌力药以多巴酚丁胺为优。不宜用利尿药。伴有房室传导阻滞者，可予以临时起搏。

(十一)非ST段抬高性心肌梗死的处理

无ST抬高的MI其住院期病死率较低，但再梗死率、心绞痛再发生率和远期病死率则较高。治疗措施与ST抬高性MI有所区别。

非ST段抬高性MI也多是非Q波性，此类患者不宜溶栓治疗。其中，低危险组(无合并症、血流动力稳定、不伴反复胸痛者)以阿司匹林和肝素尤其是低分子量肝素治疗为主；中危险组(伴持续或反复胸痛，心电图无变化或ST段压低1mm上下者)和高危险组(并发心源性休克、肺水肿或持续低血压)则以介入治疗为首选。其余治疗原则同上。

【预后】

预后与梗死范围的大小，侧支循环产生的情况以及治疗是否及时有关。急性期住院病死率过去一般为30%左右，采用监护治疗后降至15%左右，采用溶栓疗法后再降至8%左右，住院90分钟内施行介入治疗后进一步降至4%左右。死亡多发生在第一周内，尤其在数小时内，发生严重心律失常、休克或心力衰竭者，病死率尤高。非ST段抬高性MI近期预后虽佳，但长期预后则较差，可由于相关冠状动脉进展至完全阻塞或一度再通后再度阻塞以致再梗死或猝死。

【预防】

以下预防措施也适用于心绞痛患者。预防动脉粥样硬化和冠心病，属一级预防，已有冠心病和MI病史者还应预防再次梗死和其他心血管事件称之为二级预防。二级预防应全面综合考虑，为便于记忆可归纳为以A、B、C、D、E为符号的五个方面：

A.aspirin 抗血小板聚集(或氯吡格雷，噻氯匹定)

anti-anginal therapy 抗心绞痛治疗，硝酸酯类制剂

B.beta-blocker。预防心律失常，减轻心脏负荷等

blood pressure control 控制好血压

C.cholesterol lowing 控制血脂水平

cigarettes quiting 戒烟

D.diet control 控制饮食

diabetes treatment 治疗糖尿病

E.education 普及有关冠心病的教育，包括患者及其家属

exercise 鼓励有计划的、适当的运动锻炼

三、无症状性心肌缺血

无症状性心肌缺血(silent myocardial ischemia)是无临床症状，但客观检查有心肌缺血表现的冠心病，也称隐匿型冠心病。患者有冠状动脉粥样硬化，但病变较轻或有较好的侧支循环，或患者痛阈较高因而无疼痛症状。其心肌缺血的心电图表现可见于静息时、在增加心脏负荷时，或仅在24小时的动态观察中间断出现(无痛性心肌缺血)。

【临床表现】

患者多属中年以上，无心肌缺血的症状，在体格检查时发现心电图(静息、动态或负荷试验)有ST段压低、T波倒置等，或放射性核素心肌显像(静息或负荷试验)示心肌缺血表现。

此类患者与其他类型的冠心病患者之不同，在于并无临床症状，但已有心肌缺血的客观表现，即心电图或放射性核素心肌显像示心脏已受到冠状动脉供血不足的影响。可以认为是早期的冠心病(但不一定是早期的冠状动脉粥样硬化)，它可能突然转为心绞痛或MI，亦可能逐渐演变为缺血性心肌病，发生心力衰竭或心律失常，个别患者也可能猝死。

【诊断和鉴别诊断】

诊断主要根据静息、动态或负荷试验的心电图检查和(或)放射性核素心肌显像，发现患者有心肌缺血的改变，而无其他原因，又伴有动脉粥样硬化的危险因素。进行选择性冠状动脉造影检查可确立诊断。

鉴别诊断要考虑下列情况。

(一)自主神经功能失调

本病有肾上腺素能 β 受体兴奋性增高的类型，患者心肌耗氧量增加，心电图可出现ST段压低和T波倒置等改变，患者多表现为精神紧张和心率增快。服普萘洛尔10~20mg后2小时，心率减慢后再做心电图检查，可见ST段和T波恢复正常，有助于鉴别。

(二)其他

心肌炎、心肌病、心包疾病、其他心脏病、电解质紊乱、内分泌和药物作用等情况都可引起ST段和T波改变，诊断时要注意排除，但根据其各自的临床表现不难做出鉴别。

【防治】

采用防治动脉粥样硬化的各种措施，以防止粥样斑块病变及其不稳定性加重，争取粥样斑块消退和促进冠状动脉侧支循环的建立。静息时心电图或放射性核素心肌显像示已有明显心肌缺血改变者，宜适当减轻工作，或选用硝酸酯制剂、β 受体阻滞剂、钙通道阻滞剂治疗。

四、缺血性心肌病

缺血性心肌病(ischemic cardiomyopathy)型冠心病的病理基础是心肌纤维化(或称硬化)。为心肌的血供长期不足，心肌组织发生营养障碍和萎缩，或大面积MI后，纤维组织增生所致。其临床特点是心脏逐渐扩大，发生心律失常和心力衰竭。因此与扩张型心肌病颇为相似，故被称为缺血性心肌病。

【病理】

心脏增大，有心力衰竭者尤为明显。心肌弥漫性纤维化，病变主要累及左心室心肌和乳头肌，可波及起搏传导系统。患者的冠状动脉多呈广泛而严重的粥样硬化，管腔明显狭窄，但可无闭塞。纤维组织在心肌也可呈灶性、散在性或不规则分布，此种情况常由于大片MI或多次小灶性MI后的瘢痕形成，心肌细胞减少而纤维结缔组织增多所造成，此时冠状动脉则可见闭塞性病变。

【临床表现】

(一)心脏增大

患者有心绞痛或MI的病史，心脏逐渐增大，以左心室扩大为主，后期则两侧心室均扩大。部分患者可无明显的心绞痛或MI史。

(二)心力衰竭

心力衰竭多逐渐发生，大多先呈左心衰竭，继以右心衰竭，出现相应的症状。

(三)心律失常

可出现各种心律失常，这些心律失常一旦出现将持续存在，其中以期前收缩(室性或房性)、心房颤动、病态窦房结综合征、房室传导阻滞和束支传导阻滞为多见，阵发性心动过速亦时有发现，有些患者在心脏还未明显增大前已发生心律失常，也有发生猝死者。

【诊断和鉴别诊断】

诊断主要依靠动脉粥样硬化的证据和排除可引起心脏增大、心力衰竭和心律失常的其他器质性心脏病。心电图检查除可见心律失常外，还可见到冠状动脉供血不足的变化，包括ST段压低、T波低平或倒置、QT间期延长、QRS波群电压低等。放射性核素检查示心肌缺血和室壁运动异常。

超声心动图也可显示室壁的异常运动，EF≤40%。如以往有心绞痛或 MI 病史，则有助于诊断。选择性冠状动脉造影和(或)冠状动脉内超声显像可确立诊断。

鉴别诊断要考虑与其他心肌病(特别是原发性扩张型心肌病)、心肌炎、高血压性心脏病、内分泌病性心脏病等相鉴别。

【预后】

有心力衰竭和严重心律失常的患者预后差，故在心脏增大而未发生心力衰竭的阶段中宜避免劳累，尽量保护心脏功能。

【防治】

预防在于积极防治动脉粥样硬化。治疗在于改善冠状动脉供血和心肌的营养，控制心力衰竭和心律失常。对心力衰竭按一般慢性收缩期心力衰竭的治疗原则，着眼于改善心室重构，应用 ACEI、β 受体阻滞剂、利尿剂或加用地高辛。病态窦房结综合征和房室传导阻滞而有 Adams-Stoke 综合征发作者，宜及早安置永久性人工心脏起搏器；有心房颤动的患者，如考虑转复窦性心律，应警惕其同时存在病态窦房结综合征的可能，避免转复窦性心律后，心率极为缓慢，反而对患者不利。发生严重室性心律失常者，除药物治疗外，还可考虑用埋藏式自动复律除颤器治疗。终末期缺血性心肌病患者是心脏移植的主要适应证之一。

五、猝死

猝死(sudden death)指自然发生、出乎意料的突然死亡。世界卫生组织规定发病后6小时内死亡者为猝死，多数学者主张定为1小时，但也有人将发病后24小时内死亡者也归入猝死之列。各种心脏病都可导致猝死，但心脏病的猝死中一半以上为冠心病所引起。猝死作为冠心病的一种类型，极受医学界的重视。

猝死型冠心病以隆冬为好发季节，患者年龄多不太大，在家、工作或公共场所中突然发病，心脏骤停而迅速死亡；半数患者生前无症状。死亡患者发病前短时间内有无先兆症状难以了解。存活患者有先兆症状常是非特异性而且是较轻的，如疲劳、胸痛或情绪改变等，因而未引起患者的警惕和医师的注意。实际上有些患者平素"健康"，夜间死于睡眠之中，翌晨才被发现。部分患者则有 MI 的先兆症状。病理检查显示患者有冠状动脉粥样硬化改变，但多数患者冠状动脉内并无血栓形成，动脉腔未完全闭塞，也见不到急性心肌坏死的病理过程。由于本型患者及时抢救可以存活，故世界卫生组织认为称为"原发性心脏骤停型冠心病"较妥。

目前认为，本型患者心脏骤停的发生是由于在动脉粥样硬化的基础上，发生冠状动脉痉挛或栓塞，导致心肌急性缺血，造成局部电生理紊乱，引起短暂的严重心律失常(特别是心室颤动)所致。有些患者可能就要发生 MI，但梗死尚未形成，患者已经猝死。这种情况是可逆的，及时的心脏复苏抢救措施可能挽救患者的生命。但有一些 AMI 并发心脏破裂的患者，MI 的症状极不明显，因心脏破裂而迅速死亡，其临床表现也类似猝死。

由于猝死可以随时随地发生，因此普及心脏复苏抢救知识，使基层医务人员和群众都能掌握这一抢救措施，则一旦发现立即就地抢救，对挽救本型患者的生命有重大意义。